世界中医学专业
核心课程教材
（中文版）

World Textbook Series
for Chinese Medicine
Core Curriculum
（Chinese Version）

总主编 Chief Editor

张 伯 礼　世界中医药学会联合会教育指导委员会
Zhang Bo-li　The Educational Instruction Committee
of the WFCMS

（供中医学、针灸学和推拿学专业用）
（For Majors of Chinese Medicine, Acupuncture & Moxibustion and *Tuina*）

推 拿 学

Theory and Practice of *Tuina*

主　编　王之虹　王金贵
Chief Editors　Wang Zhi-hong　Wang Jin-gui

副主编　刘明军　顾一煌　于天源　吴　山　李征宇　王守东（美国）
Associate Chief Editors　Liu Ming-jun　Gu Yi-huang　Yu Tian-yuan
Wu Shan　Li Zheng-yu　Wang Shou-dong (USA)

中国中医药出版社
·北京·
China Press of Traditional Chinese Medicine
Beijing PRC

图书在版编目（CIP）数据

推拿学 / 张伯礼，世界中医药学会联合会教育指导
委员会总主编；王之虹，王金贵主编 . —北京：中国
中医药出版社，2019.10

世界中医学专业核心课程教材

ISBN 978 – 7 – 5132 – 5709 – 1

Ⅰ . ①推⋯　Ⅱ . ①张⋯ ②世⋯ ③王⋯ ④王⋯　Ⅲ .
①推拿—中医学院—教材　Ⅳ . ① R244.1

中国版本图书馆 CIP 数据核字（2019）第 191778 号

中国中医药出版社出版
北京经济技术开发区科创十三街 31 号院二区 8 号楼
邮政编码　100176
传真　010 64405750
山东临沂新华印刷物流集团有限责任公司印刷
各地新华书店经销

开本 787×1092　1/16　印张 14.25　字数 300 千字
2019 年 10 月第 1 版　2019 年 10 月第 1 次印刷
书号　ISBN 978 – 7 – 5132 – 5709 – 1

定价　118.00 元
网址　www.cptcm.com

社 长 热 线　**010-64405720**
购 书 热 线　**010-89535836**
维 权 打 假　**010-64405753**

微信服务号　**zgzyycbs**
微商城网址　**https://kdt.im./LIdUGr**
官 方 微 博　**http://e.weibo.com./cptcm**
天猫旗舰店网址　**https://zgzyycbs.tmall.com**

如有印装质量问题请与本社出版部联系（010-64405510）

世界中医学专业核心课程教材

编纂翻译委员会

范永升　林子强（Tzichiang Lin，澳大利亚）　林超岱　欧阳兵　迪特玛·顾·库莫尔（D.G.Kummer，德国）

周　然　周永学　郑心锦（新加坡）　郑玉玲　单宝枝　宝乐尔（Zagdsuren Bolortulga，蒙古）

孟凡毅（英国）　赵中振（中国香港）　赵英杰（新加坡）　郝吉顺（美国）　胡　刚

胡　军（美国）　胡鸿毅　柯松轩（英国）　段光辉（越南）　洪　净　秦裕辉

袁晓宁（加拿大）　袁景珊（波兰）　夏林军（匈牙利）　徐安龙　徐志峰（新西兰）

徐宏喜　徐建光　徐春波　高秀梅　高树中　高思华　郭　末（Ovono Nkomo，加蓬）

唐　农　陶丽玲（比利时）　黄立新（美国）　萨拉哈·伊萨（Salha Dan Gallou Issa，尼日尔）

梅万方（英国）　梁慎平（美国）　维尔弗莱德·里根（Wilfried Legein，比利时）

维塔金斯（Vitalijus Naumavicius，立陶宛）　彭代银　董志林（荷兰）　韩晶岩　窦春景（越南）

熊　磊　蔡光先　阚湘苓　颜春明（葡萄牙）　潘　平　薛长利（Charlie Xue，澳大利亚）

戴京璋（德国）

总主编

张伯礼

副总主编

石学敏　王　键　李灿东　范永升　吴勉华　林子强（澳大利亚）　梁繁荣　王庆国

郝吉顺（美国）　朱勉生（法国）　赵中振（中国香港）　李　冀　罗颂平　胡鸿毅

编委会（以首字笔画为序）

丁　樱　于天源　马　健　马　融　马伯英（英国）　马晓峰　王　卫　王之虹　王玉兴

王金贵　王学岭　王维祥（荷兰）　王瑞辉　毛静远　左铮云　石　岩　田金洲

白效龙（Eric Brand，美国）　冯　立（Jessica Li Feng，新西兰）　年　莉　朱小纾（澳大利亚）

刘明军　刘炽京（澳大利亚）　齐　聪　汤淑兰（英国）　许　华　孙外主（中国香港）

约翰·斯科特（John Scott，美国）　苏　颖　李征宇　李赛美　杨　宇　吴　山

吴滨江（Ben Wu，加拿大）　何玉信（美国）　何建成　何新慧　张　帆　张　林（Tony Zhang，澳大利亚）

张　琦　张　晔（美国）　张大伟　张再良　张庆祥　张国骏　张国霞　张炳立

陈业孟（美国）　陈家旭　陈蔚文　范东明（美国）　欧阳珊婷（Shelley Ochs，美国）　金　华

周春祥　周语平　周祯祥　郑玉玲　郑洪新　赵英杰（新加坡）　赵凯存（英国）　胡冬裴

钟赣生　姜德友　洪　两（新加坡）　秦济成（Ioannis Solos，希腊）　秦艳红　袁肇凯　顾一煌

高树中　郭永洁　唐德才　谈　勇　黄家诏　阎　颖　梁思东（John Paul Liang，美国）

梁慎平（美国）　韩新民　路　玫　翟双庆　熊　磊　薛博瑜

翻译委员会办公室

主　任

单宝枝

副主任

江　丰　李玲玲

出版人

范吉平

出版项目总协调

范吉平　李秀明　李占永　单宝枝　芮立新

总责任编辑

单宝枝

中文责编（以姓氏笔画为序）

马　洁　马晓峰　王　玮　王　琳　王利广　王淑珍　田少霞　华中健　邬宁茜

刘　喆　农　艳　李占永　李艳玲　肖培新　张　岳　张　晨　张　燕　张永泰

周艳杰　单宝枝　郝胜利　耿雪岩　钱　月　徐　珊　黄　巍　韩　燕

英文责编

单宝枝　欧阳珊婷（Shelley Ochs，美国）　克里斯·杜威（Chris Dewey，美国）　陈云慧

何叶博　摩耶·萨顿（Maya Sutton，美国）　汤姆·斯宾瑟（Tom Spencer，美国）

郝吉顺（美国）　何玉信（美国）　耿雪岩

封面设计

赵晓东　中国北京兰卡电脑彩色制版有限公司

装帧设计

中国北京嘉年华文图文制作有限责任公司

世界中医学专业核心课程教材

《推拿学》编委会

主　编

　　王之虹（长春中医药大学）

　　王金贵（天津中医药大学）

副主编

　　刘明军（长春中医药大学）

　　顾一煌（南京中医药大学）

　　于天源（北京中医药大学）

　　吴　山（广州中医药大学）

　　李征宇（上海中医药大学）

　　王守东（美国世界健康大学）

编　委（以姓氏笔画为序）

　　王春林（云南中医药大学）

　　王新军（新疆医科大学）

　　吕立江（浙江中医药大学）

　　刘树权（澳大利亚长白山中医集团）

　　刘铁英（英国伦敦刘氏诊所）

　　孙维良（日本东京中医学研究所）

　　李华东（山东中医药大学）

　　李华南（天津中医药大学）

　　吴云川（南京中医药大学）

　　张　军（贵州中医药大学）

　　张　欣（长春中医药大学）

　　林　楠（美国百事缔大学）

　　周运峰（河南中医药大学）

　　雷龙鸣（广西中医药大学）

秘　书

　　张　欣（长春中医药大学）

序

自古以来，中医药就是古丝绸之路沿线国家交流合作的重要内容。随着健康观念和生物医学模式的转变，中医药在促进健康保健及防治常见病、多发病、慢性病及重大疾病中的疗效和作用日益得到国际社会的认可和接受，中医药海外发展具有巨大潜力和广阔前景。但是中医药教育在海内外的发展并不平衡，水平也参差不齐。在此背景下，遵循世界中医药学会联合会教育指导委员会制定的《世界中医学本科（CMD 前）教育标准》，编写一套供海内外读者学习使用的中医药教材，有助于更好地推动中医药走向世界，意义重大。

在《中华人民共和国中医药法》颁布一周年之际，"世界中医学专业核心课程教材"即将付梓问世。本套教材发轫于2008 年，两次获得国家中医药管理局国际合作专项立项支持，由张伯礼教授担任总主编，以世界中医药学会联合会教育指导委员会为平台，汇聚海内外专家，遴选海内外范本教材，进行诸章节的比较研究，取长补短，制定编写大纲，数易其稿，审定中文稿。在世界中医药学会联合会翻译专业委员会支持下，遴选了具有丰富的中医英语翻译经验、语言造诣高并熟知海外中医教育的海内外专家对此套教材进行了翻译和英文审校。十年磨一剑，细工出精品。编者们将本套教材定位于培养符合临床需求的中医师，重点阐述了国外常见且中医药确有疗效的疾病防治，有利于全面、系统、准确地向世界传播中医药学，堪称世界中医学专业核心课程教材典范之作。

欲诣扶桑，非舟莫适。本套教材的出版，有助于在世界范围培养中医药人才，有助于推进中医药海外发展，更好地服务于中医药"一带一路"建设，更好地服务于世界民众健康，必将在世界中医药教育史上产生重要影响！

国家中医药管理局国际合作司司长
王笑频
2018 年 7 月于北京

前　言

世界中医药学会联合会教育指导委员会，致力于引领和促进世界中医药教育的健康发展及世界中医药人才的规范培养。早在成立之初，就在世界中医药学会联合会领导下，组织海内外专家分析世界中医药教育未来发展趋势，提出了发展世界中医药教育的建议与对策。起草了《世界中医学本科（CMD 前）教育标准（草案）》，2009 年 5 月经世界中医药学会联合会第二届第四次理事会认真论证和审议，发布了《世界中医学本科（CMD 前）教育标准》。

世界中医学教育正在快速蓬勃发展。中医药课程是实现中医药专业人才培养目标的重要基础。但各国（地区）中医学教育发展不平衡，各教育机构所开设的专业课程差异较大，且核心内容不尽统一，故有必要确定中医学专业核心课程。为使世界各国（地区）中医教育机构通过教育实践，实现中医学专业培养目标，依据《世界中医学本科（CMD 前）教育标准》，结合中医学教育特点和职业需要，参考世界各国（地区）中医学教育的实际情况，世界中医药学会联合会教育指导委员会制定了《世界中医学专业核心课程》和《世界中医学专业核心课程教学大纲》，并启动"世界中医学专业核心课程教材"的编译工作。

本套教材包括《中医基础理论》《中医诊断学》《中药学》《方剂学》《中医内科学》《中医妇科学》《中医儿科学》《针灸学》《推拿学》《黄帝内经选读》《伤寒论选读》《金匮要略选读》《温病学》，共 13 个分册。

教材编译的工作基础

2012 年世界中医药学会联合会教育指导委员会成立了"世界中医学专业核心课程教材"编译指导委员会，审议了"世界中医学专业核心课程教材编译原则和要求"，与会专家对"编译原则和要求"提出了许多建设性的意见与建议。世界中医药学会联合会教育指导委员会秘书处通过综合各位专家建议，于 2012—2013 年在天津中医药大学资助和参与下组织开展了"世界中医学专业核心课程中外教材比较研究"；在充分分析、总结各国（地区）教材特色和优势的基础上各课程研究团队组织起草了"课程教材目录和章节样稿"，并寄发到世界各国（地区）相关专家审议，收回专家反馈意见和建议 94 条，涉及教材内容、语言翻译、体例格式等方面。秘书处组织专家根据研究结果对"世界中医学专业核心课程教材编译原则和要求"进行了认真修订等。以上工作为编译"世界中医学专业核心课程教材"奠定了坚实的基础。

教材的定位

当前本科教育仍是各学科专业教育的基础主体。同时"世界中医学专业核心课程教材"还应服从、服务于已发布的相关中医学专业教育标准，以及综合考虑各国（地区）中医学教育的实际情况、临床实际需要等。"世界中医专业核心课程教材"（以下简称"教材"）的适用对象定位为世界中医学专业本科教育，同时兼顾研究生教育及中医医疗人员自修参考；教材的知识范围以满足培养胜任中医临床需要的准中医师为度，同时应具有一定的深度和广度，为知识延伸提供参考。读者对象为海外中医药院校的学员，海外中医药从业人员，来华学习的外国留学生，以及内地高校中医药英语班学员。

教材的编译原则

本套教材的编译坚持了教材的思想性，科学性，系统性，实用性，先进性，安全性，规范性，普适性等原则。

思想性。中医学历来重视思想性的传承，大医精诚、倡导仁爱，注重学生思想观念和道德品质的培养，树立为人类健康服务的仁爱思想，这是中医学医德修养的核心，也是一名合格中医师的必备品质。

科学性。教材应正确反映中医学体系内在规律，中医概念、原理、定义和论证等内容确切，符合传统文献内涵，表达简单、明确、规范，避免用带有背景知识的词句。中医学理论内涵植根于中医学理论

发展史中，尊重中医学理论的传统内涵，才能正本清源，使教材体现稳定性和延续性。

系统性。系统承载中医学理论，完整构建中医学核心知识体系，突出基本理论、基本知识和基本技能。课程资源要求层次清晰，逻辑性强，循序渐进，做好课程间内容衔接，合理整合，避免交叉重复等。

实用性。教材着力服务于临床，阐释基本理论时做到理论与实践相结合，临床内容主要选择中医的优势病种，以及被广泛应用的中药、针灸、推拿等处理方法，学以致用。实用性是教材的价值所在，在进行理论讲解时注重介绍各国（地区）的常见病、多发病的临床治疗，经典课程的学习重视其临床指导作用及对学生临床思维能力的培养等。

先进性。教材注重反映中医学的发展水平，引入经过验证的，公开、公认的科学研究或教学研究的新理论、新技术、新成果等内容，展示中医学的时代性特征。如温病学课程中介绍人类防治禽流感、重症急性呼吸综合征等研究的最新情况，针灸学课程中介绍了腧穴特异性研究进展等。教材的先进性是一个学科生命力的体现。

安全性。教材对治疗方法、技术的介绍重视安全性和临床实际，要求明确适应证、禁忌证。如针灸学课程中重视介绍相关穴位适应证、安全操作等，中药学课程介绍中药相关的科学炮制、合理辨用、明确剂量、汤剂煎煮及服用方法、濒危禁用药物的替代品等，推拿学课程中介绍推拿

手法的宜忌等。教材知识内容选择应以服务临床应用为基础，重视安全性，各种表达力争严谨、精确，符合各国（地区）法律要求。

规范性。教材统一使用规范术语，文字通俗易懂但不失中医本色，语言翻译做到"信、达、雅"，采用现有的国际标准中的规范表述，翻译力争达到内容的准确性与语言的本土化兼顾，同时还重视知识版权的保护。

普适性。教材服务于中医教学，内容经典，篇幅适当，外延适度，尽可能符合各国（地区）教学实际。在版式、体例、表达等方面采用国际通用编写体例，避免大段叙述并及时进行小结。重视使用知识链接的表达方式，使教材版式活泼，在增加教材知识性同时不影响主体知识，如临床课程可适量链接增加西医基础知识，推拿课程增加介绍国外的整脊疗法等。加强图例、表格等直观表达方式的应用，简化语言叙述，将抽象问题具体化。

教材的编译过程

2015 年，根据世界中医学专业核心课程教材编译人员遴选条件，各国（地区）中医药教育机构专家积极申报，共收到推荐自荐表 313 份（境外 89 份）。最终确定教材主编 28 名、副主编 64 名。参与此套教材编写的专家来自中国、美国、英国、法国、澳大利亚、加拿大、新加坡、新西兰、马来西亚、荷兰、希腊、日本、西班牙、中国香港和中国台湾等 15 个国家和地区，共计 290 人，其中 59 名境外专家中有

26 人担任主编或副主编。参加机构包括 74 所高等中医药院校及研究院（所），其中境内 34 个机构，境外 40 个机构。

2015 年召开的"世界中医学专业核心课程教材"主编会议和编写会议，明确了世界中医学专业核心课程教材总体编译要求，深入研讨和合理安排了各课程编委对相关课程教材的编写任务、分工及进度安排，明确了教学大纲、编写大纲及相关课程交叉内容的界定，以及教材编译过程中相关问题的解决办法等。之后又召开了主编进度汇报会和教材审稿会，经过 20 个月的辛勤努力，汇集世界中医教育专家智慧，具有"思想性、科学性、系统性、实用性、先进性、安全性、规范性、普适性"的第一套世界中医学专业核心课程教材中文版于 2016 年 10 月召开的定稿会上定稿。

2016 年 10 月世界中医学专业核心课程教材翻译会召开，会上聘任了世界中医学专业核心课程教材的英文版主译。

主译人员的遴选是根据世界中医学专业核心课程教材翻译人员遴选条件，经推荐和自荐，充分考虑申报者在专业领域的学术地位、影响力、权威性，以及地域的代表性，经世界中医药学会联合会教育指导委员会、世界中医药学会联合会翻译专业委员会与中国中医药出版社认真研究，确定各课程教材主译 49 人，其中博士 39 人，硕士 8 人，本科 2 人。他们来自 9 个国家（地区），其中境外主译 38 人，美国就有 24 人参与此项工作，境内主译也大多具有海外教学经历，长期从事中医专业相关英语教学和翻译，经验丰富。

　　这套教材的出版具有重要意义，抓住了中医药振兴发展天时地利人和的大好时机，可为服务于中医药"走出去"，促进共建共享，推动中医药为实现世界卫生组织（WHO）"人人享有基本医疗服务"的崇高目标而作出贡献。同时，该套教材的出版发行，也有利于中医药国际标准的推广和普及，也较好适应了全球范围内以"预防为主，维护健康"为重点的医疗卫生体制改革，适应了世界对中医药需求增长的形势。因此，本套教材必将有助于世界中医药人才的培养，有利于中医药在世界范围内被更广泛地认识、理解和推广应用，惠及民众，造福人类。

　　书将付梓，衷心感谢海内外专家学者的辛勤工作，群策群力，认真编译，保障了核心教材顺利出版发行。感谢国家中医药管理局、世界中医药学会联合会、中国中医药出版社、天津中医药大学对本书给予的大力支持和无私帮助！感谢所有作出贡献的同道朋友们！需要特别指出的是单宝枝教授为本套教材尽力颇甚，贡献尤殊！

世界中医学专业核心课程教材总主编

张伯礼

2018 年夏

编写说明

推拿学是一门研究推拿的理论与方法的重要学科，是中医学的重要组成部分。推拿学课程为中医学专业的主干课程、必修课，教学强调理论与实践并举，讲授与示教并重。通过本课程的教学，要求学生掌握推拿学的基本知识、理论方法及诊疗技能，为推拿治疗疾病奠定基础。

世界中医学专业核心课程教材《推拿学》的编写，是以世界中医药学会联合会颁布的《世界中医学本科（CMD前）教育标准》《世界中医学专业核心课程》标准及《世界中医学专业核心课程教学大纲》为依据，借鉴中国高等中医药教育历版统编教材的成功经验，充分吸取长期在世界各国从事推拿学教学，以及中国高等院校国际教育专家的建议编撰而成。本教材为海外中医药院校的学生、海外中医药从业人员、来华学习的外国留学生及中国高校中医药英语班学生推拿学专业课的学习用书。

本教材分为三篇。上篇为总论：第一章主要介绍推拿的概念与起源、各历史时期推拿的发展、推拿在世界的应用与普及和推拿的学习方法；第二、三章主要介绍推拿作用的中医原理、现代医学原理及推拿治疗原则与治法；第四至六章主要介绍推拿诊断常用检查方法、推拿操作准备及推拿禁忌证。中篇为成人推拿：第七、八章主要介绍成人推拿手法与成人推拿手法练习，包括摆动类手法、摩擦类手法、振动类手法、挤压类手法、叩击类手法和运动关节类手法；第九章主要介绍成人常见病症的推拿治疗，包括运动系统疾病、内科疾病及妇科疾病。下篇为小儿推拿：第十至十二章主要介绍小儿推拿手法、小儿推拿常用穴位及小儿常见病症的推拿治疗。附篇为推拿功法与保健推拿，包括第十三章自我推拿与第十四章推拿练功。教材在各章节设注释等辅助栏目，帮助学习者把握学习内容与要求，加深学习者对教材内容的理解。教材的编写力求做到既具有较高的学术水平，又能密切结合临床实际。

本教材的中文部分由来自多所院校的推拿学专家共同编撰而成，是集体智慧的结晶。其中第一至六章由王之虹、王金贵、李华南、吴云川、刘树权编写，第七、八章由吴山、张军、李华东、刘铁英编写，第九章由于天源、李征宇、周运峰、王新军、王春林、孙维良编写，第十至十二章由刘明军、王守东、雷龙鸣、张欣编写，第十三、十四章由顾一煌、吕立江、林楠编写。王之虹、王金贵、张欣负责全书的统稿和定稿。

由于编者的水平有限，本教材难免存在一些不足之处，希望在使用过程中能得到师生和读者的指正，使本教材更符合学习者的学习规律、认知规律，满足海外学习者的需求。

《推拿学》编委会
2016年8月

目　录

上 篇

总 论

第一章

推拿的历史与沿革

第一节　推拿的起源与发展

推拿属于中医外治疗法的范畴，作为中医学的重要组成部分，是在中医理论指导下，在人体一定的部位或穴位上，运用各种手法或进行特定的肢体活动来防治疾病的一种医疗方法。

作为人类最古老的一门医术，推拿起源于原始人的生活与劳动。史前时期，人类打猎开荒、折枝垒石、缝革连衣、跋涉劳顿等求生行为，都不可避免地会导致跌仆折骨之类的损伤。损伤出现后，出于本能而用手按摩、拍打伤处，以缓解疼痛。经过漫长的岁月，一些能促使伤痛缓解的本能动作便成为人类的一种生活经验随时间保存下来，而这些本能动作便是推拿的早期雏形。

先秦时期是推拿形成的萌芽阶段，从考古发现的长沙马王堆汉墓医书和殷墟甲骨卜辞中，可以窥见一斑。1973 年湖南长沙马王堆三号墓出土的《五十二病方》作为其中最重要的一部医学著作，涉及推拿内容最多。该书记载了大量的推拿治疗的病种，如腹股沟疝、白癜风、疣、虫咬伤、皮肤瘙痒、冻疮、外伤出血等。同期出土的《导引图》则描绘了 44 种导引姿势，其中有捶背、抚胸、按压等几十种呼吸及引挽肢体的运动姿势，是现存最早的气功导引著作。另外，在安阳殷墟出土的甲骨文中，亦可见到推拿的记载。在甲骨卜辞中，有些字与推拿治疗有关。如"拊"字，表示人手在另一个人身上或袒露的腹部抚按。该字隶化后写作"付"，即是"拊"字的初文，意为摩也。由此可以说明，殷商时期人们的主要治病手段便包括推拿。

秦汉时期是推拿发展的重要历史阶段，此期出现了现存最早、记述全面、系统阐述中医学理论体系的古典医学著作《黄帝内经》和中国第一部推拿专著《黄帝岐伯按摩十卷》（已佚）。上述两部著作的成书标志着推拿学治疗体系已经形成。

《黄帝内经》一书将推拿手法运用到切诊中，以提高诊断疾病的准确性。同时，对推拿的治疗作用做了系统总结，概括了推拿行气活血、散寒止痛、疏经通络、退热宁神等作用，并提出推拿治疗具有补泻作用，宜区别对待，且注重其与针灸、药物等方法的协同配合。另外，《黄帝内经》中记载的手法较马王堆三号墓出土的《五十二病方》更加丰富，有按、摩、切、扪、循、拊、弹、抓、推、压、屈、伸、摇等方法，这些方法中以按、摩二法运用最多，据此后世也以按摩作为推拿的统称。

此后，推拿的应用范围更加广泛。东汉

名医张仲景所著的《金匮要略》中，首次将膏摩疗法列为预防保健方法之一，并介绍了用于推拿治疗头风的摩散方。《金匮要略·杂疗方第二十三》还详细记载了推拿救治自缢的方法，这是世界医学史上最早的救治缢死的科学记载。东汉末年，著名医家华佗倡导的"五禽戏"为后世提供了一套行之有效的导引保健方法。

晋隋唐时期，推拿得到政府认可，在医学分科设置中出现了按摩一科。隋太医署首次设立了按摩博士，唐代则在隋代建制的基础上，建立了规模更大、设置更加完备的太医署，并在其中设立按摩科，将推拿医生分为按摩博士、按摩师和按摩工三种级别。在这一时期，自我推拿得到广泛的重视，在葛洪《肘后备急方》、孙思邈《备急千金要方》、巢元方《诸病源候论》中均记载了自我推拿、养生导引的方法。此外，药物与手法相配合的按摩疗法得到了进一步发展。葛洪在《肘后救卒方》中对汉代以前出现的膏摩方做了系统总结。历代广为流传的陈元膏即出自《肘后救卒方·卷八·治百病备急丸散膏诸要方第七十二》。此期还有《外台秘要》《备急千金要方》均收载了大量膏摩方，膏剂种类多样。

这一时期推拿的治疗范围继续扩大。如《唐六典》说推拿可除八疾，即风、寒、暑、湿、饥、饱、劳、逸。《外台秘要》说："如初得伤寒一日，若头痛背强，宜摩之佳。"另外，此期中国对外医学交流比较活跃，推拿也正是在这一时期传入朝鲜、日本、印度、阿拉伯及欧洲。

宋金元时期，推拿在经历了隋唐时期的高潮后暂时步入低谷。宋太医局取消了近四百年的按摩科设置，使得推拿发展失去了国家保障，但此期推拿变得更为注重对手法的研究和分析。宋代大型医学著作《圣济总录》首列"按摩"专论，对按摩疗法进行了总结和归纳，是现存最早、最完整的推拿专论。书中就按摩的含义及按与摩的区别进行了解释："可按可摩，时兼而用，通谓之按摩。按之弗摩，摩之弗按，按止以手，摩或兼以药，曰按曰摩，适所用也。大抵按摩法，每以开达抑遏为义。开达则壅闭者以之发散，抑遏则剽悍者有所归宿。"其次，该书认为应当将按摩与导引分别开来："世之论按摩，不知析而治之，乃合导引而解之，益见其不思也。"另外，该书还以《黄帝内经》为基础，对推拿疗法的应用范围详加阐发，指出在何种情况下，"按之痛止，按之无益，按之痛甚，按之快然"。这一区分，对于推拿疗法的临床运用，有很大的指导意义。

明清时期，推拿发展可谓跌宕起伏。明代初期，太医院重启唐制，在医学十三科中重新纳入按摩，为推拿医学发展创造了一定条件。但在明代隆庆五年，由于太医院改组，十三科并为十一科，按摩科和祝由科同时被撤销，按摩科从此不复存在。

尽管推拿发展遇到了阻力，但仍然顽强存在。此时，"推拿"之称首次出现，并形成了小儿推拿的独特体系。"推拿"一名最早见于明代著名儿科专家万全所著的《幼科发挥》（1549 年成书）一书中，其文曰："一小儿得其搐，予曰不治。彼家请一推拿法者掐之，其儿护痛，目瞪口动，一家尽喜。"其后问世的小儿推拿专著纷纷采用此称。这一名称的演变，反映了手法的发展和变化，使推拿疗法更接近学科特点，是推拿发展史上的一个巨大飞跃。同期在小儿推拿方面，出现了一系列专著，如四明陈氏的《保婴神术》、太医龚云林的《小儿推拿方脉活婴秘旨全书》、周于蕃的《小儿推拿秘诀》、熊应雄的《小儿推拿广意》、骆如龙的《幼科推拿秘书》、徐谦光的《推拿三字经》等，特别是夏禹铸之《幼科铁镜》匠心独运，与诸书存异处甚多，更作"推拿代药赋"，令人耳目一新。张振鋆的《厘正按摩要术》博采众家之长，独创体例，成为一本集光绪十四年之前小儿推拿疗法大成之专著，屡经翻印。上述著作的产生标志着小儿推拿独特治疗体系的形成。

在成人推拿方面，尽管推拿脱离正统，流落民间，却可谓百花齐放，流派纷呈，诸如正骨推拿、点穴推拿、一指禅推拿、眼科推拿、外科推拿、内功推拿、保健推拿等流派，因此，明清时期是推拿发展史上发展、总结、创新较为全面的时代。

民国时期，是推拿发展过程中承上启下、形成流派的关键阶段。这一时期由于国民政府崇尚西化，主张废止中医药，中医学受到摧残，推拿横遭歧视和排斥，推拿仅能以分散的形式存在于民间。但这种环境，却为各具特色的推拿流派的形成提供了广阔的天地。此期形成的流派有：三字经小儿推拿流派、湘西小儿推拿流派、一指禅推拿流派、经络脏腑推拿、点穴推拿、腹诊推拿流派、内功推拿流派、擦法推拿流派等多个推拿流派。这些众多的学术流派，也是中国推拿学科发展的一大特色。另外，此阶段由于

受到西医学的影响，推拿吸收并融合了西方医学中的解剖、生理等知识。从这一时期出版的《按摩术实用指南》《华氏按摩术》可以一窥。

中华人民共和国成立后，推拿医学进入了一个全面发展的新时期。推拿的临床、科研、教学、著作出版、队伍建设等均出现了繁荣的景象。中国第一所推拿专科学校在上海成立；与此同时，第一所中医推拿门诊部在上海建立。办校设科的发展，使推拿专业人才的培养除了"师带徒"的形式外，还有课堂集体教育的方式，培养出了一大批推拿专业的后继人才，促进了推拿学术的发展。其次，推拿疗法在临床中得到广泛应用，推拿人才整理出版了一系列推拿专业教材和专著。再次，推拿实践及临床经验的总结日趋科学化。推拿在诊断上已不再仅局限于中医传统的四诊方法，而是与西医学接轨，如X线、超声波、肌电图、CT、核磁共振等检查已为广大推拿医师所掌握。此后，推拿科研发展迅速。科研人员运用现代科学技术和西医学知识对推拿作用机制进行了广泛的基础研究，如推拿镇痛原理研究、推拿消肿化瘀作用原理、推拿降血压机制、捏脊疗法促进小肠吸收功能研究等。最后，总结和创造出许多新的推拿疗法，如耳穴推拿、足穴推拿、运动推拿、推拿麻醉等。中华人民共和国成立后是推拿史上前所未有的黄金时期，在政府对传统医学的保护下，推拿的医疗、教学、科研，推拿著作、刊物的出版，以及推拿队伍的建设和发展，都出现了空前的繁荣。

注：中华文化历史悠久，推拿医学作为其中的一个重要支脉，更是在历史长河中留下了璀璨的记忆。建议在学习本章节之前，可以了解一下中国历代纪元表，有助于大家理解推拿学的发展过程。

第二节　推拿在世界的发展与应用

一、手法医学在世界范围内的发展

推拿作为一种古老的非药物疗法，其存在已有数千年的历史。自隋唐时期，推拿医术即被广泛传播至日本、朝鲜、印度、阿拉伯及欧洲国家，并产生深远影响。纵观世界各国手法医学的发展史，尽管产生过程各不相同，理论基础也有差异，但从现存各类手法医学如瑞典按摩、泰式按摩、日本指压疗法、接骨术或正骨术等疗法中，仍可看到推拿与它们之间的相互影响，并能在中国广泛流传的各手法流派中找到类似之处。

注：手法医学是世界文明的结晶，在世界各国都可以发现关于按摩、推拿的历史记载。

瑞典按摩是一种基于解剖、生理和临床医学等原则的保健手法。尽管产生于西医学理论，但它的诊病过程与中医学的四诊类似，其治疗前亦需要进行望、问、触、体格检查、除外禁忌证、获得诊断等过程，手法的过程大概包括：瑞典按摩和软组织手法、痛点和激发点手法、伸展、牵引和活动等，

与伤科推拿诊疗过程相近。

泰式按摩是传统泰医学的重要组成部分，发源于古印度的西部，是以印度草医和印度瑜伽为基础的一种疗法。该疗法包括两种形式：一种称为 Nuad Ra jasamnak，是以治疗为目的的手法，只用手、拇指和指尖进行压法治疗；另一种称为 Nuad Chaloeisak，这是以放松和保健为目的的手法，可以用手、肘、膝、足跟等进行压、扳、牵拉和伸展等手法操作。其与推拿中的压、扳等手法相近，同时在理论基础、操作程序、按摩的经脉上有相似之处。

日式指压疗法是在中国古代针灸、按摩医术的基础上演变来的一种按摩手法，"指压"这个名词是由日文的手指和压力衍生而成的。其在临床治疗中除了应用中医学的腧穴理论外，还与现代解剖相结合，指压部位多在某些动脉血管的行经部位。日本按摩医学家勤泽胜助曾言："按摩术是古代时作为导引按跷从中国引进的，亦统称为按摩、揉按疗法，被人们喜爱、培养。"足见其与推拿存在的联系。

接骨术或正骨术是由美国医师 Andrew Taylor Still 于 18 世纪中晚期创立。该疗法融合了骨折脱位整复、内脏调整、筋膜放松、神经骨骼肌肉一体放松等，对运动系统和内脏系统的各种手法治疗的庞杂体系。它的哲学原理和原则包括身体的整体性，结构影响功能，人体有自我修复、自我调节的功能等。其内容与推拿中的脏腑按摩、正骨推拿诸多内容存在交叉与融合。

二、推拿在世界的应用与普及

对外交流是中医学现代发展的重要组成部分，随着改革开放的深入，国际交往的不

断密切，推拿进入了继隋唐之后的又一个活跃期。

改革开放以来，推拿的国际交流日益频繁，一方面，推拿学者走出国门进行学术交流、传技授艺、拓展推拿的国际市场；另一方面，国外有识之士前来考察交流和学习中医推拿知识。国际上的医学专家对中医药的兴趣越来越浓厚，一些过去曾排斥中医药疗法的国家，已经或正在通过正当手续承认中医药疗法，有的已经列入医疗保险支付范围。而且推拿正以它独特的魅力，越来越受到人们的欢迎。21 世纪，推拿将成为国际公认的、最有潜力的疗法。

目前，全球 120 多个国家和地区设立了中医药机构，全球采用中医的药物、针灸、推拿、气功治疗疾病的人数已占世界总人口的 1/3 以上，其疗效得到了各国政府和人民的肯定、信任，以及不同程度的支持。据不完全统计，英国、加拿大目前分别约有三千家中医诊所，澳大利亚现有四千多家。在欧洲，包括法国、德国、西班牙、意大利和荷兰，大约每一万五千人的区域就有 1 家中医诊所，而推拿是其常用治疗手段之一。在中医药广泛传播的 47 个国家中，英国的政府管理部门把针灸、推拿纳入生理疗法的范畴中，但推拿被归入了"补偿疗法"一列，不属于免费医疗的范畴，需要患者自费治疗。德国则允许公民使用推拿疗法治疗，保险公司可支付部分费用。瑞士联邦政府对中医药进行了立法，从 1999 年起，推拿、针灸等中医药疗法的治疗费用可以从医疗保险中支付。其他国家如美国、澳大利亚等国也在根据各自的国情，通过立法等多种形式，规范中医传统疗法的使用。

尽管近些年，以推拿为代表的中医传统疗法在国外大放异彩，但是由于文化背景和理论体系的差异，其在国外的应用与发展还存在不少困难和阻力。推拿在许多国家尚未取得合法地位，学术地位较低。同时，由于国际中医药的发展缺乏有效的行业准入标准及监督机制，推拿从业人员水平参差不齐。因此，要建立推拿国际行业标准，通过国际行业学会及其会员单位推行到世界各地，运用标准化战略净化推拿市场，实现推拿在国外健康有序的发展。可喜的是，2012 年 6 月，长春中医药大学牵头成立了世界中医药学会联合会中医手法专业委员会，与会成员来自全世界三十几个国家和地区，标志着推拿学术交流已经跨出国门、走向世界，为今后学会发起制定各类标准奠定了基础。相信，今后随着中医药在国外的信誉不断提高、法律地位的肯定、医疗保险等问题的解决，推拿在国外将会得到更广泛地应用和更大发展，更好地为全世界人民的健康服务。

第三节　推拿的学习方法

推拿作为一门实践性很强的医学学科，是在中医基础理论的指导下，运用推拿手法或借助于一定的推拿工具作用于人体体表的特定部位或穴位，来防治疾病的一种治疗方法。学好推拿，既要重视中医基础理论的积累，又要加强手法的日常练习，两者缺一不可。但理论的积累是潜移默化的，而手法练习则需要日积月累。正像许多用手作业者，都需要经过严格的手法训练过程，如打字员需要熟悉键盘、训练指法；书法者需要练习握笔姿势、学习最基本的笔画、笔顺；而弹钢琴、拉提琴则需要更为艰辛刻苦的指法、乐感等的训练。作为推拿治疗的基础，推拿手法是推拿医师贯彻治疗思想的工具。手法的熟练与否，将直接关系到推拿治疗效果的好坏。那么如何练好推拿手法呢？

推拿手法的学习和训练可以分为以下三个阶段。

第一，手法基本动作的学习和训练。这是推拿手法学习的最初阶段，也是手法学习中最重要的阶段。虽然枯燥和乏味，但极其重要。在这个阶段形成的一些不规范的习惯动作往往很难纠正，所以一定要准确地根据书本和老师讲解进行模仿，不能随意发挥；并应仔细体会每个动作的要领，弄清楚该手法操作的内涵，对提高手法的准确性大有裨益。学习者需要潜心练习，切忌浮躁。这个阶段学习的方法主要是临摹，根据老师的示范，反复临摹老师的动作，并仔细体会其中的动作要领，此谓之"初与师合"。

第二，推拿功法的练习。推拿是以医生用力作用于患者身体部位的治疗方法，必须有一定的力度和时间才能获得较好的疗效，所以，在掌握了基本手法之后，就要加强功法的练习，简单地说，就是要增强手法的熟练程度、力度和耐久力。初习者尤其要注意双手的掌握，一定要做到可以"左右开弓"，在这个过程中，注意手法的自然协调、灵活连贯、均匀持久，避免局部僵硬，过分用力，造成自我损伤。在日常生活中应尽量寻找训练的机会，通过长时间的训练达到手法操作如行云流水般顺畅，可以沙袋练习为途径。

第三，临床使用的学习和训练。这个阶段，是在熟练掌握各种手法的基础上，在实际运用中融会贯通的过程，是知识细化、深化的过程。在此过程中，可以通过实际的运用，发现不足，并且根据临床实际情况调整手法，使之更灵活。在第一、二阶段的练习达到要求后，可以开始人体操作训练，它与体外练习的最大区别是人体表面的肌肉具有一定的弹性，会对手法产生反作用力，所以要求练习者要时刻注意体会手下的力量变化，不断提高自己的手感，逐步做到根据手下肌肉的反应而及时调整施力的大小。进行人体操作训练，被施医师可以反馈被操作的感受，更有意义。通过这一阶段的训练，可以提高自己的手感，为适时调整手法的轻重打下基础。由于每个学习者的身体条件和力量大小不同，此阶段往往会形成一些各自独具特点的操作方法，这些都是允许的，此谓之"终与师离"。

推拿手法的运用，无论是以保健还是以治疗为目的，其服务对象不论是患者还是亚健康人群，与其他医疗行为一样，在推拿实施过程中均有风险，轻者可出现手法副反应，重者则发生医疗意外，危及生命，使医患双方蒙受损失。故降低医疗风险的同时保护医患双方利益应放在首位。推拿手法只有在规范、安全的条件下才能确保临床疗效，手法的安全性和有效性是统一的。所以在推拿手法学的学习过程中一定要加强对推拿手法的规范化、适应证和禁忌证等内容的学习，以加强有关安全防范意识。

推拿学习强调实践性，在学习过程中，既要注重中医学和西医学的基础知识的积累，又要勤学苦练，多动手、多实践；通过与相关课程内容的结合，逐步做到理论知识的融会贯通，在实践中得到感性认识，不断总结归纳，掌握其中的规律，深入理解手法的治疗机制，师古而不拘泥于古；还要加强对推拿手法的规范化、适应证和禁忌证等内容的学习，才能为推拿治疗的临床实践打下牢固的基础。

注：推拿不仅仅是一门技术，而且是一个科学体系，在学习手法之前，请大家熟悉并掌握基本的中医学理论知识，才能更好地指导手法学习。

第二章

推拿作用原理

第一节　推拿作用的中医学原理

推拿属于中医外治法的范畴，是医师视患者病情而施用手法治疗的一门学科。推拿通过手法作用于人体体表的特定部位，以调节机体的生理、病理状况，来达到防治疾病的目的，其作用原理可归纳为调整阴阳、补虚泻实、活血化瘀、疏经通络、理筋整复等。

> **注：**阅读本章节内容需复习和阅读《黄帝内经》等文献。推拿作用原理的阐述基于阴阳、虚实、筋骨等中医学理论，需要结合推拿临床进行理解。

一、调整阴阳

中医学认为，在疾病发生、发展的过程中，会出现各种各样的病理变化。阴阳失调是疾病的根本原因，贯穿一切疾病发生、发展的始终。推拿可根据证候的属性来调节阴阳的偏盛或偏衰，使机体归于"阴平阳秘"，恢复其正常的生理功能，从而达到治愈疾病的目的。这种调整阴阳的功能，主要是通过经络、气血而起作用，推拿手法作用于身体局部，在局部通经络、行气血、濡筋骨，并通过气血、经络影响到脏器及其他部位。

二、补虚泻实

推拿虽无直接补、泻物质进入体内，但从本质上来说，依靠手法在体表一定的部位进行刺激，可促进机体的功能而起到补的效应，或抑制其亢进的作用而起到泻的效应。推拿通过手法作用于人体某一部位，使人体气血津液、脏腑经络起到相应的变化，从而达到补虚、泻实的目的。如在临床上以患者的酸胀感来衡量，产生较强烈的酸胀感的手法为重手法，产生轻微的酸胀感的手法为轻手法。在推拿治疗中，手法的频率和方向对补虚泻实亦起着重要的作用，一般顺经推拿为补，逆经推拿为泻，因此，根据疾病选择适当的治疗部位，根据病情和患者的体质采用不同轻重的手法，根据不同的治疗部位选用相适应的手法，是推拿补泻作用的关键。

> **注：**手法的轻重是指被操作者感受的刺激量，而不是指操作者使用力量的大小，同样力量在被操作者身体不同部位会产生不同的刺激量，同样的力量可以通过不同手法产生不同的刺激量。因此，不可以简单地认为使用很大的力量就是重手法，很小的力量就是轻手法。手法的轻重只是补泻的一个方面，和频率、方向均有关系。

三、活血化瘀

瘀血是因血行失度而使机体某一局部的血液凝聚而形成的一种病理产物，而这一产物在机体内又会成为某些疾病的致病因素。推拿可调节肌肉的收缩和舒张，且作用可传递到血管壁，使血管壁有节律地舒、缩变化，以促进损伤组织周围的血液循环，增加组织灌流量，改善血液流变，即通过手法在体表经穴或其他部位的直接刺激，推动气血运行而起到活血化瘀的作用。

四、疏经通络

经络是人体内经脉和络脉的总称，是人体气血运行的通路，它内属脏腑、外连肢节、通达表里、贯穿上下，像网络一样分布全身，将人体的脏腑、组织、器官各部分联系成一个统一、协调而稳定的有机整体。推拿手法作用于体表的经络穴位上，可引起局部经络的反应，起到激发和调整经气的作用，并通过经络影响到所连属的脏腑、组织、肢节的功能活动，以调节机体的生理、病理状况，达到百脉疏通、五脏安和、人体恢复正常生理功能的目的。

五、理筋整复

《医宗金鉴》言："以手摸之，自悉其情。"并记载了筋歪、筋断、筋翻、筋转、筋走等各种病理变化。该书认为，对于在触诊中发现的不同组织、不同形式的错位逆乱，要及时回纳纠正，使筋络顺接，气血运行流畅，通则不痛；对软组织错位者，推拿也可以通过手法外力作用使之恢复正常。如肌腱滑脱者，关节活动严重障碍，推拿可使用弹拨或推扳手法使其回复正常。关节内软骨板损伤者，常因关节交锁而致使肢体活动困难，推拿可通过使用适当的手法，解除关节的交锁。对关节脱位者，推拿可以通过运动关节类手法使关节回复到正常的解剖位置，如骶髂关节半脱位者，因关节滑膜的嵌顿挤压和局部软组织的牵拉而出现疼痛，可通过斜扳、伸屈髋膝等被动运动，将脱位整复，疼痛亦随之减轻、消失。推拿通过手法的作用进行理筋整复，纠正解剖位置的异常，使经络关节通顺，各种组织各守其位，才能有利于软组织痉挛的缓解和关节功能的恢复。

> **注**："筋出槽、骨错缝"是中医学对骨关节和筋伤疾病重要的指导原则，通过手法可以使"筋归槽、骨归位"，治筋需治骨，治骨需治筋，筋骨并重。

第二节　推拿作用的现代医学原理

推拿通过手法作用于人体体表的特定部位，一方面直接起到局部治疗作用，另一方面可通过神经、体液等途径，对人体的各系统产生一定的影响。

一、对运动系统的影响

现代研究表明，推拿治疗软组织损伤为主的运动系统疾病具有独特的疗效。推拿可直接或间接促进肌纤维的收缩和伸展活动，改善肌肉的营养代谢，加快肌组织中乳酸等有害代谢产物的吸收或排出，促进炎症介质的分解、稀释，从而使局部损伤性炎症消退，有利于水肿、血肿的吸收。同时，推拿手法可以通过升高局部组织温度，增高局部组织的痛阈，使用拔伸、屈伸、弹拨等手法牵张、拉长肌肉，解除肌肉痉挛。

二、对神经系统的影响

推拿对中枢神经系统有一定的调节作用。通过观察脑电图，手法刺激可通过反射传导途径来调节中枢神经系统的兴奋和抑制过程。推拿还可以通过对内源性阿片肽的影响达到镇痛、消除焦虑、减轻痛苦、调节情绪、产生快感等治疗效应。近年来还发现，推拿在神经损伤的再生和修复中具有独特作用和优势。

三、对循环系统的影响

推拿可引起部分细胞内的蛋白质分解，产生组胺和类组胺物质，从而起到扩张毛细血管的作用。推拿能促进病变组织血管网的重建，可大量地消耗和清除血管壁上的脂类物质，减缓血管的硬化，恢复血管壁的弹性。推拿手法可加速血液流动和增强血液循环，加强心脏功能，对人体的心率、血压可以进行有效的调节。

四、对消化系统的影响

推拿对消化系统可产生直接和间接两方面的影响。一是手法刺激可直接促使胃肠管腔发生形态和运动功能变化，促使胃肠蠕动速度发生改变，从而加快或延缓胃肠内容物的运动排泄过程。二是手法刺激通过神经传导的反射作用，间接增强胃肠的蠕动和消化液的分泌，促进胃肠对食物的消化吸收过程，加强消化系统的功能。

五、对内分泌免疫系统的影响

推拿对内分泌系统有一定的调节作用。如当机体受到轻柔而有节律的推拿手法刺激时，副交感神经功能增强，使血管舒张，消化道蠕动增强，括约肌松弛，腺体分泌增加，加快糖的利用与代谢，降低血糖的含量。副交感神经兴奋，还直接促进胰岛素的分泌，使血糖下降。两者相合，达到降低血糖的目的。另外，推拿手法刺激后，机体血液中白细胞总数增加，吞噬功能加强。同时，推拿对血清免疫球蛋白 IgG、IgM、IgA 及补体 C3 有双向调节作用，还可使血清中补体效价提高，亦能增加 T 淋巴细胞及其亚群的含量，从而发挥体液和细胞免疫功能作用。

六、其他影响

推拿还可调节膀胱张力和括约肌功能，治疗功能性尿潴留及遗尿症。推拿可增加膀胱壁的牵拉感受器的功能，提高交感神经支配膀胱括约肌的兴奋性，降低副交感神经支配膀胱逼尿肌的兴奋性，提高膀胱排尿阈。另外，推拿作用于皮肤，能消除局部衰老的上皮细胞，改善皮肤的呼吸，促进皮肤内的某些蛋白质分解，产生一种组胺物质，活跃皮肤的毛细血管和神经，改善皮肤的营养和代谢，使皮肤变得红润、光泽、有弹性且皱纹减少，因此，可用于美容。

第三章

推拿治则和治法

推拿治疗原则是在中医学整体观念和辨证论治总的指导原则下，在推拿临床治疗疾病时所制定的具有普遍指导意义的治疗规律。推拿治疗方法则是在治疗原则的指导下，所制定的针对某一疾病的具体治疗大法（如汗法、吐法、下法等）和针对某一证候的具体治疗方法（如益气活血、理气止痛等）。

第一节　推拿治疗原则

一般来说，推拿的治疗原则包括治未病、治病求本、补虚泻实、调整阴阳和三因制宜五个方面。

一、治未病

在疾病发生之前即采取一定的措施进行预防，或者当疾病已经发生，则根据其可能的演变规律而采取相应的方法阻断其发展变化，《黄帝内经》称之为"治未病"。推拿治未病的治则主要包括未病先防、既病防变和愈后锻炼三方面。

未病先防，是指在疾病未发生之前，即采取一定的方法，做好预防工作，以防止疾病的发生。导引锻炼、保健推拿和协调体位是常用的推拿防病方法。既病防变，是指在疾病发生以后，力求做到早期诊断，早期治疗，防止疾病的发展。愈后锻炼，是指疾病

临床治愈后，症状部分缓解或治愈；或者慢性病处于缓解阶段，但治疗并未完全结束，多数依靠自我功能锻炼的方式，加强和巩固治疗效果。愈后锻炼也是治未病中愈后防复的重要手段，一方面可以通过继续推拿治疗的方法保持和巩固疗效，另一方面也可以通过患者自身进行导引功法的练习加强和巩固疗效，防止疾病复发，后者更为重要。

> **注**：推拿，古代也称导引，是通过肢体主动运动的方式配合呼吸、调心等对疾病进行防治的方式，五禽戏、易筋经是中医传统的导引功法，其中易筋经还是推拿手法学习前必须学习和练习的功法之一。

二、治病求本

治病求本，是指治疗疾病时，针对疾病的本质和主要矛盾而进行治疗的一条原则，是中医推拿辨证施治的基本原则之一。临床运用"治病求本"时，应在解决疾病临床症状的基础上，根据引起疾病的具体原因进行有针对的治疗。例如漏肩风，它是以肩关节疼痛和功能障碍为主要症状的常见病证，一般认为该病的发生与气血不足、外感风寒湿邪及外伤劳损有关，因此，就应采用补气生血、祛风寒、除湿邪及疏经通络等正治方法治疗，从而解除肩关节的疼痛和功能障碍。

另外，在推拿临床治疗中，还需要根据标本缓急，采取"急则治标，缓则治本"的法则，以达到治病求本的目的。急者治其标，一般适应于病情比较急，如关节错缝中疼痛症状表现比较重时不利于关节整复，则首先采取手法止痛治其标，待疼痛缓解后采取关节整复方法解除关节错缝，此为缓则治其本。

三、补虚泻实

疾病发生的过程，就是正气与邪气互相斗争的过程。推拿治疗疾病，就是使用一系列推拿手法，扶助正气，祛除邪气，改变正邪双方的力量对比，使正气逐渐增强，邪气逐渐减弱，从而引导疾病向着有利于健康的方向转化，所以补虚泻实也是指导推拿临床治疗的一条基本原则。

四、调整阴阳

调整阴阳，也是推拿临床治疗的基本原则之一。阳盛则阴病，阴盛则阳病，人体就会分别表现出功能低下或功能亢进的症状。功能低下时应使用频率低、压力轻的振奋类推拿手法，以补其不足；功能亢进时应使用频率高、压力重的抑制类手法以损其有余。阴阳偏衰又常表现为阴虚、阳虚、阴阳俱虚、阴虚阳亢及阳虚阴盛，临证时应视具体情况而采用补阴、助阳、阴阳双补、滋阴制阳和温阳制阴的方法达到调整阴阳的目的。

五、三因制宜

三因制宜，即指因时、因地、因人制宜，是指治疗疾病时要根据季节、地区及人体的体质、年龄等不同而制定相应的治疗方法。因人制宜在推拿临床上尤为重要，因为推拿是用外力作用在人体体表，这种作用是直接的，所以应考虑到人体的差异，这些人体差异因素主要体现在年龄、性别、职业、体质、既往史、家族史等方面，比如对青壮年来说刺激适中的刺激量，对老年患者和儿童则超出了他们的承受能力。

> **注：** 三因制宜原则是推拿中的重要治疗原则，如夏天和冬天使用手法的刺激量不同，手法治疗中手法的刺激量和患者的耐受度也有关联，而且会随着治疗时间变久，患者对手法的耐受程度会发生变化，这也是因人制宜的重要方面。

第二节 推拿治法

推拿治法是用手法作用于患者身体的特定部位来治疗疾病的一种方法，是中医学重要的外治法之一。按手法的作用性质和量，结合治疗部位，可将推拿治疗方法分为温、通、补、泻、汗、和、散、清八种基本治法。

一、温法

温法，即温热之法，是适用于虚寒证的一种治法，多使用摆动、摩擦、挤压等手法，用较缓慢而柔和的节律性操作。在每一治疗部位或穴位，手法连续作用时间要稍长，患者有较深沉的温热等刺激感，有温经通络、补益阳气的作用。

二、通法

通法，即疏通之法。中医学认为，"不通则痛""通则不痛"，因此，经络不通多表现为痛证，治疗时当以"通"为法。临床治疗时常用挤压类和摩擦类手法，手法要刚柔兼施。如用推、拿、搓法于四肢，则能通调经络，拿肩井则有通气机、行气血之作用等。

三、补法

补，即滋补，补气血津液之不足，脏腑功能之衰弱。临床治疗时通常以摆动类、摩擦类为主，但手法要轻而柔，不宜过重刺激。该手法主要应用于气血两亏、脾胃虚弱、肾阴不足等。

四、泻法

泻，即泻下，泻法一般用于下焦实证。临床一般可用摆动、摩擦、挤压类手法治疗，手法的力量要稍重。手法频率由慢而逐渐加快。虽然本法刺激稍强，但因推拿是取手法对内脏功能的调节作用而达到泻实的目的，故一般无副作用。

五、汗法

汗法是发汗、发散的意思，使病邪从表而解。临床一般以挤压类和摆动类手法为主。推拿手法有较强的发汗解表作用，通过推拿手法作用于患者的肌肤，使肌肤腠理得以开泄，可以使体内邪气得以宣泄，外感病因汗出而解，从而达到祛除邪气、邪去正安，其病自愈的目的。

六、和法

和法，即和解之法，具有调和气血、调理脏腑的功效。临床上一般以振法、摩法、推法、擦法等手法为主，运用于气血不和、经络不畅所引起的肝胃气滞、脾胃不和等。

七、散法

散者即消散、疏散之意。临床上一般以摆动类及摩擦类手法为主，手法要求轻快柔和为主。对脏腑之结聚、气血之瘀滞、痰食之积滞，应用散法可使气血得以疏通，结聚得以消散。如饮食过度，脾不运化所致的胸腹胀满、痞闷，可用散法治之。

八、清法

清法，即清热之法，临床上一般用挤压类、摩擦类手法为主，手法要求刚中带柔。气分实热者轻推督脉（自大椎至尾椎），以清泻气分实热；虚热者轻擦腰部，以养阴清火。血分实热者，重推督脉（自大椎至尾椎），以清热凉血。表实热者，轻推背部膀胱经（自下而上）；表虚热者，轻推背部膀胱经（自上而下），以清热解表。

> **注：**本节对推拿治法的认识不能仅认为某一类手法和具体治法完全对应，应该遵循手法产生效应的三个因素：推拿手法作用的性质和量；被刺激部位或穴位的特异性；机体的功能状态。在辨识患者机体功能状态的前提下，按手法的性质和量结合具体的治疗部位，才可以产生不同的治疗效应和治法。

第四章

推拿诊断常用检查方法

推拿疗法在临床中可广泛应用于骨伤、内、外、妇、儿等各科疾病，然而正确的诊断是运用推拿手法进行治疗的重要前提。因此，临床进行诊察时必须遵循中医诊疗整体概念并结合学基本知识，运用六诊（望、闻、问、切、动、量）方法，全面查体，分清主次，判断病情。必须强调的是，临床物理检查只是一种诊断方法，必须结合病史、影像学（包括超声、X线、CT、MRI）检查、实验室辅助检查等所获得的各项资料，加以综合分析，才能全面了解患者的全身情况和局部症状、体征，得出正确和全面的诊断，为有效的推拿治疗打下良好的基础。

第一节　头颈部检查方法

一、头面部检查

（一）望诊

头面部望诊主要观察神色和局部的形态变化。

1. 望神色　神是人体生命活动的总称，亦是对人体精神意识、思维活动及气血、脏腑功能外在表现的高度概括。《素问·移精变气论》指出："得神者昌，失神者亡。"说明察神可判断正气的盛衰在疾病过程中的转化情况。面部的色泽是脏腑气血的外荣。

一般而言，神志清楚，反应灵敏，双目灵活，明亮有神，鉴识精明，气色鲜明，面色清润者，说明病变轻浅，脏腑功能未衰，即使病情较重，预后亦多良好；反之精神萎靡，反应迟钝，目光晦暗，瞳仁呆滞，面色晦暗枯槁者，说明病变深重，预后欠佳；若出现神志昏迷、神昏谵语、面色苍白、目暗睛迷、瞳孔散大或缩小、四肢厥冷、汗出如油、形羸色败者，则为危候，提示预后不佳；如久病、重病、精气极度衰弱的患者，突然出现精神转"佳"等虚假现象，称为"假神"，通常比喻为"回光返照"，应予以特别注意。

临床上如见面色㿠白、虚浮，多属阳气虚，可见于大失血后及哮喘等。面色淡白无华，形容消瘦，多属血虚。急性病中突然面色苍白，多属阳气暴脱，可见于各种原因引起的休克。面、目、身俱黄，称为黄证。色鲜明者为阳黄，多属湿热；色晦暗者为阴黄，多属寒湿。面赤多见于热证。面色青灰、口唇青紫，多为气滞血瘀。小儿惊风或癫痫发作时，面色多为青而晦暗。风寒头痛和寒凝腹痛，疼痛剧烈时，面色苍白而带青。午后两颧潮红，多属阴虚阳亢的虚热证。眼眶周围见黑色，多见于肾虚水泛的水饮病，或寒湿下注的带下症。

2. 望形态　机体外形的强弱，与五脏功能的盛衰是统一的。一般来说，内盛则外强，内衰则外弱。额骨及颧骨双侧凸出，顶部扁平，呈方形，多见于佝偻病患儿，头发稀疏不华。一侧不能闭眼，患侧抬头纹消失，做露齿动作时，口角斜向健侧，患侧鼻唇沟消失，多为周围性面神经麻痹；中枢性面瘫的主要表现为颜面下半部瘫痪，口角歪向病侧。下颌关节强直，如发生于单侧，则颏部偏斜于患侧，面部不对称，患侧丰满，健侧扁平；如病发生于双侧，自幼得病者，则整个下颌骨发育不良，颏部后缩，形成"鸟面"畸形；成年得病者，则畸形不显著，但张口困难。

　　外伤患者应检查鼻骨有无歪斜或塌陷，鼻部血肿及瘀斑，呼吸道是否有堵塞现象（鼻骨骨折时，局部压痛明显，可触到下陷鼻骨）。还应检查两眼有无充血，眶周有无瘀斑及肿胀，视物是否清楚，瞳孔有无散大、缩小或变形，两侧是否对称，双侧直接和间接对光反射是否存在及有无眼震。若耳漏、鼻漏或咽喉血肿常提示有颅底骨折发生。下颌关节脱位的患者，口呈半开状，咬合困难。

　　（二）触诊

　　触诊属切诊的范畴，即医师通过用手触摸患者体表的一定部位，分辨其寒、温、润、燥、肿、胀、疼痛，并观察患者对按压的反应。

　　1. 婴儿囟门检查　两手掌分别放在左右颞部，拇指按在额部，用中指和食指检查囟门。正常前囟门可触及与脉搏一致的跳动，囟门与颅骨平齐，稍有紧张感。如前囟隆起，除在小儿哭叫时，多见于高热、颅内出血等颅内压增高的疾病。前囟门应在出生后12～18个月闭合，如闭合时间超过此期则为迟闭，见于佝偻病等。

　　2. 张口度测定　张口时，上、下颌牙齿之间的距离，相当于自己2～4指三指并拢时末节的宽度，如下颌关节强直，则宽度减小或牙关紧闭。

　　3. 头部外伤检查　如外观无明显改变，要认真细致地触诊，重点要查清颅骨有无塌陷，有无头皮开放创口或头皮撕脱伤，有无头皮出血或皮下血肿，特别要注意有皮下血肿者深层是否有骨折存在。下颌关节脱位时，关节窝空虚，其前方可触到隆起的髁状突。

　　二、颈部检查

　　（一）望诊

　　患者一般宜取坐位，对病情严重不能支撑头部的患者，可卧位检查。由于颈椎疾病多数涉及上肢感觉和运动，所以检查时需要脱去上衣，露出颈部和两侧肩部及上肢，患者两肩放平，两臂下垂，双目前视。

　　1. 颈部皮肤、软组织有无瘢痕、窦道、寒性脓肿（寒性脓肿多为颈椎结核）。高位病变者应注意观察咽后壁有无脓肿，低位病变则浮肿多在颈部出现。颈部两侧软组织有无局限性肿胀或隆起。

　　2. 颈椎的生理前凸是否正常，有无平直或局限性后凸、侧弯、扭转等畸形，如颈椎结核、骨折的患者常出现角状后凸畸形。颈部肌肉有无痉挛或短缩。

　　3. 颈部有无畸形，颜面是否对称，斜颈（小儿先天性肌斜颈）患者一侧倾斜，颜面多不对称，一侧胸锁乳突肌明显隆起；头轻度前倾位，姿势牵强，多为"落枕"、颈椎病；颈椎关节紊乱或脱位的患者，下颌偏向一侧，头部不能转动、沉重感，需用手扶持头部，加以保护；强直性脊柱炎颈椎强直的患者，垂头驼背，头部旋转不灵，视侧方之物困难，必全身随之转动。

（二）触诊

1. 触诊方法　进行颈部切诊时，嘱患者颈部略前屈约30°，医师用左手扶住前额固定头部，自枕骨粗隆开始向下逐个棘突依次进行触摸，其中第7颈椎和第1胸椎棘突较大，易触摸到。触摸棘突、棘突间隙及两侧肌肉。可同时检查颈部浅表淋巴结。

2. 主要检查内容　注意检查棘突是否偏离中线，压痛是在棘突的中央区还是在两侧，并由轻而重地测定压痛点是位于浅层还是深部，一般浅层压痛多系棘间韧带、棘上韧带或皮下筋膜的疾患。若压痛点在颈椎的横突部位，则表示关节突关节可能有炎症或损伤，如关节突关节紊乱。若在下颈椎棘突旁，以及肩胛骨内上角处有压痛，多为颈椎病。在棘间韧带或项肌有压痛，可能为扭伤或"落枕"。若在锁骨上方，颈外侧三角区有压痛，则说明可能有颈肌筋膜炎。落枕、颈椎病患者，常可在颈项部触摸到肌肉强硬、痉挛。对于颈椎后凸畸形的病例，触摸时不宜用力过重，如怀疑为颈椎结核时，应检查咽后壁，以观察有无咽后壁脓肿形成。颈椎棘突连线上若触摸到硬结或条索状物，可能为项韧带钙化。

（三）动诊

颈部运动检查时，嘱患者坐位，头正直，固定双肩，使躯干不参与颈椎的运动，然后再做各方向活动（图4-1）。

1. 屈伸运动　嘱患者头尽量前倾，正常时下颌可以触到胸部，前倾35°～45°；检查后伸时，嘱患者头尽量后仰，正常时恰好可以看到头顶上的天花板，后伸角度为35°～45°。

2. 旋转运动　嘱患者向一侧转动头部，正常时下颌几乎可以触及同侧肩部，旋转角度为60°～80°，然后再转向对侧，双侧对比。

3. 侧弯运动　嘱患者将耳朵向肩部靠近，正常时头部可倾斜45°。

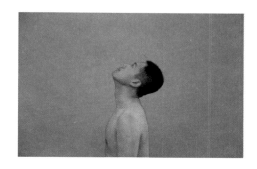

后伸

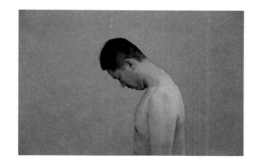

前屈

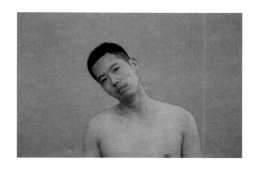

右侧屈

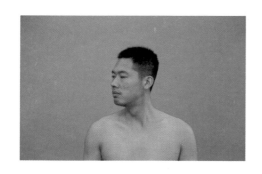

右旋

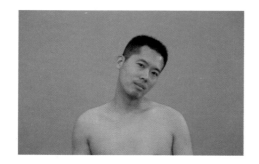

左侧屈

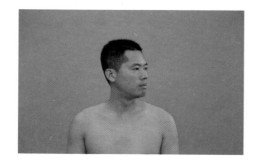

左旋

图4-1   颈部动诊

注意事项

检查时重点观察运动是否自如，有无运动障碍，要排除代偿动作。对颈椎骨折脱位者，不要做运动检查，防止造成脊髓损伤。

（四）特殊检查

1. 挤压试验   患者坐位，医师双手交叠置于患者头顶，并控制颈椎在不同的角度下（如使头部后伸并向患侧倾斜）进行按压。如出现颈部疼痛或上肢放射痛，即为阳性反应。挤压试验的机制在于使椎间孔缩小，加重对颈神经根的刺激，故出现疼痛或放射痛（图4-2）。

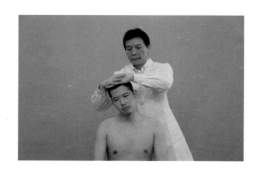

图4-2   挤压试验

2. 分离试验   患者坐位，医师两手分别托住患者的下颌和枕部，向上牵拉。若患者能感到颈部和上肢疼痛减轻，即为阳性。分离试验的机制是拉开并扩大狭窄的椎间孔，舒展小关节囊，减轻对神经根的挤压和刺激，使疼痛减轻（图4-3）。

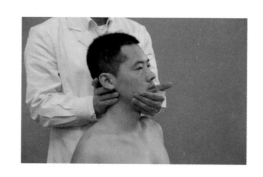

图4-3   分离试验

3. 臂丛神经牵拉试验   患者坐位，头微屈，医师一手置患侧头部，另一手握腕做反向牵引，此时牵拉臂丛神经，若患肢出现放射痛、麻木，则为阳性，提示臂丛神经受压，临床多见于神经根型颈椎病（图4-4）。

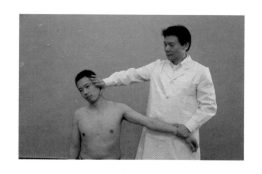

图4-4　臂丛神经牵拉试验

4. 椎动脉扭转试验　患者坐位，嘱患者头略后伸，主动左旋、右旋，若患者出现头昏、头痛、视力模糊等症状，头部停止旋转症状消失，为阳性，提示患者为椎动脉型颈椎病（图4-5）。

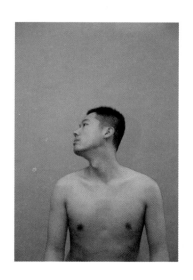

图4-5　椎动脉扭转试验

第二节　胸腹部检查方法

一、胸部检查

（一）望诊

1. 皮肤及软组织　胸部望诊须广泛显露胸廓，注意胸部皮肤有无红肿、包块及皮下浅静脉突出。如乳腺炎患者，其乳房红肿变硬，有明显压痛，且多伴有发热。

2. 胸廓形态　应注意胸廓的形态。桶状胸多见于肺气肿及支气管哮喘患者，整个胸廓表现为高度扩大，尤其是前后径扩大，外形像桶。鸡胸见于佝偻病，表现为胸骨（尤其是下部）显著前突，胸廓的前后径扩大，横径缩小。胸廓形态变化亦可由脊柱畸形引起，如脊柱结核等疾患造成的脊柱后凸，可使胸廓上下径变短，肋骨互相接近或重叠，胸廓牵向脊柱；如发育畸形、脊柱的某些疾患或脊柱旁一侧肌肉麻痹，可使脊柱侧凸，脊柱突起的一侧胸廓膨隆，肋间隙加宽，而另一侧胸廓变平，肋骨互相接近或重叠，两肩不等高。在肋软骨部，如有局限性高凸，皮色不变，质硬无移动，多是肋软骨炎；若发生在胸壁浅层，质软有波动，则为局限性脓肿或胸壁结核的可能性较大。

3. 外伤患者检查　应注意观察胸式呼吸是否存在，胸部创伤的患者为减轻疼痛，多采用腹式呼吸。此外，多发性双侧肋骨骨折患者，胸部可明显塌陷，形成连枷胸而出现反常呼吸。

（二）触诊

1. 压痛点　一般而言，内脏病变按照该脏器的解剖位置，在相应的体表上有疼痛反应及压痛。检查时可令患者指出疼痛的大致部位，以便有的放矢。

2. 外伤患者检查　胸壁有皮下气肿时，用手按压可有握雪感或捻发音，多由于胸部外伤后，致肺或气管破裂，气体溢至皮下所致。检查肋骨骨折时，医师用食指和中指分别置于肋骨两侧，顺着肋骨的走行方向，从后上向前下方缓慢滑移并仔细触摸，如骨折有移位，能触及骨折断端和压痛，骨折移位不明显时，则可能仅有压痛。

（三）特殊检查

胸廓挤压试验　用于诊断肋骨骨折和胸肋关节脱位。检查分两步，先进行前后挤压，医师一手扶住后背部，另一手从前面施力推压胸骨部，使之产生前后挤压力，若有肋骨骨折，则骨折处有明显疼痛感或出现骨擦音；再行侧方挤压，用两手分别置于胸廓两侧，向中间施力挤压，如有骨折或胸肋关节脱位，则在损伤处出现疼痛反应（图4-6）。

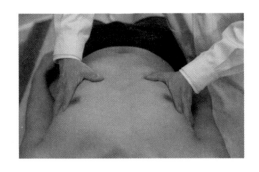

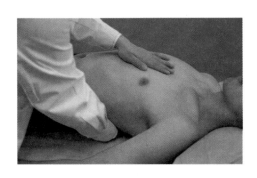

图4-6　胸廓挤压试验

二、腹部检查

（一）望诊

1. 腹部疾病　站立时如见上腹部凹陷，而脐部及下腹部隆起，多为胃下垂患者。正常腹部不能看到蠕动波，仅极度消瘦者因腹壁较薄而可能看到。幽门梗阻或肠梗阻时，则出现明显的胃或肠蠕动波，且常伴有胃型或肠型。腹部浅静脉曲张，伴有腹水、脾大者，多为肝病所致的门静脉高压；小儿骨瘦如柴，腹大如鼓，并见青筋暴露，多为疳积。

2. 外伤患者检查　对有外伤史的患者，应重点观察腹部有无膨隆，有无局限性包块，腹式呼吸是否存在，局部有无淤血。此外，还要区分损伤在上腹部还是下腹部，骨盆骨折时常出现下腹部血肿和瘀斑。

（二）听诊

腹部听诊应在触诊之前进行。听诊时注意肠鸣音是否存在，以及有无亢进或减弱。

（三）触诊

1. 压痛点　阑尾炎压痛点，即麦克伯尼（McBurney）点在右髂前上棘与脐连线的中、外1/3交界处。阑尾炎发作时，阑尾穴（足三里直下2寸）常有压痛或酸胀感，以右侧较明显。胆囊炎压痛点（胆囊点），在右季肋缘与腹直肌右缘的交角处。检查时用四指或拇指压住胆囊点，嘱患者深吸气，当胆囊下移时，碰到手指感到刺痛而突然屏气，即为胆囊压痛试验阳性。胆道蛔虫患者压痛点，在剑突下二指，再向右开二指处有明显压痛，此即胆总管压痛点。胃溃疡压痛区在上腹部正中或偏左，范围较广；十二指肠溃疡压痛区在上腹部偏右，常有明显的局限压痛点。胃肠穿孔等急性腹膜炎患者，会有腹肌紧张、全腹压痛及反跳痛，为腹膜刺激征。触诊时，腹肌紧张程度往往呈"木板样"，称为板状腹。

2. 外伤患者检查 腹部触诊检查的重点应注意脏器损伤，无论是肝脾损伤或是空腔脏器损伤，均有明显的腹肌紧张。先触摸肝区、脾区有无压痛；其次是肝浊音界是否消失；最后是有无移动性浊音。其他部位触痛应注意有无膀胱损伤、尿道损伤、肾实质损伤等。结合全身情况尽早判断有无活动性出血。如触及腹腔肿物，除创伤血肿外，临床与骨伤科有关的最常见者为腰椎结核、寒性脓肿和椎体肿瘤。触诊时还应注意肿物大小、边界软硬程度、表面光滑度、有无波动和移动度，以及触痛反应敏感程度等，以便判断损伤性质。

（四）特殊检查

腹壁反射 患者仰卧，下肢屈曲，放松腹肌，医师用钝尖物由外向内，轻而迅速地划其两侧季肋部、脐平面和下腹部腹壁皮肤。正常时可见到腹肌收缩。上腹壁反射中心在第 7 ~ 8 胸髓；中腹壁反射中心在第 9 ~ 10 胸髓；下腹壁反射中心在第 11 ~ 12 胸髓。一侧腹壁反射消失多见于锥体束损害，某一水平的腹壁反射消失提示相应水平的周围神经或脊髓损害（图 4 - 7）。

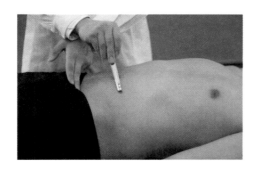

图 4 - 7 腹壁反射

第三节 腰背部检查方法

一、望诊

1. 骨性标志及生理弯曲 先让患者裸露上身，下部显露出两侧髂嵴。患者直立，背向医师，头胸部挺直，目向前视，两手下垂，双足并拢。要全面观察患者体形、生理力线和生理曲线。医师首先从后面观察腰背部骨性标志，正常时两肩平行对称；两肩胛骨内角与第 3 胸椎棘突同一水平；两肩胛骨下角与第 7 胸椎棘突同一水平；所有胸腰椎棘突都在背部正中线上，即自枕骨结节至第 1 骶椎棘突连线上；两髂嵴连线与第 4 腰椎棘突同一水平。然后从侧面观察腰背部生理弯曲，胸椎正常生理向后弯曲度和腰椎向前弯曲度是否存在，一般青年人胸椎生理后曲较小，而腰椎生理前曲较大。老年人则胸椎后曲度较大，而腰椎生理前曲较小。检查时必须认真观察，注意发现异常改变。

2. 异常弯曲

（1）后凸畸形：胸椎后凸畸形分弧形后凸（即圆背畸形）和角状后凸（即驼背畸形）。由于个体差异很大，应具体分析是否是病态。弧形后凸畸形的发生，是由多个椎体病变形成，如青年性椎软骨病、类风湿性脊柱炎、老年性骨质疏松症等。角状后凸畸形多是由单个椎体或 2 ~ 3 个椎体病变形成，如椎体压缩性骨折、脱位、椎体结核和肿瘤骨质破坏等。

临床还常见腰椎生理前凸增大，表现为臀部明显向后凸起，躯干向后仰，这多数是骨盆前倾的缘故，如水平骶椎、下腰椎滑脱、小儿双侧先天性髋关节脱位等。在这种姿势下，畸形就会显得明显（刀背样畸形）。

（2）侧弯畸形：从后面观察，脊柱应为一条直线，若有左右侧弯，称为侧弯畸形。检查时注意原发性侧弯是发生在胸部还是腰部，侧弯凸向何侧，该侧之胸廓有无畸形，是否向后隆突。若侧弯畸形不明显时，可让患者向前弯腰，两上肢交叉置于胸前，双手放于对侧肩上，这种姿势可更充分显露侧弯畸形。很多原因都可以引起脊椎侧弯，如姿势不良、下肢不等长、肩部畸形、腰椎间盘突出症、小儿麻痹后遗症及慢性胸腔或胸廓病变等，故侧弯畸形往往是另一种疾病的体征或后遗症，而并非某一种独立疾病。下腰椎若出现侧弯，还要鉴别是原发性侧弯还是代偿性侧弯。如胸椎出现侧弯畸形时，下腰椎可发生代偿性侧弯。而原发性下腰椎侧弯则多见于腰椎间盘突出症。

根据脊柱的解剖结构是否发生改变，脊柱侧弯分为功能性和结构性两类，功能性脊柱侧弯本身无结构性异常，这类凸出多为可逆性的，可用下述几种方法鉴别：卧位时侧弯消失者为功能性侧弯；令患者双手握单杠悬垂，脊柱侧弯消失者为功能性侧弯；脊柱前屈试验——当患者脊柱前屈80°时，功能性侧弯可以消失，而结构性侧弯则依然存在。

鉴别两者的临床意义在于：结构性侧弯由于椎骨、韧带、椎间盘、神经或肌肉等组织产生结构性病变，为不可逆性，不能用改变姿势、体位的办法纠正。此类侧弯较重，曲度较固定，侧弯凸侧脊柱旋转突出，脊柱前屈时畸形更加明显，严重的侧弯往往同时伴有胸廓畸形。

3. 皮肤色泽　腰背部望诊还要注意皮肤颜色、汗毛和局部软组织的肿胀情况。如腰背部不同形状的咖啡色斑点，提示神经纤维瘤或纤维异样增殖症的存在；腰骶部汗毛过长、皮肤色浓，多伴有先天性骶椎裂；腰部中线软组织肿胀，多为硬脊膜膨出；一侧腰三角区肿胀，多为流注脓肿。

二、动诊

胸椎、腰椎运动的个体性差异很大，一般来说，运动范围随着年龄增长而减小。不同职业的人，运动范围也不相同，如体操运动员、杂技演员等胸椎、腰椎活动范围较普通人大，故此类患者在活动轻度受限时，活动范围往往仍能达到其他人群的正常值，须注意参照职业和病史进行鉴别。在胸椎、腰椎的不同节段，活动度也有差异，主要与小关节的排列方向有关，胸椎小关节突较长，且为冠状位关节面，同时受肋骨的影响，故活动度最小；而腰椎近似矢状位关节面，故活动度较大。胸椎、腰椎运动有四种类型（图4-8）。

1. 前屈运动　检查时患者取直立位，嘱患者先低头，然后向前做缓慢弯腰运动，医师要密切观察脊柱每个棘突的移动，注意是否有节律地逐渐形成均匀弧形；是否有骶棘肌紧张或痉挛现象；骨盆是否出现代偿性前倾；前屈运动有无障碍。正常腰椎前屈可达80°~90°。如不易测算，也可测手指和足趾间距离，即双手指伸直，中指与足趾间距离。

2. 后伸运动　医师一手扶住患者骨盆前侧，一手扶住其肩部，防止骨盆前移和下肢弯曲而形成躯干后仰，部分代替脊柱后伸运

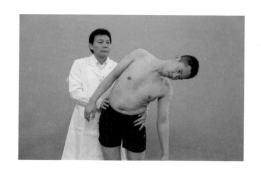

腰椎侧弯运动

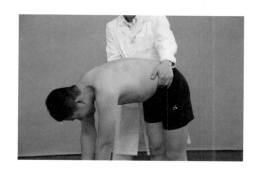

腰椎前屈运动

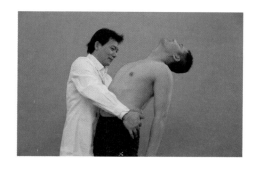

腰椎后伸运动

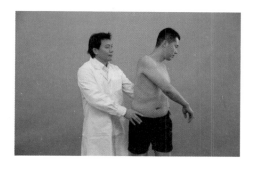

腰椎旋转运动

图4-8 胸、腰椎动诊

动。协助患者做脊柱后伸运动时，先嘱患者向后仰头，再缓慢地使脊柱向后做过伸运动，正常者可达到30°。同时，医师要仔细观察每个节段的变化情况，注意发生疼痛反应和运动障碍的部位，以便分析定位。

3. 侧弯运动　患者取直立姿势，医师双手固定其骨盆，防止左右倾斜。然后让患者做头胸向侧方弯曲运动，观察有何异常表现、障碍程度，并做双侧对比，正常侧弯可达20°~30°。

4. 旋转运动　医师双手固定患者两侧髂骨翼，保持骨盆平衡，然后嘱患者做左右躯干旋转，注意观察运动范围，并两侧对比，正常者可达到30°。出现运动障碍或有疼痛反应均属异常。

腰椎病变致活动受限时，亦可使正常步态改变，同时双上肢前后摆动也可不自然。通过对各种异常步态的观察，可协助判断腰椎有无病变及病变性质。

三、触诊

腰背部触诊主要是触摸、叩击腰背部，通过寻找、分析压痛点来判断病变。

1. 触摸棘突　医师将中指置于棘突尖上，食指、无名指放于棘突两侧，自上而下滑行触摸，注意棘突有无异常隆起或凹陷，棘突间隙是否相等，棘突、棘上韧带及棘间韧带有无增厚、肿胀及压痛，棘突的排列是否在一条直线上，有无侧弯或棘突偏歪。

2. 寻找压痛点　自上而下依序按压棘突、棘间韧带、腰骶关节、关节突关节、横突、椎旁肌、骶髂关节等来寻找并记录压痛点的部位及深浅。压痛点往往能提示病变或损伤组织的部位：浅表压痛说明病变浅，多为棘上或棘间韧带、筋膜、肌肉的损伤；深部压痛往往为椎体或附件病变或损伤，如横突骨折或横突间韧带撕裂伤患者，多在骶棘肌外缘局部有深压痛。第3腰椎横突综合征在横突尖部有明显的深压痛，并有时沿臀上皮神经向臀部放射。第4、5腰椎椎间盘突出的患者，第4、5腰椎椎板间线的部位有明显的深压痛并向患侧下肢放射，可放射至足中线部位。深压痛亦可提示有椎体结核或椎体骨折。

3. 肌肉痉挛　检查时患者俯卧位，全身肌肉放松，触摸椎旁肌肉有无痉挛。肌肉痉挛往往提示局部软组织有损伤或有骨折、脱位等，但亦可继发于他处病损，即保护性肌痉挛。

4. 叩击检查　患者俯卧位，医师用手指或叩诊锤，以适当的力量，从第7颈椎至骶椎依次叩击各个棘突，注意有无深部叩击痛及叩痛部位。

四、特殊检查

1. 直腿抬高试验及加强试验　患者仰卧，医师一手握患者足部，另一手使患者膝关节保持伸直位，分别做双下肢直腿抬高动作。正常时，双下肢均能抬高70°以上，除腘窝部有紧张感外，并无疼痛或其他不适。若一侧下肢或双下肢抬高幅度降低，不能继续抬高，同时伴有下肢放射性疼痛则为直腿抬高试验阳性。直腿抬高试验阳性，临床上多见于腰椎间盘突出症。检查健侧直腿抬高试验时，若引发患肢坐骨神经放射性痛者，亦为阳性，见于较大的腰椎间盘突出症，或中央型腰椎间盘突出症。当直腿抬高到最大

限度的角度时将足踝背伸，如引起患肢放射性疼痛加剧者，即为加强试验阳性。借此可以区别由于髂胫束、腘绳肌或膝关节后关节囊紧张所造成的直腿抬高受限。因为背伸踝关节只加剧坐骨神经及小腿腓肠肌的紧张，对小腿以上的肌肉无影响（图4-9）。

2. 屈颈试验　患者仰卧，两腿伸直，使坐骨神经处于紧张状态，然后被动或自动向前屈颈，如出现患肢疼痛即为阳性。阳性者主要见于腰椎间盘突出症的肩上型患者（图4-10）。

3. 股神经牵拉试验　患者俯卧，医师一手固定患者骨盆，另一手握患肢小腿下端，膝关节伸直或屈曲，将大腿强力后伸，如出现大腿前方放射性疼痛，即为阳性，提示可能有股神经根受压（图4-11）。

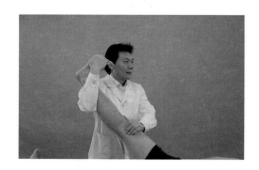

图4-9　直腿抬高试验及加强试验

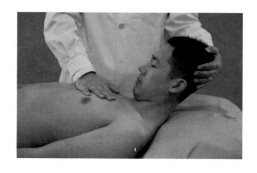

图4-10　屈颈试验

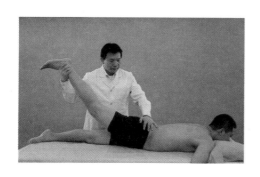

图 4 - 11　股神经牵拉试验

第四节　上肢部检查方法

一、肩部检查

由于神经传导的原因，临床上某些内脏疾病可表现为体表某些区域的疼痛，即所谓的"内脏牵涉痛"。因此，遇到某些特定躯体部位疼痛的患者，要特别注意排除因内脏疾病引起的疼痛。比较显著的病例如左肩疼痛要排除心脏疾病；右肩疼痛要排除肝胆疾病等。另外，有些肩痛是由于颈椎病引起的，称之为"颈肩综合征"。所以对肩部疼痛进行整体检查是十分必要和重要的。

（一）望诊

肩部望诊时，双肩必须同时裸露，以便对比检查。望诊内容如下。

1. 肿胀　观察肩部肿胀时，要注意其皮肤颜色，肩部有无窦道、肿块及静脉怒张，对比两侧三角肌的形态，判断有无萎缩。任何一种较严重的肩部外伤，均可能引起不同程度的肩部肿胀，如挫伤、牵拉伤，以及肩袖破裂等筋腱损伤；肩部骨折脱位时，肿胀更为严重，如肱骨外科颈骨折、大结节骨折等。急性化脓性肩关节炎，会有肩部肿胀而且局部灼热，触痛明显。肩锁关节脱位，肿胀在肩上部。锁骨骨折肿胀在肩前部，锁骨上窝饱满。

2. 畸形　要观察双肩部是否对称、是否在同一水平，两侧肩胛骨内缘与中线的距离是否相等。锁骨骨折、肩关节脱位等损伤时，患者为缓解肌肉牵拉性疼痛，肩部往往向患侧倾斜。此外，臂丛神经损伤或偏瘫造成的肩部肌肉麻痹，也会出现垂肩畸形。肩关节脱位时，肩峰异常突出而出现"方肩"畸形。肩部肌肉萎缩和腋神经麻痹，可致肩关节发生半脱位，也出现"方肩"畸形。"先天性高位肩胛症"可出现肩胛高耸，若为双侧则出现颈部短缩畸形。前锯肌麻痹或胸长神经受损可致肩胛胸壁关节松动，肩胛骨向后凸起，临床可见"翼状肩"。但要注意与脊柱侧弯而引起的肩胛骨后凸畸形相鉴别。

3. 肌肉萎缩　多出现在疾病的晚期，肩部骨折长期固定，肌肉可出现失用性肌萎缩。如有神经损伤而肌肉麻痹，失去运动功能，则出现神经性肌萎缩。肩关节化脓性炎症、结核、肩关节周围炎、肩部肿瘤等疾病，肩关节运动受限，也往往出现肌肉萎缩，认真进行两侧对比往往可以提供更多有价值的线索。

（二）动诊

患者取站立位，医师立于被医师一侧（图 4 - 12）。

1. 前屈运动　前屈正常可达 90°，检查时一手固定患侧肩部，嘱其向前抬起上肢，参与前屈运动的主要肌肉是三角肌前部和喙肱肌。

2. 后伸运动   后伸正常可达45°，检查时嘱患者将上肢后伸，参与后伸运动的主要肌肉是背阔肌、大圆肌和三角肌后部。

3. 外展运动   外展正常可达90°，检查时嘱患者屈肘90°，然后做上臂外展运动，参与外展运动的主要肌肉是冈上肌（0°～15°）和三角肌（15°～90°）。

4. 内收运动   内收正常可达45°，检查时嘱患者屈肘，上臂置胸前向内移动，参与内收运动的主要肌肉是胸大肌。

5. 外旋运动   外旋正常可达30°，检查时嘱患者屈肘90°，医师一手扶肘部，一手扶腕部，使上臂做外旋动作，参与外旋运动的主要肌肉是冈下肌和小圆肌。

6. 内旋运动   内旋正常可达80°，检查时屈肘90°，前臂内收到胸前，或将前臂绕到背部摸到对侧肩胛下角为正常，参与内旋运动的主要肌肉是肩胛下肌和背阔肌。

7. 上臂上举   上臂上举是肩部所特有的运动。进行上举动作，上臂可以沿着冠状面或矢状面举起。在沿冠状面举起的过程中，肱骨头必须随之发生相应的外旋，沿矢状面举起的过程中，则须发生相应的内旋。因此，肱骨头外旋或内旋运动的限制，会影响上举动作的完成。上举是一个比较复杂的动作，能够完成此动作就说明肩部功能基本良好。

8. 环转运动   环转运动，即上臂以肩肱关节为中心做划圈动作。环转运动可以沿着冠状面、矢状面及横面任何一个面进行。

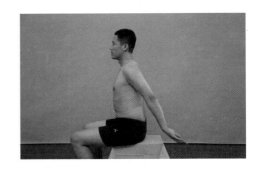

肩关节后伸

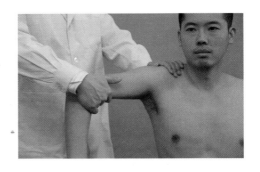

肩关节环转

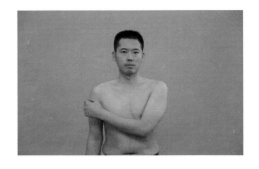

肩关节内收

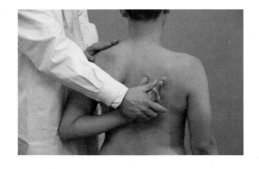

肩关节内旋

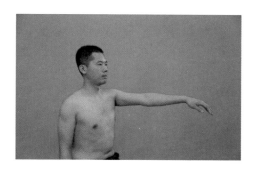

肩关节前屈

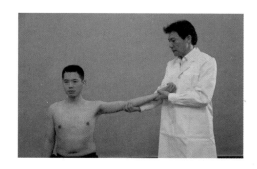

肩关节外旋

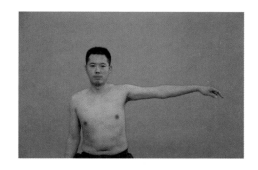

肩关节外展

图 4-12　肩关节动诊

（三）触诊

1. 骨性标志　肩部触诊要重点触摸其骨性标志，肩峰、肱骨大结节、喙突三点组成三角形，称肩三角。肩峰在肩外侧最高的骨性突出处；其下方的骨性高突处为肱骨大结节；肩峰前方为锁骨外侧端；锁骨外、中 1/3 交界处的下方一横指、肱骨头内上方为喙突。

2. 压痛点　上述骨性标志往往是临床疾病的常见压痛点。如肩关节周围炎，其压痛点多在肱骨大、小结节间沟，喙突和冈上窝部，后期形成广泛性粘连而发生功能障碍；肱二头肌长头肌腱炎压痛点多局限于结节间沟，且可触及增粗的长头腱；肱二头肌短头肌腱炎，压痛点多局限于喙突；三角肌下滑囊炎，则压痛广泛，但主要位于三角肌区；冈上肌腱炎或冈上肌腱断裂，压痛位于肱骨大结节尖顶部。肩背部肌筋膜炎，可在背部肩胛骨周围，触及多个压痛点和结节。

3. 外伤患者检查　触诊尚可用于骨折或脱位的诊断，如锁骨位于皮下，骨折后容易触知，骨折有移位时尚能探及骨擦音和异常活动。肩关节脱位时，肩三角关系改变，并可在肩峰下方触到明显凹陷和空虚感，在腋窝部或肩前方能触到肱骨头。肩锁关节脱位时，在锁骨外端触到突起的骨端，向下按压时，有琴键样弹跳感，并有明显压痛。

（四）特殊检查

杜加征　又称 Dugas 征。患者屈肘，医师将患者手搭到对侧肩部，使其肘部贴近胸壁，如果患者手掌不能搭到对侧肩部，或患者手搭于健侧肩时肘部不能贴近胸壁，则为阳性。提示肩关节脱位（图 4-13）。

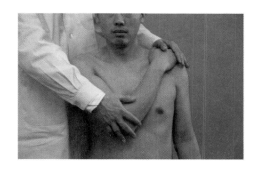

图 4-13　杜加征

二、肘部检查

（一）望诊

肘部望诊需将两髁暴露，两侧对比检查，首先观察肘关节的轮廓有无肿胀和变形。

1. 肘部肿胀　对肘关节有明显肿胀外观的患者，检查时必须认真区分是关节内肿胀还是关节外肿胀，是全关节肿胀还是局限性肿胀。对肿胀性质也必须仔细分析，是外伤性肿胀抑或是其他病理性（化脓感染、结核等）肿胀。关节内有积液时，早期表现为尺骨鹰嘴突两侧正常的凹陷消失，变得饱满。当有大量积液时，关节肿胀明显，且呈半屈曲状态（此姿势关节内容积最大）。对关节内积液者，应进一步检查，明确其性质。

外伤患者如出现局限性肿胀，常提示某一局部的损伤。如以肘内侧肿胀为著，可能为肱骨内上髁骨折；以肘外侧肿胀为著，则有肱骨外上髁或桡骨小头骨折的可能；如以肘后方肿胀为主则有尺骨鹰嘴突骨折的可能。此外，局部软组织挫伤时肿胀较局限。

2. 肘部畸形

（1）肘外翻：正常的肘关节伸直时，上臂与前臂之间形成一生理性外偏角（即携带角），男性为5°～10°，女性为10°～15°，携带角大于15°即为肘外翻畸形。常见于先天性发育异常、肱骨下端骨折对位欠佳，或肱骨下端骨骺损伤，而在生长发育中逐渐形成畸形。肘外翻的患者，由于尺神经经常受到牵拉或磨损，晚期常发生尺神经炎，甚者出现神经麻痹。

（2）肘内翻：携带角小于5°者，称为肘内翻。临床最常见的原因是尺偏型肱骨上髁骨折，因复位不良或骨骺损伤造成生长发育障碍所致。

（3）肘反张（槌柳肘）：肘关节过伸超过10°以上者，称之为肘反张，多由于肱骨下端骨折复位不良，髁干角过小所致。

（4）靴形肘：临床见于肘关节脱位或伸直型肱骨髁上骨折，由于肱骨下端与尺骨上端的关系改变，于侧面观察肘部时，状如靴形，故称"靴形畸形"。

（5）矿工肘：尺骨鹰嘴突滑囊炎患者，其肘后形成像乒乓球样的囊性肿物，因多发于矿工，故而得名。

（二）动诊（图4-14）

1. 屈肘运动　肘关节正常屈曲可达到140°，主要屈肘肌肉是肱肌，嘱患者做屈肘动作，手能摸到同侧肩部为正常，先做主动运动检查，然后进行被动运动检查。引起屈肘运动障碍的常见疾病有化脓性关节炎、风湿性关节炎、关节滑膜结核、靠近关节的骨折和脱位、骨化性肌炎等。

2. 伸肘运动　肘关节正常伸直角为0°～5°，主要伸肘肌肉是肱三头肌，检查时嘱患者做最大限度的屈肘，然后再伸直，观察能否达到正常范围。影响肘关节伸直的疾病最常见于肱骨髁间骨折、尺骨鹰嘴骨折或肘关节长期屈肘固定，致鹰嘴窝被纤维组织充填而阻碍肘关节伸直，或肘前有肌腱缩挛、瘢痕形成、骨性阻挡等妨碍肘关节伸直。

3. 旋转运动　前臂的旋转运动主要是由上下尺桡关节完成，肱桡关节则次之，当前臂发生旋转时，主要是桡骨围绕尺骨旋转。正常前臂旋后可达80°～90°，主要旋后肌肉是旋后肌和肱二头肌。检查时，患者端坐或站立，屈肘90°，做被动旋后动作，两侧对比检查，判断前臂是否有旋后功能障碍，应防止患者用肘部内收动作代替前臂旋后运动。旋前运动主要由旋前圆肌和旋前方肌完成，正常前臂旋前可达90°。检查时务必防止患者用上臂外展来代替旋前运动。发生旋转功能障碍的原因多见于前臂骨折畸形愈合、下尺桡关节脱位或桡骨小头骨折脱位等。

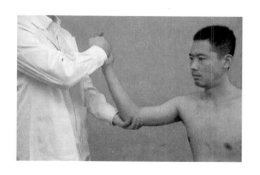

肘关节旋转 2

图 4 - 14　肘关节动诊

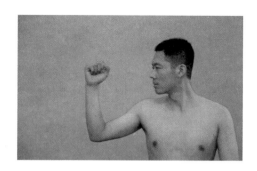

屈肘

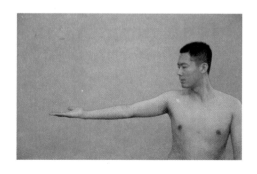

伸肘

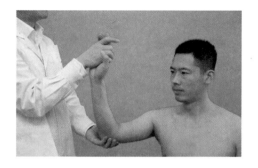

肘关节旋转 1

（三）触诊

1. 肘后三角触诊及临床意义　肘关节屈曲90°时，肱骨外上髁、内上髁和尺骨鹰嘴突三点的连线构成的等腰三角形，称肘后三角。当肘关节伸直时，三点在一条直线上。临床通过检查三点关系的变化判断肘部的骨折或脱位，肱骨髁上骨折时，三点关系保持正常；而肘关节脱位，则此三角关系破坏，可以由此鉴别肱骨髁上骨折和肘关节脱位。此外，尺骨鹰嘴骨折，近端被肱三头肌拉向上方；肱骨内、外髁骨折移位，肘后三角亦会发生改变。故触摸肘后三角时，先触到尺骨鹰嘴突，然后再触摸肱骨内、外髁，对此三点仔细观察，可帮助判断肘部的骨折和脱位。

2. 肘部常见压痛及临床意义　肱骨外上髁为前臂伸肌群的起点，容易造成牵拉性损伤（或劳损）而形成肱骨外上髁炎。尤其是网球运动员多发本病，故有"网球肘"之称。而肱骨内上髁压痛则为肱骨内上髁炎，临床较少见。小儿桡骨小头半脱位时，压痛点在桡骨小头前方，成人桡骨小头骨折，压痛点在肘前外侧。此外，肱骨内外髁撕脱骨折、尺骨喙突和鹰嘴突骨折，压痛点多在骨折的局部。在肘后部触摸到囊性包块，常见于尺骨鹰嘴突滑囊炎，若在鹰嘴突两侧触到黄豆大小的硬性包块，并可在关节内移动，多是关节内游离体（或称关节鼠）。损伤后期，如在肘前方触及边界不清、硬度较大的肿块，多为骨化性肌炎。

（四）特殊检查

1. 前臂伸肌牵拉试验　嘱患者肘关节屈曲90°，前臂旋前，腕关节、手指关节自然屈曲，医师一手压在患者手指背面，嘱患者强力伸指、伸腕，如肱骨外上髁处发生疼痛则为阳性，提示患有肱骨外上髁炎（图4-15）。

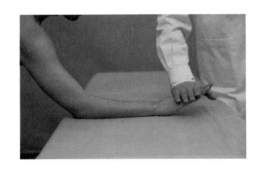

图4-15　前臂伸肌牵拉试验

2. 肱二头肌腱反射　检查时医师一手托扶患者肘部，并将拇指置于肱二头肌肌腱上，另一手以叩诊锤叩击拇指，正常反应为肱二头肌收缩，前臂快速屈曲（图4-16）。

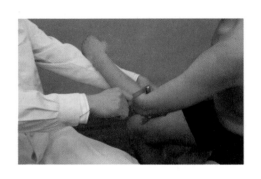

图4-16　肱二头肌腱反射

3. 肱二头肌长头紧张试验　嘱患者肘关节屈曲，前臂被动外旋，如出现肱二头肌结节间沟处疼痛为阳性。提示肱二头肌长头肌腱腱鞘炎，又称 Yergason 征（图4-17）。

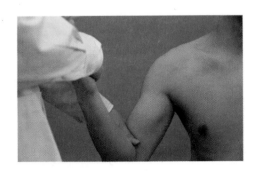

图4-17　肱二头肌长头紧张试验

三、腕和手部检查

（一）望诊

手的自然休息姿势是：腕轻度背伸（约15°），拇指靠近食指旁边，其余四指屈曲，第2～5指各指的屈曲度逐渐增大，而诸指尖端指向舟状骨。手的功能位是准备握物的位置：腕背伸（约30°），并向尺侧倾斜10°。拇指在外展对掌屈曲位，其余各指屈曲，犹如握茶杯的姿势。在这个位置上能快速地握拳和完全伸开手指，表明手的功能正常。

1. 腕和手部肿胀　全腕关节出现肿胀，多表明有关节内损伤或关节内病变。如腕部骨折、脱位或韧带、关节囊撕裂。急性化脓性腕关节炎较少发生，一旦发生则全腕肿胀显著。腕关节结核肿胀发展缓慢，关节梭形变，不红不热。而风湿性关节炎肿胀发展迅速，时肿时消，且往往是对称性肿胀。腕舟骨骨折时鼻咽窝部肿胀明显，正常生理凹陷消失。第2～5指指间关节梭形肿胀，多为类风湿性关节炎。沿肌腱的肿胀多为腱鞘炎或肌腱周围炎。整个手指呈杵状指，多为肺源性心脏病、支气管扩张或发绀型先天性心脏病等疾患。腱鞘囊肿多为孤立局限的包块，有明显的界线。

2. 手指震颤　多见于甲状腺功能亢进、震颤麻痹、慢性酒精中毒等。震颤性麻痹患者，运动时震颤减轻或消失，静止时出现。如震颤轻微，可令患者紧闭双目，双手向前平举，在其双手背上放一张纸，可见到纸的抖动。

3. 指纹　3岁以下的婴幼儿疾病，望指纹（在食指掌面桡侧的浅表静脉）的颜色可作为辨别病情轻重的参考。食指第1节为风关，第2节为气关，第3节为命关。正常指纹，色呈浅红，隐现于风关之内。如纹色鲜红为感受外邪，色紫为热盛，色青为惊风，色淡多属虚寒证。纹色见于风关为病轻，至气关为病重，透过命关则病笃。

4. 腕和手部畸形

（1）餐叉样畸形：见于伸直型桡骨远端典型移位骨折，系骨折远端向背侧、桡侧移位，致使侧观时手腕部外观呈餐叉样。

（2）爪形手：畸形若由前臂缺血性肌挛缩形成，则为手的掌指关节过伸，而近位指间关节屈曲，形似鸟爪。若由尺神经损伤或臂丛神经损伤形成，则表现为指间关节半屈，掌指关节过伸，4、5指不能向中间靠拢，且小鱼际肌萎缩。由烧伤形成的爪形手，则有明显瘢痕和并指畸形。

（3）猿手（又名扁平手、铲形手）：正中神经和尺神经同时损伤所致，表现为大、小鱼际肌萎缩，掌部的两个横弓消失，使掌心变为扁平，形如猿手。大鱼际肌萎缩：临床多由正中神经损伤的肌麻痹形成，或腕管综合征正中神经长期受压引起。小鱼际肌萎

缩；由尺神经损伤、肘管综合征或尺神经炎所引起。骨间肌萎缩：常由尺神经麻痹、损伤或受压引起，掌侧骨间肌萎缩由于解剖位置深，临床表现不明显，而背侧骨间肌因位于手背的掌骨间，萎缩时能够清楚地看到，其中第1、2背侧骨间肌最容易显露。

（4）腕下垂：由桡神经损伤引起，桡神经损伤后，前臂伸肌麻痹，不能主动伸腕，形成腕下垂畸形。此外，前臂伸腕肌腱的外伤性断裂，亦可形成"垂腕"畸形。

（5）锤状指：因手指末节伸肌腱断裂引起末节指间关节屈曲，不能主动背伸，形似小锤状。

（6）尺骨小头变位：尺骨小头向背侧移位，临床常见于下尺桡关节分离移位、三角软骨损伤等。上述变位往往在前臂旋前位更明显。

（二）动诊（图4-18、图4-19）

1. 伸腕运动　伸腕运动主要为桡侧伸腕长、短肌和尺侧伸腕肌的作用，正常伸腕可达70°。检查时患者屈肘90°，前臂旋前位，掌心向下，手呈半握拳，医师一手握住前臂下端，嘱患者做伸腕动作，观察是否有运动受限。

2. 屈腕运动　屈腕运动主要由桡侧屈腕肌和尺侧屈腕肌来完成，正常可屈腕80°。检查时患者手的位置同前，嘱其做屈腕运动，观察有无运动障碍或肌力不足。

3. 腕桡偏运动　腕桡偏运动主要是桡侧伸腕肌和桡侧屈腕肌的协同作用，正常时可达30°。检查体位同前，嘱患者手向桡侧倾斜，做侧偏运动，观察运动幅度可判定关节功能。

4. 腕尺偏运动　腕尺偏运动为尺侧伸腕肌和尺侧屈腕肌协同作用的结果，正常时可

达到 45°。检查体位同前，嘱患者手向尺侧倾，观察有无运动障碍。

5. 伸指运动 伸指运动主要由伸指肌完成，包括指总伸肌、食指固有伸肌和小指固有伸肌。检查时屈肘 90°，前臂旋前位，手掌朝下，嘱患者掌指关节伸直，近节指间关节屈曲，医师用手固定近节指骨，再嘱患者做伸指运动，观察是否有伸指障碍。

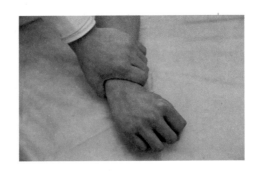

腕桡偏

图 4-18 腕关节动诊

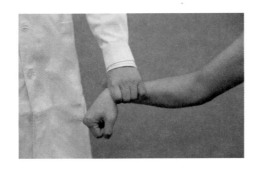

屈腕

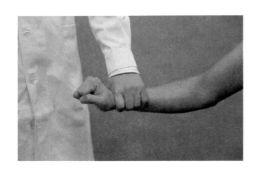

伸腕

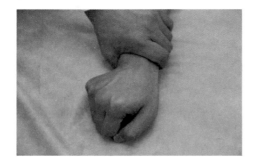

腕尺偏

6. 屈指运动 手指各小关节的屈曲运动，都是由单独的肌肉来完成，因此，必须分别进行检查。掌指关节的屈曲是由蚓状肌完成的，正常可屈曲 80°。近节指间关节屈曲是由指浅屈肌完成的，正常时可屈曲 90°。远节指间关节的屈曲是指深屈肌的作用，正常时可屈曲 60°。检查屈指时，须固定被检查关节的近端指骨或掌骨，然后嘱患者屈曲指间关节或掌指关节，观察有无屈指障碍。

7. 手指外展 手指外展主要是由骨间背侧肌和小指外展肌完成，检查时嘱患者将手指伸直，并分别以中指为轴线做分开动作（中指本身向两侧运动均为外展），即手指外展，注意观察各指外展情况，正常时均可超过 20°。

8. 手指内收 手指内收主要由骨间掌侧肌完成，检查时手指外展位，嘱患者将各指并拢，如不能并拢则为手指内收运动有障碍。

9. 拇指背伸 拇指背伸主要由拇短伸肌和拇长伸肌完成。检查时，拇指在外展位做背伸运动，观察拇指在掌指关节和指间关节的运动。

10. 拇指屈曲 拇指屈曲主要由拇短屈肌和拇长屈肌完成。检查时，患者手心向上，医师固定第 1 掌骨，嘱患者屈曲拇指，正常时可达 60°。

11. 拇指外展　拇指外展主要由拇长展肌和拇短展肌完成，外展运动分桡侧外展和掌侧外展。检查桡侧外展时，患者手心向上，拇指沿掌平面向外平行运动，正常约 50°。检查掌侧外展时，患者手伸直，拇指离开掌平面向前方（掌侧）运动，与掌平面垂直，约为 70°。

12. 拇指内收　拇指内收是拇指内收肌的作用，检查拇指从外展位回到解剖位置，或拇指从解剖位置沿着掌面向尺侧移动，达手掌桡侧缘为正常，约 45°。

13. 拇指对掌　拇指对掌的主要运动肌肉是拇指对掌肌和小指对掌肌。检查时，先将拇指置于掌侧外展位，然后向小指端（和其他指端）做对掌运动。正常时可触到第 5 指尖和其他指尖。

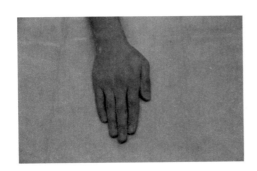

手指内收

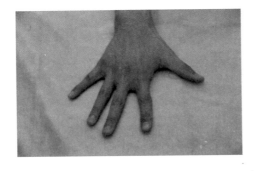

手指外展

图 4 - 19　手指关节动诊

（三）触诊

1. 腕和手部肿块　月骨脱位时，在腕掌侧中央部能触到向前移位的骨块。腕背侧触得的形状大小不一，边界清楚、孤立性、囊性的肿物多为腱鞘囊肿。桡骨茎突狭窄性腱鞘炎急性炎症期，可触及局部明显高凸。内生软骨瘤发生在指骨者最多，骨体向外肿大变粗，呈梭形，触之质硬，无移动，边界不清。

2. 腕和手部压痛　桡骨茎突部压痛多系拇长伸肌腱、拇短伸肌腱腱鞘炎；腕部损伤，若鼻烟窝部压痛，多为腕舟骨骨折；腕掌侧正中压痛，可能是月骨脱位或骨折；在腕背侧正中压痛，多是伸指肌腱鞘炎；下尺桡关节间和尺骨小头下方，多是腕三角软骨损伤、下桡尺关节脱位；腕管综合征的压痛点，多在腕掌侧横纹正中部大、小鱼际之间，且多伴有手指放射痛和麻木感；若掌指关节掌侧面有压痛（即掌骨头部），多是屈指肌腱腱鞘炎。

（四）特殊检查

1. 握拳尺偏试验　患者五指屈曲握拳，将拇指握于掌心内，医师使患者腕关节被动尺偏，引起桡骨茎突处明显疼痛为阳性。主要见于桡骨茎突狭窄性腱鞘炎及拇长展肌、拇短伸肌腱鞘炎患者。该试验又称芬克斯坦（Finkeisten）征。

2. 屈腕试验　患者取坐位，双肘置于桌上，前臂与桌面垂直，两腕关节自然屈曲，此时正中神经被压在腕横韧带近侧缘，出现疼痛则为阳性，主要见于腕管综合征患者（图 4 - 20）。

3. 霍夫曼征　霍夫曼征（图 4 - 21），又称 Hoffmann 征。医师一手托住患者手掌，另一手食指和中指夹住患者中指，并以拇指轻弹或以叩诊锤轻叩，如出现患者拇指及其余各指屈曲动作则为阳性。可见于锥体束损害。

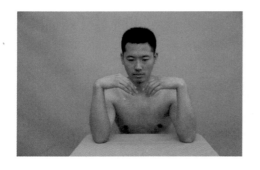

图 4 - 20　屈腕试验

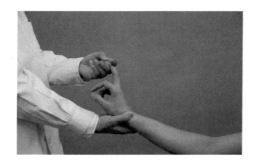

图 4 - 21　霍夫曼征

第五节　下肢部检查方法

一、骨盆部检查

（一）望诊

1. 前面观察　检查时患者一般采取立位，先从前面观察两侧髂前上棘是否在同一水平线上，有无骨盆倾斜，腹股沟区是否对称，有无高凸、饱满或空虚，前者多系髋关节肿胀，后者往往提示股骨头有严重破坏。

2. 侧面观察　如有腰生理前凸加大，臀部明显后凸，髋部呈现屈曲位，则是髋关节后脱位（陈旧性）；或系小儿先天性髋脱位和髋关节屈曲性强直。

3. 后面观察　腰椎侧弯、骨盆骨折移位（陈旧性）、髋关节疼痛，以及双下肢不等长均可造成骨盆倾斜，必须仔细观察。此外，骨盆环骨折还可出现严重的血肿和瘀斑。从后面观察，注意两髂后上棘是否在同一高度，如果向上移位或向后突出，则多是骶髂关节错位。应注意有无臀大肌萎缩。慢性髋关节疾病由于长期负重量减少和运动障碍，可出现失用性肌萎缩；小儿麻痹后遗症则有神经性肌萎缩。对比观察两侧臀横纹是否对称，如有单侧横纹皱褶增多，而且加深、升高，为单侧先天性髋关节脱位；若有两侧股骨大转子向外突出，会阴部增宽，为双侧先天性髋关节脱位。

单侧髋内翻畸形，临床多患有股短缩。髋外翻外旋畸形表现为患肢外展，不能内收，比健肢稍长。

（二）动诊（图 4 - 22）

1. 前屈运动　前屈运动主要是髂腰肌的作用，正常髋关节屈曲可达到 140°，大腿部可以接触腹壁。根据屈髋角度，可判定髋关节的屈曲功能。患者仰卧，两下肢中立位，医师一手置于下部腰椎，另一手固定骨盆，然后嘱患者做患肢屈髋运动，当屈到一定角度时，若发生运动障碍，则骨盆出现旋转后倾，腰椎生理曲度变直，医师就会感到手下腰部下落和骨盆旋转。

2. 后伸运动　后伸运动主要为臀大肌的作用，正常时可后伸 30°。患者取俯卧位，两侧下肢伸直，先主动后伸检查，观察后伸角度，然后医师一手按住骶骨部，固定骨盆，另一手托住大腿下段，抬起大腿使髋关节后伸，注意骨盆是否会离开床面。

3. 外展运动 外展运动主要是臀中肌的作用，正常时可达到 45°。检查时患者取仰卧位，两下肢伸直并拢，医师一手按住髂骨，固定骨盆，另一手握踝部缓慢地将患肢向外移动，当移到一定角度或达到最大限度时，骨盆开始发生移动。再检查对侧作为对照检查，判断有无障碍。

4. 内收运动 内收运动是大腿内收肌群的共同作用，正常可以达 30°。检查时患者仰卧位，两侧下肢中立位，医师一手固定骨盆，另一手持踝部使患肢内收，从健侧下肢前方越过中线继续内收，至骨盆发生移动为止，即最大内收限度。要注意肥胖体质患者大腿过粗，会妨碍髋关节内收运动。

5. 外旋运动 外旋运动主要是梨状肌、上孖肌、下孖肌、股方肌及闭孔内肌等外旋肌群的作用，正常时下肢伸直位外旋可达 45°，屈膝 90° 位外旋可达 80°。伸直位检查时，患者取仰卧位，两侧下肢伸直并拢，医师一手扶足部，嘱患者做下肢外旋运动，再旋转健肢与其对比。屈膝 90° 位检查时，体位同前，屈膝、屈髋各 90°，医师一手扶膝部，另一手扶足部，使小腿和足内收，利用小腿做杠杆使大腿沿纵轴发生外旋（即盘腿动作）。观察小腿内收角度，即髋外旋角度。

6. 内旋运动 外展、内旋是臀中肌、臀小肌及阔筋膜张肌的作用。髋关节的内旋活动正常可达 35° ~ 45°。伸直位检查时，体位同前，只是患肢向内旋转，观察其运动角度，注意有无障碍。屈膝位检查时体位也同前，只是扶足部的手推其向外移动，使大腿产生向内旋转的动作，观察其旋转角度，分析判断髋关节有无内旋障碍。

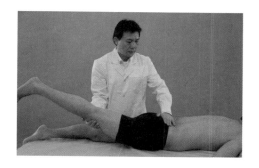

髋后伸

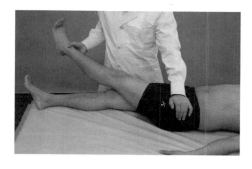

髋内收运动

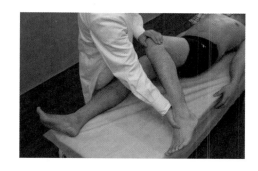

髋内旋运动

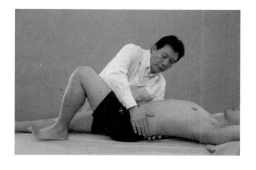

髋前屈

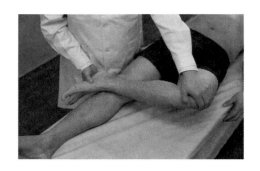

髋外旋运动

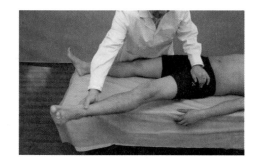

髋外展运动

图4-22　髋关节动诊

（三）触诊

1. 骨性标志　临床上多采取卧位检查，先触及两侧髂前上棘，用来作为触摸其他部位的骨性标志，尤其对肥胖患者要认真摸清楚。

2. 压痛及意义　触摸腹股沟部时，注意淋巴结是否有肿大，局部有无饱满、肿胀、压痛等。急性化脓性关节炎、髋关节结核、髋部骨折等，腹股沟部均有肿胀和压痛。耻骨部位如有压痛，外伤患者多有骨折存在，否则应注意骨肿瘤等骨病的存在；外伤后耻骨联合部压痛，且间隙增宽，可能为耻骨联合分离；若无外伤史，则多见于耻骨联合软骨炎、后耻骨联合结核。髋关节侧面触诊主要是触摸大转子，注意两侧大转子顶部，观

察是否有大转子向上移位。大转子向上移位多见于股骨颈骨折、粗隆间骨折、髋关节后上方脱位等。大转子部滑囊炎，在局部可触到较大的囊性肿物，质软可移动。"弹响髋"的表现是当髋关节屈伸活动时，可触到在大转子上来回滑动的髂胫束。在髋关节后方触诊时，注意臀大肌肌张力和臀部压痛点，梨状肌下缘是坐骨神经出口处，此体表投影部位如有压痛则多涉及坐骨神经的病变。髂嵴外缘压痛，多数是臀筋膜炎或臀上皮神经痛；如骶骨背面有广泛压痛，多为骶棘肌起始部筋膜损伤；骶髂关节部压痛，临床多见于骶髂关节炎、骶髂关节扭伤、结核、松动症或类风湿早期；在臀大肌触到纤维条索，则是臀大肌纤维挛缩，或是臀筋膜炎；坐骨结节部压痛常是坐骨结节滑囊炎或坐骨结节结核；骶尾关节部压痛，多为骶尾部挫伤、骶骨下端骨折或尾骨骨折、脱位。上述各压痛点均需结合临床病史分析判断。

（四）特殊检查

1. "4"字试验（图4-23）　患者仰卧，医师将患者患侧踝部置于健肢髌骨处，然后一手按住对侧髂前上棘，另一手将患侧膝向下压至与床面相接触，此时髂骨上部因下肢外展外旋受到大腿前内侧肌群牵引而向外分离，若产生疼痛则为阳性，表示骶髂关节病变，但首先应排除髋关节本身的病变。

2. 托马斯（Thomas）征　患者仰卧，腰椎紧贴床面，屈曲健侧大腿贴近腹壁，伸直患肢，如患肢不能平放于床面、出现代偿性腰椎前凸即为阳性，提示髋关节有屈曲挛缩畸形。托马斯（Thomas）征（图4-24），又称屈髋挛缩试验。

3. 下肢后伸试验　患者俯卧，双下肢伸

直，医师一手按住患者骶骨背面，另一手肘部托住一侧大腿，使患者做髋关节被动后伸，如骶髂关节处出现疼痛为阳性。提示骶髂关节病变。下肢后伸试验（图4-25），又称单髋后伸试验。

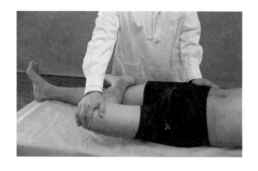

图4-23　"4"字试验

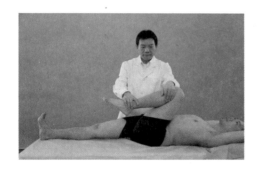

图4-24　托马斯（Thomas）征

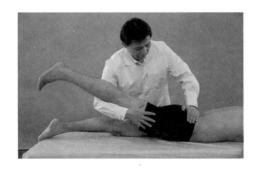

图4-25　下肢后伸试验

二、膝部检查

（一）望诊

1. 膝关节肿胀　膝关节轻度肿胀时，表现为两侧膝眼消失，肿胀严重则波及髌上囊，甚至整个膝周肿大。肿胀最常见的原因是外伤，如膝部扭挫伤、髌骨骨折、胫骨内外髁骨折、髁间棘骨折等。如为急性化脓性感染者，则关节肿胀伴有局部皮肤鲜红、灼热而剧痛。此外，膝关节滑膜炎、风湿性关节炎、膝关节结核、肿瘤等均可出现肿胀。

2. 膝部周围局限性肿块　髌上滑囊炎、膝关节结核、肿瘤等均可出现局限性肿胀。胫骨结节骨骺炎，在胫骨结节处有明显的高凸畸形。膝关节后侧有圆形肿块者，一般为腘窝囊肿。囊性肿物、骨软骨瘤，在股骨下端或胫骨上端的内、外侧均可发生，局部可见隆凸。

3. 股四头肌萎缩　多见于膝关节半月板损伤、腰椎间盘突出症及下肢骨折长期固定后等。检查时根据肌肉萎缩程度结合病史进行分析。

4. 膝关节畸形　正常的膝关节有5°~10°的生理外翻角。超过15°，则为膝外翻畸形。单侧膝外翻称"K"形腿，双侧膝外翻称"X"形腿。反之，若正常生理外翻角消失，而形成小腿内翻畸形，如为双侧则称"O"形腿。正常的膝关节伸直可有0°~5°的过伸，如过伸超过15°，则称为膝反张畸形。上述畸形常见于佝偻病、骨折畸形愈合、骨骺发育异常、小儿麻痹后遗症等。

（二）动诊（图4-26）

1. 伸膝运动　正常关节伸直为0°，青少年或女性有5°~10°过伸。伸膝运动主要是股四头肌的作用。检查时，患者坐于诊床边，双小腿下垂，主动伸直患腿，观察是否有运动受限。

2. 屈膝运动　膝关节正常屈曲可达140°，屈膝运动主要由腘绳肌起作用。检查时，患者俯卧位，两腿并齐，医师一手按住大腿下部，另一手扶足部，嘱患者做屈膝动作，观察其运动情况。

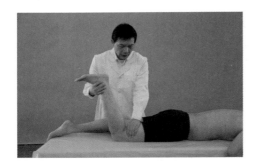

屈膝

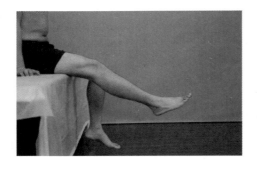

伸膝

图4-26　膝关节动诊

（三）触诊

患者仰卧，两腿伸直，髌上滑囊炎时，在髌骨上方能触到囊性肿块，有波动感和轻度压痛。髌骨横形骨折时，在髌骨前面能触到裂隙和明显沟状凹陷，压痛敏感。髌骨软化症向下按压髌骨，使髌骨轻轻移动，可出现明显的疼痛反应。胫骨结节骨骺炎，局部能触到高凸、坚硬的包块，压痛明显。髌下

脂肪垫肥厚，在髌韧带两侧可触到饱满柔韧的硬性包块。膝关节间隙压痛，可能为半月板损伤。腘窝中可触及肿物多为囊性包块，有时可有触痛。膝部常见压痛点。

（四）特殊检查

1. 浮髌试验（图4-27）　患者下肢伸直，医师一手压在患者髌上囊部，向下挤压使积液流入关节腔内。另一手拇、中指分别固定髌骨内、外缘，食指按压髌骨，这时可感到髌骨有漂浮感，重压时下沉，松指时浮起，称浮髌试验阳性。浮髌试验阳性提示膝关节腔内积液。

2. 研磨提拉试验（图4-28）　患者俯卧位，患膝屈曲90°，医师一手按住患侧大腿远端，另一手握住患肢踝部提起小腿，使膝离开床面，做被动外展、外旋或内收、内旋活动，若出现膝外侧或内侧疼痛，则为研磨试验阳性，说明有膝关节内侧或外侧副韧带损伤。若医师双手握足踝部，使膝关节在不同角度被动研磨加压，同时做外展、外旋，或内收、内旋活动，如出现膝关节疼痛和弹响为阳性，说明有内侧或外侧半月板损伤。由于该试验有两种临床意义，故研磨和提拉检查又用于鉴别膝关节半月板和侧副韧带损伤。

3. 单腿半下蹲试验（图4-29）　患者患侧下肢单独站立，逐渐屈膝下蹲时，如出现患肢无力、膝关节疼痛为阳性；若髌骨下出现摩擦音亦为阳性。该试验主要用于髌骨软化症的鉴别。

4. 髌阵挛（图4-30）　患者仰卧，下肢伸直。医师用拇指和食指夹持髌骨，骤然向下推动髌骨，并将推向下的髌骨继续保持这个位置，髌骨出现连续上、下有节律的颤

动，即为髌阵挛阳性，提示锥体束损害。

5. 髌骨研磨试验（图4-31） 检查时使髌骨与其相对的股骨髁间关节面互相挤压研磨或上下左右滑动，有粗糙的摩擦感、摩擦声和疼痛不适；或医师一手用力将髌骨推向一侧，另一手拇指按压髌骨边缘后面可引起疼痛。

6. 髌骨抽动试验（Zohlen's征） 该试验阴性有助于排除髌骨软化。检查时患者仰卧伸膝。医生用拇、食两指从髌骨上极压住髌骨，患者主动收缩股四头肌，使髌骨在股骨上滑动摩擦，产生明显疼痛为阳性。髌骨抽动试验（图4-32）阳性提示髌骨软化症、髌骨关节退行性改变等。若阴性可排除髌骨关节疾病。此外，正常人也可能有疼痛。

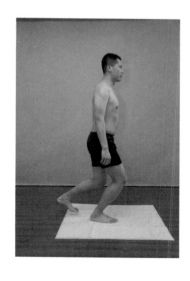

图4-29 单腿半下蹲试验

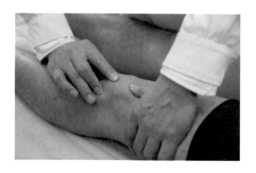

图4-27 浮髌试验

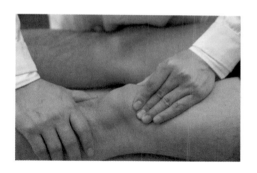

图4-30 髌阵挛

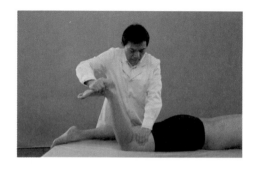

图4-28 研磨提拉试验

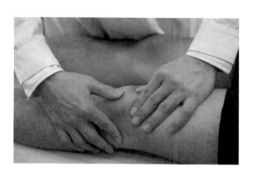

图4-31 髌骨研磨试验

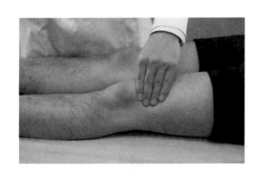

图4-32　髌骨抽动试验

三、踝与足部检查

（一）望诊

1. 踝关节肿胀　引起踝关节肿胀的最常见原因是踝部外伤，其中以踝部韧带损伤多见，如有内外踝骨折或胫骨下端骨折，则肿胀更为显著。若为踝关节结核或关节炎等，则肿胀形成缓慢。踝下凹陷消失，跟骨增宽，跟腱止点处疼痛，可能为跟骨骨折；内、外踝下方及跟腱两侧的正常凹陷消失，兼有波动感，可能为关节内积液或血肿；肿胀局限于一侧，多见于侧副韧带损伤，足后部肿胀多属跟腱炎、滑囊炎、骨质增生等。

2. 足踝部畸形

（1）马蹄足：也称"尖足"或"垂足"。行走时前足着地负重，踝关节保持在跖屈位，足跟悬起。

（2）仰趾足：也叫"跟足"。行走时足跟着地负重，踝关节保持在背伸位，前足仰起。

（3）内翻足：足底向内翻转，行走时足背外侧缘着地。

（4）外翻足：足底向外翻转，行走时足内侧缘着地。

（5）扁平足：足纵弓塌陷变平，足跟外翻，前足外展，足舟骨低平，严重者触地。

（6）高弓足：足的纵弓异常升高，行走时足跟和跖骨头着地。

（二）动诊（图4-33）

1. 踝关节背伸　踝关节背伸正常时可达35°，主要是胫前肌和趾长伸肌的作用。检查时患者取坐位，两侧下肢伸直并拢，然后两足同时做背伸运动，对比观察患足运动受限情况。必要时做被动背伸检查。

2. 踝关节跖屈　踝关节跖屈正常时可达45°，主要是腓肠肌的作用。检查时患者的体位同前，嘱患者做前足下蹬的动作，尽力跖屈，对比观察是否有跖屈运动受限。必要时也可行被动检查。

3. 距下关节（跟距关节）内翻运动　正常人的足内翻运动发生于跟距关节，主要是胫后肌的作用，正常内翻可达45°。检查时患者坐于诊床边，双小腿下垂，嘱患者做足内翻运动（即踢毽动作），观察其内翻是否有障碍，然后再做被动检查。

4. 距下关节外翻运动　主要是腓骨长短肌起作用，正常时外翻可达20°。检查时患者的体位同上，嘱患者做足的外翻运动，观察是否运动受限，必要时做被动外翻检查，并与健侧对比。

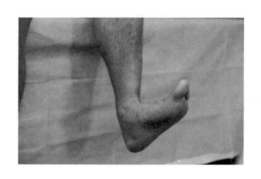

踝背伸

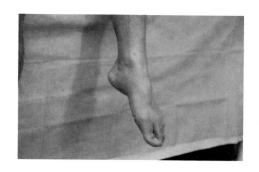

踝关节跖屈

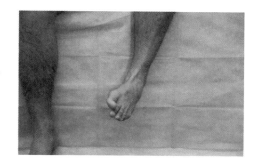

踝内翻

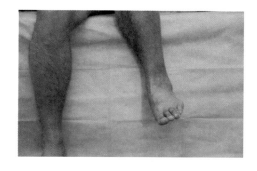

踝外翻

图 4 - 33　足踝部动诊

（三）触诊

踝关节全关节肿胀多为关节内严重骨折、脱位、结核或肿瘤。当有积液时，可触之有波动感，关节周围压痛。足踝部局限性肿胀，多见于韧带损伤、关节外骨折。如拇长伸肌腱鞘炎时，在足背部呈长条状肿胀，并有明显触痛；跖骨骨折时，可出现顺距骨

轴线肿胀，并能触到骨折端及压痛；第 2 跖骨头无菌性坏死，压痛在第 2 跖趾关节近端。当内踝发生骨折时则压痛点在内踝前下方、内踝尖端部；舟骨内侧向内凸出，可能是副舟骨畸形或胫后肌止点骨质无菌性坏死；二者均有压痛。跟距关节间隙压痛可能为跟距关节炎；在第 1 跖骨头内侧皮下囊性肿块，而压痛明显，常为外翻形成的滑囊炎；外踝骨折时，局部肿胀明显，压痛在外踝部；外侧副韧带损伤，肿胀和压痛都在外踝前下方；第 5 跖骨基底部骨折，压痛和肿胀在足外侧第 5 跖骨近端；足跟触痛伴肿胀多见于跟骨骨折、跟骨结核、跟骨骨髓炎等；无肿胀的跟骨周围痛，若在跟骨结节部，多为跟腱炎；跟骨底部痛，不能行走负重，往往是跟骨脂肪垫肥厚、跟骨骨刺或跟底滑囊炎；青少年如有跟后部痛，多见于跟骨骨骺炎。

（四）特殊检查

1. 踝阵挛（图 4 - 34）　患者仰卧，医师一手握住患者足部，另一手托住腘窝，使膝和髋关节屈曲，用力猛推足部、使踝关节背伸，然后放松。如踝关节发生有节律地跖屈和背伸运动即为阳性，提示有锥体束损害。

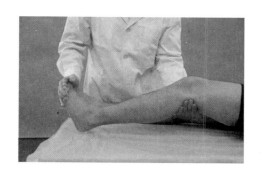

图 4 - 34　踝阵挛

2. 巴宾斯基（Babinski）征（图 4 – 35）用一钝尖刺激物，由足跟向趾端轻划跖外侧，正常人出现足底反射，五趾跖屈；如引起踇趾背伸，余趾呈扇形分开即为阳性，提示有锥体束损害。

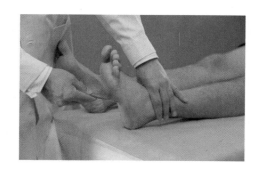

图 4 – 35　巴宾斯基征

第五章

推拿操作准备及要求

一、环境的准备

1. 推拿施术的房间温度适宜在 22～26℃。

2. 推拿施术的环境要求温馨、舒适、整洁、安静，使患者心理和生理上得到最好的放松。

3. 可根据患者个人爱好，适当添加舒缓、安静的音乐，平和心绪。

二、医生的准备

1. 经常修剪指甲，防止划伤患者。

2 避免佩戴饰品，如手表、戒指等，避免划伤患者。

3. 治疗前应用温水洗手，保证医生的手是温暖的。

4. 第一次治疗前，要提前告知患者推拿治疗后可能会产生一定的疼痛，并告知患者治疗前应空腹，或饭后间隔 1 小时以上方可进行推拿治疗。

5. 治疗前，医生要关闭手机。

三、患者的准备

1. 治疗前，患者要保证心情舒畅，放松身体，清除杂念。

2. 治疗前，患者应关闭手机。

3. 患者穿着舒适宽松的衣服，以轻便为主，并将治疗部位裸露以便医师操作，但不能感觉寒冷。

4. 患者采取合理、恰当的体位，既保证患者自身的舒适，也利于医师操作。

第六章

推拿禁忌证及异常情况处理

第一节　推拿疗法禁忌证

推拿作为一种自然疗法，对于伤科、内科、妇科、儿科的许多病症均有良好的疗效，但有时对部分患者进行操作时，也会引起不良反应，因此，在治疗过程中，医生必须掌握推拿治疗的禁忌证。

1. 有皮肤破损，如外伤或皮肤病等。

2. 患有血液病的患者及有出血倾向的各种疾病。

3. 患有传染性疾病的患者，如败血症或脓毒血症等，以及感染引起的脓肿。

4. 患有肿瘤的患者。

5. 妇女妊娠期、月经期的患者。

6. 肌肉断裂、骨折、脱位、脊髓损伤等患者。

第二节　推拿发生的异常情况及其处理

推拿是一种安全、有效而基本无副作用的物理医疗方法，但是如果手法运用不当，患者体位不适或精神过于紧张，也可以出现一些异常情况。发生异常情况时，推拿医生

必须马上做出正确判断，并进行及时有效的处理。

一、瘀斑

瘀斑，指患者在接受推拿手法治疗中或治疗后，治疗部位的皮下出血，局部皮肤出现青紫、瘀斑的现象。

（一）发生原因

1. 治疗时手法刺激过重，时间过长。

2. 患者患有血小板减少症。

3. 老年性患者毛细血管脆性增加。

（二）处理

1. 局部小块瘀斑，一般不必处理，经过三天左右可以被自然吸收而消失。

2. 局部青紫严重，可先制动、冷敷；待出血停止后，再在局部及其周围使用轻柔的按、揉、摩等手法治疗，并配合湿热敷，以消肿、止痛，促进局部瘀血的消散、吸收。

（三）预防

1. 若非必要，治疗不宜选用过强的刺激手法。

2. 对老年人使用手法必须轻柔，推拿时间也不宜过长。

3. 急性软组织损伤患者一般应在皮下出血停止后，方可在局部配合使用手法。

二、晕厥

晕厥，指患者在接受推拿手法的治疗过程中，突然出现头晕目眩、胸闷恶心、心慌

气短等表现。严重者会出现四肢厥冷、出冷汗，甚至昏厥、晕倒等症状。

（一）发生原因

1. 患者精神过度紧张。

2. 患者体质特别虚弱。

3. 患者处于饥饿状态，血糖相对较低；或过度劳累，或大汗淋漓之后。

4. 医师操作时手法过重、过强。

5. 治疗时患者体位不当。

（二）处理

1. 立即停止手法操作。

2. 使患者平卧于空气流通处，采取头低足高位，并让患者精神放松、深呼吸。轻者静卧片刻，饮温开水或糖水后即可恢复。重者可配合按揉内关、合谷，掐人中、十宣，拿肩井等可以恢复。

4. 必要时应配合其他急救措施。

（三）预防

1. 应该随时注意患者的体质情况、精神状态，以及对手法治疗的耐受性。

2. 选择正确、舒适，且能持久接受推拿手法治疗的体位。一般以卧位为佳。

3. 治疗时，手法刺激不宜过强，治疗时间也不宜过长。

4. 饥饿状态、过度疲劳的患者，应待其进食、恢复体力后，再进行推拿治疗。

5. 对初次接受推拿治疗和精神紧张的患者，应做好解释工作，消除患者的顾虑。

6. 注意保持诊疗室内的空气流通。

三、骨折

骨折，指医生在推拿操作过程中，特别是在做运动关节类手法或较强刺激的按压手法时，因手法运用不当引起患者骨折的现象。

（一）发生原因

1. 施术时手法使用不当，压力过重，刺激过强，运动幅度过大，以及手法生硬、粗暴等。

2. 患者接受手法操作时，体位不当。

3. 患者骨质疏松，或有骨质病变，或骨折假性愈合等。

（二）处理

1. 立即停止手法操作。

2. 制动、固定，并做 X 线、CT 或 MRI 检查等以明确诊断。

3. 请骨科医生会诊，做必要的针对性处理，及时进行整复和固定。

（三）预防

1. 手法治疗前，要仔细检查评估患者的骨质情况，排除骨折及骨质病变。如有疑问必须先行 X 线等检查。

2. 运动关节类手法操作必须在正常生理活动范围内进行，切忌用暴力、蛮力。

3. 对于老年患者，手法用力不宜过重，时间不宜过长。

4. 患者的体位必须正确、舒适，以有利于医生手法操作为原则。

四、疼痛

疼痛是患者经推拿手法操作后，特别是初次接受推拿手法治疗的患者，局部组织出现疼痛的感觉，拒按，夜间尤甚。

（一）发生原因

1. 医生手法操作不规范。

2 局部操作的时间过长，手法用力过重。

（二）处理

1. 一般不需要做特别处理，停止推拿 1～2天后疼痛症状即可自行消失。

2. 若疼痛较为剧烈，可在局部施行红外

线治疗或配合揉法等轻柔手法操作，也可以配合湿热敷等。

（三）预防

对第一次接受推拿手法治疗的患者，手法要轻柔，局部施术的时间也不宜过长。

五、皮肤破损

皮肤破损是患者在接受手法治疗时，出现局部皮肤发红、疼痛、起疱等皮肤表面擦伤、出血、破损的现象。

（一）发生原因

手法使用不当。如擦法操作时间过长或产热过多引起皮肤烫伤；一指禅推法等操作时没有吸定，产生异常的摩擦运动；按揉法操作时，用力过重，幅度过大，引起皮肤翻转等。

（二）处理

1. 损伤处立即停止手法操作。

2. 做好局部皮肤的消毒，必要时请皮肤科医生会诊。

（三）预防

1. 手法操作时严格掌握各种手法的动作要领和要求。

2. 在使用擦法与按揉法时，可配合使用介质，防止破皮。另外，擦法操作时注意控制手法的产热度。

中 篇

成人推拿

第七章

成人推拿手法

第一节　摆动类手法

一、一指禅推法

以拇指端或拇指螺纹面着力，通过腕部的往返摆动，使所产生的功力通过拇指持续不断地作用于施术部位或穴位上，称为一指禅推法。

【动作要领】

1. 一指禅指端推法　拇指伸直，指端着力于施术部位，余指自然屈曲，并以拇指指间关节横纹紧贴食指桡侧缘，沉肩、垂肘、悬腕，以肘关节为支点，前臂有节律地主动摆动，通过腕关节带动拇指指间关节被动屈伸，使拇指指端在施术部位进行轻重交替、持续不断的推动，前臂摆动频率控制在120～160次/分（图7-1）。

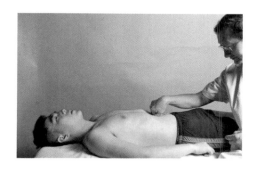

（2）

图7-1　一指禅指端推法

2. 一指禅偏峰推法　拇指自然伸直并放松，以拇指桡侧偏峰着力于施术部位，余指放松微曲，沉肩松腕，以肘关节为支点，前臂及腕关节有节律地主动摆动，带动拇指掌指关节及指间关节被动小幅度屈伸，使拇指偏峰端在施术部位进行轻重交替、持续不断的推动，前臂及腕的旋摆频率控制在120～160次/分（图7-2）。

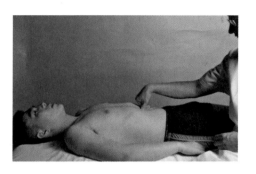

（1）

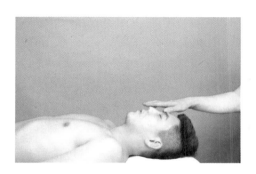

（1）

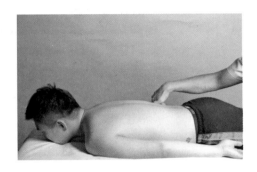

（2）

图7-2　一指禅偏峰推法

3. 一指禅屈指推法　又称跪推法。拇指屈曲，以其指间关节背侧的桡侧缘着力于治疗部位，余指屈曲半握拳，并以拇指指腹紧压食指第一指间关节桡侧缘，沉肩松腕，以肘关节为支点，前臂有节律地主动摆动，通过腕关节带动拇指指间关节背侧的桡侧缘在治疗部位来回滚动，前臂摆动频率控制在120～160次/分（图7-3）。

要求及注意事项

1. 操作时要求姿势端正，精神内守。肩、肘、腕各部位要贯穿一个"松"字，将功力集中于拇指，使手法刚柔相济，形神俱备。

2. 沉肩。肩关节放松，肩胛骨自然下沉，不要耸肩用力，肩关节略呈外展位。

3. 垂肘。肘关节自然下垂，略低于腕部。肘部不要向外支起，亦不宜过度夹紧内收。

4. 悬腕。在保持腕关节放松的基础上，尽可能使其屈曲。腕部在外摆时，尺侧要低于桡侧，回摆到最大时，尺、桡侧持平。

5. 指实掌虚。拇指端或螺纹面自然着实吸定于一点，切忌拙力下压，其余四指及掌部均应放松。

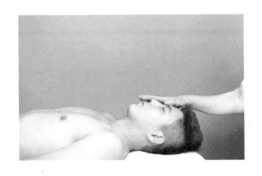

（1）

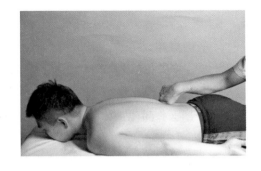

（2）

图7-3　一指禅屈指推法

6. 紧推慢移。一指禅推法在体表移动操作时，在保持手法动作的要领和摆动频率不变的基础上，每个推动周期完成后，在移动的瞬间下一个推动周期紧跟其后，使手法移动轨迹环环相扣，手法移动操作呈缓慢推进的过程。

7. 操作时，指下不可出现滑动或摩擦。循经推动时，应在吸定的基础上缓慢移动。

8. 主动与被动动作要协同。操作中前臂摆动是主动的，是手发力的始发处，拇指指间关节屈伸是被动的，有缓冲和分配手发力的作用，切不可故意屈伸，形成顿挫和冲击感。

9. 前臂摆动带动拇指产生的压力轻重

交替作用于体表，外摆和回摆时压力大小为3：1，即"推三回一"。

适用部位

全身各部经络腧穴。一指禅指端和指腹推法适于循经络、推穴位，一指禅偏峰推法多用于颜面部，一指禅屈指推法则多用于颈项部及关节骨缝处。

功效主治

具有舒筋活络、行气活血、镇静安神、解痉止痛、健脾和胃、通脉止痛等作用。主要适用于头痛、失眠、面瘫、近视、颈项强痛、冠心病、腰痛、胃脘痛、泄泻、便秘、月经不调等内、妇科疾病及关节酸痛等病证。

二、㨰法

以第五掌指关节背侧部吸附于体表施术部位，通过前臂的推旋摆动带动腕关节的屈伸运动，使手背尺侧部分和小鱼际在施术部位上做持续不断地来回㨰动，称为㨰法。

动作要领

拇指自然伸直，小指、无名指的掌指关节、指间关节屈曲90°，食指、中指自然屈曲（掌指关节屈曲，指间关节微屈），手背部绷紧，呈弧面状，以第5掌指关节背侧部吸附于体表施术部位上。以肘关节为支点，前臂主动做推旋运动，带动腕关节做较大幅度的屈伸运动，使手背尺侧部和小鱼际在施术部位上进行持续不断地来回㨰动，频率120~160次/分（图7-4）。

此外，由于手部不同部位，如掌指关节、小鱼际和拳顶等吸附于体表施术部位，在㨰法操作的基础上，又演变出掌指关节㨰法、小鱼际㨰法和拳㨰法。

掌指关节㨰法的操作方法：拇指放松，小指、无名指、中指及食指的掌指关节屈曲90°，以小指、无名指、中指及食指的掌指关节背侧为着力面，腕关节略屈向尺侧，其余动作要领同㨰法，其手法运动过程亦同㨰法（图7-5）。

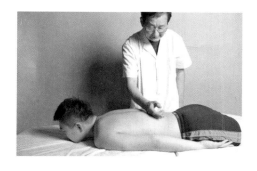

（1）

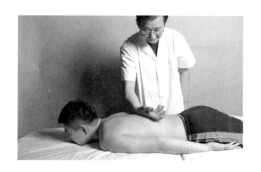

（2）

图7-4　㨰法

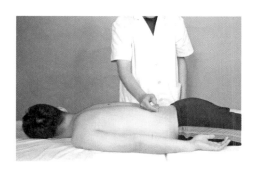

（1）

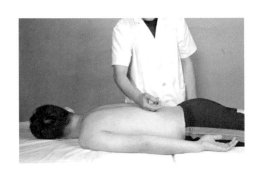

（2）

图7-5　掌指关节撩法

小鱼际撩法的操作方法：拇指放松，四指自然屈曲，以小鱼际着力于施术部位，以肘关节为支点，前臂主动做推旋运动，通过腕关节带动小鱼际和部分手掌背侧面做较大幅度的屈伸运动，在施术部位上进行持续不断地来回撩动，频率120～160次/分（图7-6）。

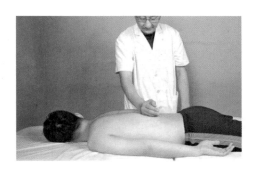

（1）

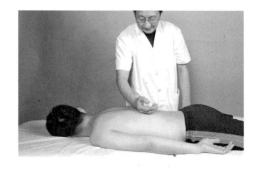

（2）

图7-6　小鱼际撩法

拳撩法的操作方法：拇指自然伸直，余指半握成空拳状，以食指、中指、无名指和小指第一指节背侧着力于施术部位上。肘关节屈曲，呈140°～160°，前臂主动施力，单纯进行推拉摆动无旋转动作，带动腕关节做无尺侧、桡侧偏移的屈伸活动，使食指、中指、无名指和小指的第1指节背侧、掌指关节背侧、指间关节背侧为撩动着力面，在施术部位上进行持续不断地撩动（图7-7）。

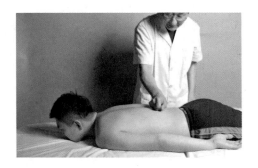

（1）

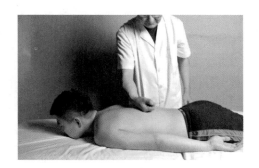

（2）

图7-7　拳撩法

要求及注意事项

1. 医师肩关节放松下垂，肘关节屈曲约140°，上臂中段距胸壁一拳左右，腕关节放松。

2. 操作过程中，食指、中指、无名指和小指的掌指关节始终要保持屈曲状态，而指间关节于前撩时趋向于伸直，回撩时则变为自然屈曲。

3. 操作过程中，腕关节屈伸幅度应在120°左右，即前攈极限时屈腕约80°，回攈至极限时伸腕约40°，使手背部分的近1/2面积（尺侧）依次接触施术部位。

4. 操作时注意不要出现碾动、拖擦、跳动等动作，吸定点要牢；攈法对体表应产生轻重交替的滚动刺激，前攈和回攈着力轻重之比为3：1，即"攈三回一"；攈法在移动操作时，移动的速度不宜过快。即在攈动频率不变的情况下，于所施部位上缓慢移动。

5. 临床使用时常结合肢体关节的被动运动，此时应注意两手动作的协调。

　適用部位

颈项、肩背、腰臀、四肢等肌肉丰厚的部位。

　功效主治

攈法具有舒通经络、活血化瘀、疏松肌筋、解痉止痛、滑利关节、松解粘连等作用。攈法主要用于颈椎病、肩关节周围炎、腰椎间盘突出症、各种运动损伤、脑血管意外后遗症、高血压、糖尿病、痛经、月经不调等多种病症。

三、揉法

以手掌、手指或肢体等部位着力，吸定于体表施术部位上，做轻柔和缓的上下、左右或环旋动作，称为揉法。根据操作时接触面的不同可分为掌、指、臂、肘等揉法。

　動作要領

1. 掌揉法　掌揉法可分为全掌揉、大鱼际揉、掌根揉法。

（1）全掌揉法：以整个手掌掌面着力于施术部位，肩、肘、腕放松，前臂主动按压环转，通过腕关节带动整个手掌在施术部位上进行环转揉动，并带动该处的皮下组织一起运动，频率120~160次/分（图7-8）。

（2）大鱼际揉法：腕关节微屈或自然伸直，拇指内收，食指、中指、无名指及小指自然伸直，大鱼际附着于施术部位。以肘关节为支点，前臂做主动运动，带动腕关节摆动或环转揉动，使大鱼际在施术部位做轻缓柔和的上下、左右或轻度的环旋揉动，并带动该处的皮下组织一起运动，频率为120~160次/分（图7-9）。

（3）掌根揉法：以掌根部附着于施术部位，肘关节微屈，腕关节放松并略背伸，手指自然弯曲，前臂做主动按压环转，通过腕关节带动掌根做小幅度的回旋揉动，并使该处皮下组织一起运动，频率120~160次/分（图7-10）。

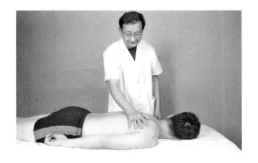

图7-8　全掌揉法

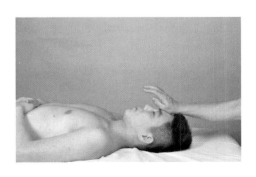

图7-9　大鱼际揉法

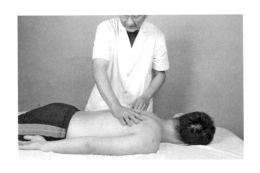

图 7-10　掌根揉法

2. 指揉法

（1）拇指揉法：以拇指螺纹面着力于施术部位，余四指轻置于适当位置支撑助力，腕关节微屈或伸直，前臂部主动施力，使腕关节及拇指在施术部位上做环转运动，并带动该处的皮下组织一起运动，频率为 120～160 次/分（图 7-11）。

（2）中指揉法：中指伸直，食指扣放于中指远端指节背侧，腕关节微屈，用中指螺纹面着力于施术部位或穴位。前臂做主动运动，通过腕关节使中指螺纹面在施术部位上做轻柔的、小幅度的环旋或上下、左右运动，频率为 120～160 次/分（图 7-12）。

（3）三指揉法：是以食指、中指、无名指并拢，三指螺纹面着力，操作时的动作要领与中指揉法相同（图 7-13）。

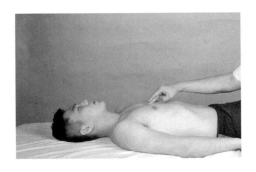

图 7-12　中指揉法

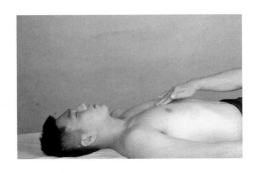

图 7-13　三指揉法

3. 前臂揉法　医师上半身前倾，以前臂的后 1/3 背侧部或尺侧部着力于施术部位，肘关节屈曲，肩关节前屈外展，上臂主动按压环转，带动前臂做环转揉动，频率为 80～120 次/分（图 7-14）。

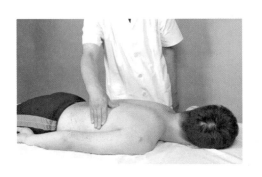

图 7-11　拇指揉法

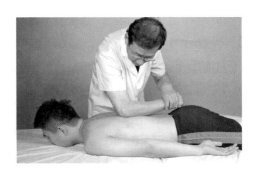

图 7-14　前臂揉法

4. 肘揉法 医师上半身前倾，以肘尖（肘关节尺骨鹰嘴部）着力于施术部位，肘关节极度屈曲，肩关节前屈外展，上臂主动按压环转，带动前臂做环转揉动，频率为80～120次/分（图7-15）。

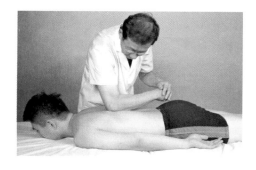

图7-15 肘揉法

要求及注意事项

1. 所施压力要适度，以患者耐受为度。

2. 动作要灵活而有节律。

3. 可定点揉动，亦可边揉边移动，往返移动应在吸定的基础上进行，可适当摩擦移动，形成环转摩动，使手法更加顺畅。

4. 大鱼际揉法前臂有推旋动作，腕关节宜放松；而指揉法则腕关节要保持一定紧张度；掌根揉法则腕关节略有背伸，松紧适度。

5. 揉法应吸定于施术部位，带动皮下组织一起运动，不能在体表上有摩擦运动。

适用部位

掌揉法用于脘腹部；大鱼际揉法主要适用于头面、胸胁、腹部及四肢部；掌根揉法适用于腰背及四肢部；中指揉法、拇指揉法适用于全身各部腧穴（小儿推拿常用）；三指揉法常用于小儿颈部；前臂揉法、肘揉法常用于背、腰、臀部，肘揉法力重，适用于肌肉丰厚的部位。

功效主治

揉法具有疏通经络、行气活血、健脾和胃、消肿止痛等作用。揉法主要适用于脘腹胀痛、胸闷胁痛、便秘、泄泻、头痛、眩晕及儿科病症、软组织损伤、颈椎病等，亦可用于头面部及腹部保健。

第二节 摩擦类手法

一、摩法

用指或掌面在体表做环形或直线往返摩动，称为摩法。摩法分为指摩法和掌摩法两种。

动作要领

1. 指摩法 拇指伸直，其余四指自然伸直并拢，腕关节略屈曲，以食指、中指、无名指和小指指腹附着于施术部位，前臂主动运动，使四指指腹随同腕关节做环形或直线往返摩动（图7-16）。

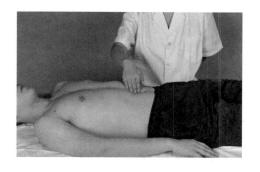

图7-16 指摩法

2. 掌摩法 手掌自然伸直，腕关节自然放松，略背伸，将手掌平放于体表施术部位，前臂主动运动，使手掌随同腕关节做环旋或直线往返摩动（图 7 – 17）。

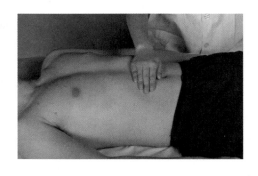

图 7 –17   掌摩法

要求及注意事项

1. 肩臂部放松，肘关节屈曲，呈 120° ~ 140°，摩动时，手臂应始终保持稳定的轻压力。

2. 指摩法直线往返摩动时，腕关节要保持一定的紧张度，环形摩动时腕关节基本不动；掌摩法直线往返摩动时，腕关节要放松，环形摩动时腕关节要顺应摩动方向做被动摆动。

3. 摩动的速度、压力宜均匀。一般指摩法宜稍轻快，频率为 120 次/分；掌摩法宜稍重缓，频率为 100 次/分。

4. 要根据病情的虚实来决定手法的摩动方向。临床一般以环摩应用较多，直线往返摩动应用相对较少。

适用部位

全身各部，以胸、腹部应用较多。

功效主治

摩法具有和胃理气、消食导滞、宣肺止咳、暖宫调经、涩精止遗、温肾壮阳、行气活血、散瘀消肿等作用。摩法主要用于脘腹胀满、消化不良、泄泻、便秘、咳嗽、气喘、胸胁胀痛、月经不调、痛经、阳痿、遗精、外伤肿痛等病症。

附：膏摩

推拿时，为了减少对皮肤的摩擦损害，或为了借助某些药物的辅助作用，在推拿部位的皮肤上涂些液体、膏剂或撒些粉末，进行推拿手法，这种手法与药物相得益彰的操作方法称为膏摩。所涂液体、膏剂或粉末统称为推拿介质，也称为推拿递质。

介质的种类

介质不仅可以是有润滑作用的添加剂，也可以是兼有药物治疗作用的液体、膏剂或粉末。常用的润滑介质有滑石粉、爽身粉、润肤油等。现在，一般把润滑剂和药物的作用相结合，有散剂、丸剂、酒剂、酊剂、膏剂、汤剂等不同剂型。每种剂型各有不同的特点。临床一般将常用的推拿介质分为单方和复方。

1. 常用单方   滑石粉、葱姜汁、白酒、麻油、薄荷酊、蛋清、木香水等。

2. 常用复方   冬青膏、红花油、陈元膏、大补益摩膏、摩腰膏、乌头摩风膏等。

介质的选择

1. 辨证选择   本法属于中医外治范畴，与其他内治法一样，也要根据中医学理论进行辨证分型，在选择介质时，要依据证型的不同选择不同的介质。总体上以寒热和虚实为总纲。寒证，要使用有温热散寒作用的介质，如葱姜水、冬青膏等；热证使用有清凉退热作用的介质，如凉水、医用酒精等；虚证，用具有滋补作用的介质，如药酒等；实证，用具有清泻作用的介质，如蛋清、红花油、传导油等。

2. 辨病选择   根据病情的不同，病位的不同，选择不同的介质。软组织损伤，如关节扭伤、腱鞘炎等选用活血化瘀、消炎止痛、透热性强的介质，如红花油、冬青膏等；小儿肌性斜颈选用润滑性能较强的滑石粉、爽身粉等；小儿发热选用清热性能较强的凉水、酒精、薄荷水等。

3. 根据年龄选择　对于青壮年患者，一般水剂、油剂、粉剂均可以使用；老年患者常用的介质有油剂和酒剂；小儿患者皮肤娇嫩，所以常用的介质不能刺激性太大，主要选择滑石粉、爽身粉、酒精、薄荷水、葱姜汁、蛋清等。

[要求及注意事项]

使用介质推拿，无论单方还是复方，何种剂型，其根本原则有三：一是要方便手法的施行；二是不能损伤皮肤；三要确保疗效。具体分为以下几个方面。

1. 患者要选取适宜的体位，一是要利于手法的操作，二要令患者感觉舒适。施术部位要充分暴露。如果有皮肤破损，或有严重的皮肤病则不能使用。

2. 取适量推拿介质均匀涂抹于施术部位，不能过多或过少。过多则太湿，使手法浮而无力；过少则太燥，使手法滞涩且容易损伤皮肤。

3. 临床介质推拿常用手法为摩法、擦法、推法、揉法、抹法。无论是用何种手法，均要以轻快柔和、平稳着实为原则，不可使用蛮力。

4. 推拿术后要注意局部保暖，防止腠理开泄，邪气乘虚而入，从而加重病情。

二、擦法

用指或掌贴附于体表一定部位，做较快速的直线往返运动，使之摩擦生热，称为擦法。擦法分为指擦法、掌擦法，掌擦法又分为全掌擦法、大鱼际擦法和小鱼际擦法。

[动作要领]

以食指、中指、无名指和小指指腹或掌面，手掌的大鱼际、小鱼际置于体表施术部位。腕关节伸直，使前臂与手掌相平。以肘关节或肩关节为支点，前臂或上臂做主动运动，使手的着力部分在体表进行均匀的上下或左右直线往返摩擦，以施术部位潮红发热为度。用食指、中指、无名指和小指指腹着力称指擦法（图7-18）。用全掌面着力称掌擦法（图7-19），用手掌的大鱼际着力称大鱼际擦法（图7-20），用小鱼际着力称小鱼际擦法（图7-21）。

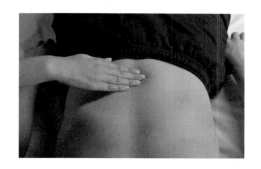

图7-18　指擦法

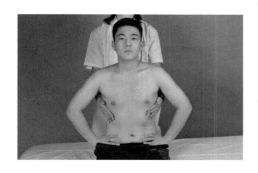

图7-19　掌擦法

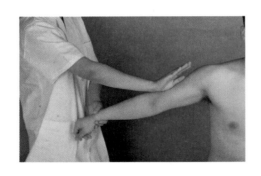

图 7 - 20　大鱼际擦法

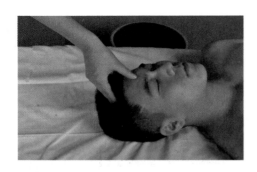

图 7 - 21　小鱼际擦法

【要求及注意事项】

1. 着力部分要紧贴体表，压力要适度，须直线往返擦动，往返的距离一般应尽力拉长，动作要连续不断，如拉锯状。医师操作时不可屏息，要自然呼吸，擦法动作要连续、均匀、稳定、有节奏，频率为 120 ~ 160 次/分。

2. 指擦法时应以肘关节为支点，前臂为动力源，擦动的往返距离宜小，属于擦法中的特例。掌擦法、大鱼际擦法及小鱼际擦法均以肩关节为支点，上臂为动力源，擦动的往返距离宜大。

3. 操作时间及产生的热量以施术部位透热为度。

4. 压力适中。擦法操作时如压力过大，则手法重滞，且易擦破皮肤；如压力过小，则不易生热。

5. 不可擦破皮肤。擦法除要掌握好手法动作要领，以免擦破皮肤外，为保护皮肤，可使用润滑剂，如冬青膏、红花油等，既可保护皮肤，防止破皮，又可使擦法的热度深透，提高手法疗效。

6. 擦法操作完毕，不可再于所擦之处使用其他手法，以免造成破皮。

7. 操作时直接接触施术部位的皮肤，不可隔衣操作。

【适用部位】

擦法适用于全身各部。指擦法接触面较小，适于颈项、肋间等部位；掌擦法接触面大，适于肩背部、胸腹部、胁肋部；大鱼际擦法适于四肢部，尤以上肢为常用；小鱼际擦法适用于肩背、脊柱两侧及腰骶部。

【功效主治】

擦法具有宽胸理气、止咳平喘、健脾和胃、温肾壮阳、行气活血、消肿止痛等作用。主要用于咳嗽、气喘、胸闷、慢性支气管炎、肺气肿、慢性胃炎、消化不良、不孕、阳痿及四肢伤筋、软组织肿痛、风湿痹痛等病症。

三、推法

以手指、手掌、拳或肘部着力于体表一定部位，做单方向的直线或弧形推动，称为推法。成人推法以单方向直线推为主，又称平推法。

【动作要领】

1. 指推法　包括拇指端推法、拇指平推法和三指推法。

（1）拇指端推法：拇指外展，以拇指端着力于施术部位或穴位上，余四指并拢置于对侧或相应的位置固定，腕关节略屈并向尺侧偏斜。拇指及腕关节主动施力，向拇指端方向呈短距离单向直线推进（图7－22）。

（2）拇指平推法：拇指外展，以拇指指腹着力于施术部位或穴位上，其余四指并拢置于其前外方以助力，腕关节略屈曲，前臂及腕关节主动施力，使拇指向食指方向呈短距离、单向直线推进。在推进过程中，拇指螺纹面的着力部分应逐渐转向桡侧，且随着拇指的推进腕关节应逐渐伸直（图7－23）。

（3）三指推法：食指、中指、无名指伸直并拢，以三指指腹部着力于施术部位上，前臂部主动施力，通过腕关节及掌部使三指指腹向指端方向做单向直线推进（图7－24）。

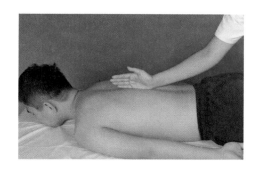

图7－22　拇指端推法

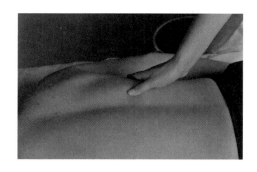

图7－23　拇指平推法

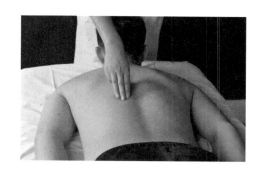

图7－24　三指推法

2. 掌推法　以掌根部着力于施术部位，腕关节略背伸，以肩关节为支点，上臂部主动施力，通过肘关节、前臂、腕关节，使掌根部向前做单方向直线推动（图7－25）。

3. 拳推法　手握实拳，以食指、中指、无名指及小指的近端指间关节突起部着力于施术部位，腕关节挺劲伸直，肘关节略屈，前臂主动用力，向前呈单方向直线推进（图7－26）。

4. 肘推法　肘关节屈曲，以尺骨鹰嘴突起部着力于施术部位，以肩关节为支点，上臂部主动施力，做较缓慢的单方向直线推进，也可用另一侧手掌扶握住屈肘侧的拳顶以助力（图7－27）。

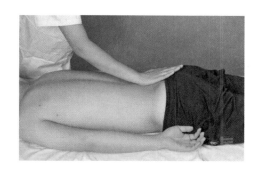

图7－25　掌推法

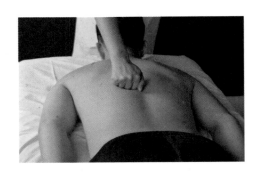

图7－26　拳推法

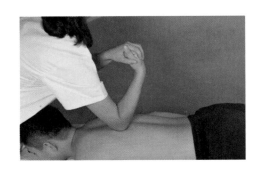

图7－27　肘推法

要求及注意事项

1. 着力部位要紧贴体表。推进的速度宜缓慢均匀，压力要平稳适中，做单向直线推进。

2. 拳、肘推法宜顺着肌纤维走行方向推进。

3. 拇指端推法与拇指平推法操作时推动的距离宜短。

4. 推法操作时，为防止损伤皮肤，可使用凡士林及滑石粉等润滑剂。

5. 除分推胁肋部需沿着肋骨走行方向推动外，其余推法操作不可歪曲斜推。

适用部位

推法适用于全身各部。指推法适用于头面、颈项、手和足部；掌推法适用于胸腹、背腰和四肢部；拳推法适用于背腰及四肢部；肘推法适用于背腰部脊柱两侧及下肢后侧。

功效主治

推法具有通调脏腑、平肝潜阳、通经活血、化瘀止痛、舒筋活络、祛风散寒、消胀除满、通便除积等作用。推法主要用于高血压、头痛、头晕、失眠、腰腿痛、腰背部僵硬、风湿痹痛、感觉迟钝、软组织损伤、局部肿痛、胸胁胀闷、烦躁易怒、腹胀、便秘、食积等病症。

四、搓法

用双手掌夹住施术部位或按压腰、腿部，两臂同时用力使双掌搓动，边搓边移动，称为搓法。按搓动方式不同可分为夹搓法、推搓法两种。

动作要领

1. 夹搓法　以双手掌面夹住患者上肢或胸胁，两臂主动用力夹紧施术部位，做方向相反的快速搓动或搓揉，边搓边移动，状如搓绳（图7－28）。

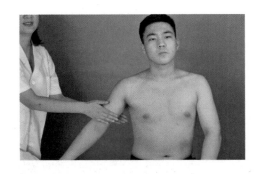

图7－28　夹搓法

2. 推搓法　患者俯卧位，医师以单手或双手掌面着力于施术部位（腰背或下肢），以床面和双手掌面作为搓动面，前臂主动施力，做较快速的推去拉回的搓动，使治疗部位肢体在床面上来回滚动，双掌可边推搓边移动（图7-29）。

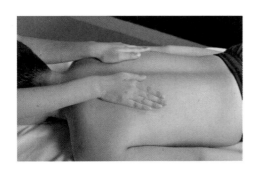

图7-29　推搓法

1. 操作时动作要协调、连贯。

2. 搓动的速度应快，而上下移动的速度宜慢。

3. 夹搓法双手用力要对称。

4. 施力不可过重。夹搓时夹得太紧或推搓时按压力过大，会造成手法呆滞。

适用部位

夹搓法适于四肢、胁肋部；推搓法适用于背腰部及下肢后侧。

功效主治

夹搓法具有疏松肌筋、调和气血、解痉止痛、疏肝理气等作用。夹搓法主要用于肢体酸痛、关节活动不利及胸胁迸伤等病症。

第三节　振动类手法

一、抖法

用双手或单手握住患者肢体远端稍作牵引，在牵引状态下做上下或左右小幅度的连续抖动，称为抖法。抖法依据抖动部位及姿势、体位的不同可分为多种，临床一般以抖上肢、抖下肢及抖腰法常用。

动作要领

1. 抖上肢　患者坐位或卧位，肩、肘、腕关节放松，医师双手分别握住其大、小鱼际，缓缓牵引其上肢至其抬起到前外方60°左右，然后两前臂主动用力做由慢到快、由大到小幅度的连续上下抖动，使抖动所产生的抖动波似波浪般地传递到肩部，单手操作时医师以握手的方式握住患者的手，做连续不断的小幅度的上下或左右抖动（图7-30）。

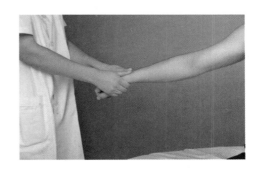

图7-30　抖上肢

2. 抖下肢　患者仰卧位，下肢放松，医师站其足端，用双手握住其足踝部，缓缓牵引并抬起下肢离开床面约30cm，然后双上肢同时主动用力，做连续的小幅度上下抖动。也可让患者俯卧位，方法同仰卧位，唯抖动幅度可稍大些（图7-31）。

3. 抖腰法　患者俯卧位，两手抓住床头或由助手协助固定其两腋部。医师用两手握住其两足踝部，两臂伸直，身体后仰，用力牵引其腰部，使其腹部离开床面，待其适应牵引且腰部放松后，在牵引状态下，医师上身稍前倾，腰背腹部蓄力，协同双上肢用力牵拉并上下抖动。紧接着借助牵抖的惯性，连续做几次较大幅度的抖动，使腰部在抖动力的作用下反复被动后伸回位，产生较大幅度的波浪状运动（图7-32）。

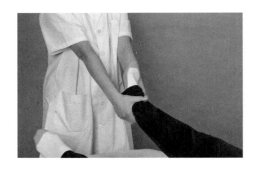

图7-31　抖下肢

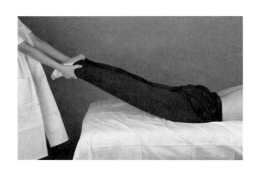

（1）

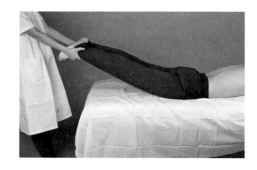

（2）

图7-32　抖腰法

要求及注意事项

1. 被抖动的肢体要完全放松，自然伸直，不能对抗用力。

2. 抖动时要注意抖动幅度由大到小，速度由慢到快，使产生的抖动波应由肢体远端传向近端。

3. 一般上肢抖动幅度小，频率稍快，约250次/分；下肢俯卧位抖动幅度可稍大，频率宜慢，约100次/分。

4. 抖腰法属于复合手法，以拔伸牵引和较大幅度的抖动相结合，要掌握好发力时机，医师腰背腹部要蓄力，上肢借助惯性抖动。

5. 患者有习惯性肩、肘、腕关节脱位者禁用。

6. 腰部疼痛较重，活动受限，肌肉不能放松者禁用。

适用部位

抖法适用于四肢及腰部。

功效主治

抖法具有疏松脉络、滑利关节、松解粘连和复位等作用。主要用于肩关节周围炎，颈椎病，髋部伤筋，腰椎间盘突出症等颈、肩、臂、腰、腿部疼痛性疾患，为辅助治疗手法。

二、振法

以掌或指在体表施以振动的方法，称为振法。分为掌振法与指振法。

动作要领

以食指、中指两指的螺纹面或以掌面置于施术部位或穴位上，注意力集中于掌或指部，前臂腕屈肌群和腕伸肌群交替性、静止性用力，使前臂肌群发生高频率的肌震颤，通过指、掌将振动传递到施术部位，产生快速而强烈的振动，通常可使施术部位或穴位产生温热或疏松感（图7-33 图7-34）。

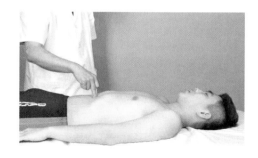

图7-33　指振法

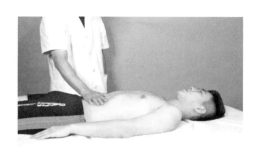

图7-34　掌振法

要求及注意事项

1. 前臂与手部必须静止性用力。所谓静止性用力，是将前臂与手部肌肉绷紧，但不做主动性运动。

2. 注意力要高度集中于指、掌部。一般认为，振法属内功流派手法，它是靠意念和静止力的结合完成的，无外在表现。

3. 要有较高的振动频率。振法由于手臂部肌肉的静止性用力，所以手部容易产生不自主的细微的运动，这种细微的运动就形成了振动波，有如工厂的机器在运行时所发出的振动相类似。

4. 以掌、指部自然压力为准。

5. 操作时手臂部不要有主动运动。即除手臂部静止性用力外，不能故意摆动或颤动，也不要向受术部位施加压力。

6. 振法易使操作者术后感到疲乏，应注意自身保护。

适用部位

指振法适用于全身各部穴位；掌振法适用于头、胸腹、背腰部。

功效主治

指振法具有镇静安神、明目益智、温中理气、消积导滞、调节肠胃蠕动等功能。指振法主要用于头痛、失眠、胃下垂、胃脘痛、咳嗽、气喘、痛经、月经不调等病症。

临床治疗

头痛、失眠，可指振印堂、太阳、百会等穴，多配合按揉法按揉上述穴位。胃下垂、胃脘痛，可指振中脘或掌振脘腹部，常配合按揉法于胃脘部使用。咳嗽、气喘，可指振膻中穴，宜配合按揉法于背部脊柱两侧膀胱经第一侧线施治。痛经、月经不调，可掌振小腹部及腰骶部，多配合揉小腹、擦腰骶等方法应用。

第四节　挤压类手法

一、按法

以手指或手掌等按压体表，称按法。分为指按法和掌按法两种。

动作要领

1. 指按法　以拇指螺纹面着力于施术部位，余四指张开，置于相应位置以支撑助力，拇指主动用力，垂直向下按压，按压的力量由小到大，逐渐用力，当按压力达到所需的力度后，要稍停片刻，即所谓的"按而留之"，然后松劲撤力，再做重复按压，使按压动作既平稳又有节奏，单手力量不够时，可用另一手拇指指腹重叠按压于指甲部（图 7 - 35）。

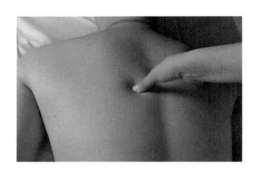

图 7 - 35   指按法

2. 掌按法   以单手或双手掌面相叠置于施术部位。利用身体上半部的重量，通过上臂、前臂传至手掌部，垂直向下按压，用力原则同指按法（图 7 - 36）。

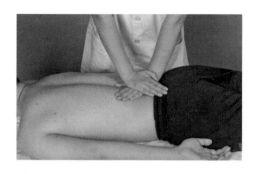

图 7 - 36   掌按法

1. 操作指按法时，腕关节应屈曲 120° ~ 140°，因为此时拇指易于发力，而其余四指

也容易支撑助力。

2. 操作掌按法时应以肩关节为支点。当肩关节成为支点后，身体上半部的重量很容易通过上、前臂传到手掌部，使操作者不易疲劳，用力沉稳着实。

3. 按压的用力方向应为垂直向下或与受力面相垂直。

4. 压力要由轻到重，稳而持续，使刺激充分达到人体深部组织。

5. 操作要使按压力量按照"轻 - 重 - 轻"缓慢变化。

6. 指按法接触面积较小，刺激较强，常在按后施以揉法，有"按一揉三"之说，即先按后揉，重按一下，轻揉三下，形成有规律的按后，予以揉的连续手法操作。

7. 切忌突施暴力。不论指按法还是掌按法，其用力原则均是由轻而重，再由重而轻，忌突发突止，暴起暴落，同时一定要掌握好患者的骨质情况，明确诊断，如是否存在骨质疏松等情况，以避免造成骨折。

适用部位

指按法适用于全身各部，尤以经络、穴位及压痛点常用；掌按法适用于背腰部、下肢后侧及胸部等面积较大而又较为平坦的、肌肉丰厚的部位。

功效主治

按法具有行气活血、开通闭塞、通经止痛、疏风散寒、温经通脉等作用。按法常用于头痛、颈椎病、腰背痛、腰背筋膜炎、下肢痛等各种痛证，以及风寒感冒等病症。

二、点法

用指端或屈曲的指间关节突起部着力于施术部位或穴位，持续地进行点压，称为点法，又称点穴法、以指代针法。点法主要包括拇指端点法、屈拇指点法和屈食指点法等。

动作要领

1. 拇指端点法 手握空拳，拇指伸直并紧靠于食指中节，以拇指端着力于施术部位或穴位上，前臂与拇指主动发力，使拇指端进行持续垂直点压，亦可采用拇指按法的手法形态，用拇指端进行持续点压（图7-37）。

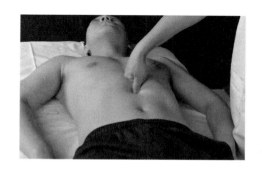

图7-37 拇指端点法

2. 屈拇指点法 半握拳，拇指屈曲，以拇指指间关节桡侧或背侧着力于施术部位或穴位上，拇指端可抵于食指中节桡侧缘以助力。前臂、腕关节与拇指主动施力，进行持续垂直点压（图7-38）。

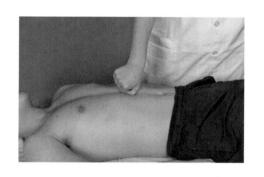

图7-38 屈拇指点法

3. 屈食指点法 食指指间关节屈曲，其他手指握拳，以食指近侧指间关节突起部着力于施术部位或穴位上，拇指末节尺侧缘紧压食指指甲部以助力。前臂与食指主动施力，进行持续垂直点压（图7-39）。

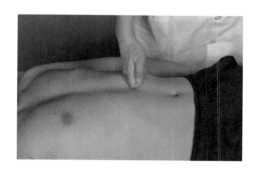

图7-39 屈食指点法

要求及注意事项

1. 拇指端点法宜手握空拳，拇指螺纹面应贴紧食指中节外侧，以免用力时损伤拇指指间关节。

2. 屈拇指点法，拇指端应抵在食指中节桡侧缘，以便助力和固定。

3. 屈食指点法，宜手指相握成实拳，拇指末节尺侧缘要紧压在食指指甲部以固定和助力。

4. 点穴时取穴宜准，用力宜稳。用力要由轻到重，稳而持续，要使刺激充分达到人体深部组织，要有"得气"的感觉，以患者能忍受为度。

5. 点法用力方向宜与受力面相垂直。

6. 不可突施暴力。既不能突然发力，也不可突然收力。

7. 对年老体弱、久病虚衰的患者不可施用点法，尤其是心功能较弱的患者忌用。

8. 点后宜用揉法，以避免气血积聚，造

成点法所施部位或穴位的局部软组织损伤。

9. 点法具有着力点小、刺激强、操作省力等特点。

适用部位

点法适用于全身各部位，尤其适用于全身阳经穴位及阿是穴。

功效主治

点法具有调理脏腑、补虚泻实、通经止痛的作用。主要用于各种痛证及内科疾病。

三、拿法

用拇指和其余手指相对用力，对施术部位进行提捏或揉捏，称为拿法。有"捏而提起谓之拿"的说法。根据拇指与其他手指配合数量的多寡，可分为三指拿法、五指拿法等。拿法可单手操作，亦可双手同时操作。

动作要领

以拇指和其余手指相对用力，捏住施术部位的肌肤。前臂用力上提，指掌部主动施力，逐渐将捏住的肌肤收紧，将施术部位肌肉连同皮肤、皮下组织一起向上提起，再逐渐放开，进行一松一紧、轻重交替、连续不断的操作，也可边提捏边移动（图7-40）。

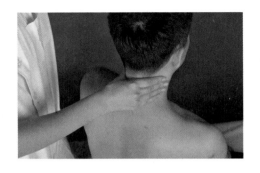

图7-40　拿法

要求及注意事项

1. 手指应伸直，用拇指和其余手指的指面或指间关节着力，不能用指端内扣。

2. 捏提中宜含有揉动之力，实则拿法为一复合手法，糅合了捏、提、揉这三种动作，宜将三者有机地结合在一起进行操作。

3. 拇指与其余手指合力提捏时，用力要对称，腕关节要放松，使动作柔和灵活，连绵不断，且富有节奏性。

4. 拿法应注意动作的协调性，不可死板僵硬。初习者不可用力久拿，要在患者肌肤要痛非痛、手指似滑动非滑动时松手，不能损伤患者的皮肤及医师腕关节与手指屈肌肌腱、腱鞘。

适用部位

拿法适用于颈项部、肩部、四肢和头部。

功效主治

拿法具有行气活血、疏经通络、松肌舒筋、止痛除酸、祛风散寒等作用。拿法常用于颈椎病、肩关节周围炎、腰椎间盘突出症等病症。

第五节　叩击类手法

一、拍法

用虚掌拍打体表，称拍法。拍法可单手操作，亦可双手交替操作。

动作要领

五指自然并拢，掌指关节微屈，使掌心空虚。腕关节放松，前臂主动运动，上下挥臂，用虚掌平稳而有节奏地拍击施术部位，用双掌拍打时，宜双掌交替操作（图7-41）。

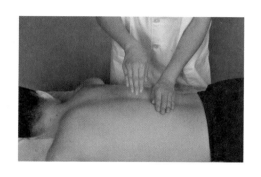

图 7-41 拍法

要求及注意事项

1. 拍击时动作要平稳，用虚掌，要使整个掌、指周边同时接触体表，声音清脆而无疼痛。

2. 腕部要适度放松。上下挥臂时，力量通过放松了的腕关节传递到掌部，使刚劲化为柔和。

3. 直接接触皮肤拍打时，以皮肤轻度充血发红为度。

4. 拍击时动作要平稳、有节奏，不能无序乱拍，力量要深透，不可有所偏移，否则易抽击皮肤而疼痛。

5. 要掌握好适应证，结核、肿瘤、冠心病、严重骨质疏松等病症禁用拍法。

适用部位

拍法适用于肩背、腰骶部和下肢后侧。轻拍也可用于胸腹部与头部。

功效主治

拍法具有疏通经络、宣通气血、振奋阳气的作用。拍法用于腰背筋膜劳损及腰椎间盘突出症、高血压、糖尿病等多种病症。本法还常用于治疗各种风湿痹痛、陈伤劳损、新伤血瘀、肌肉萎缩、感觉减退、肠麻痹、胸闷胸痛、头晕等病症。

二、击法

用拳背、掌根、掌侧小鱼际、手指指端、桑枝棒等在体表一定部位进行击打的手法，称为击法。根据击打方式的不同，击法可分为拳击法、掌根击法、侧击法、指端击法和桑枝棒击法。

动作要领

1. 拳击法 手握空拳，以拳背、拳面或拳眼为击打面，以肘关节为支点，前臂主动施力，使击打面有节律地击打施术部位（图 7-42）。

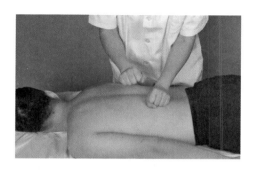

（1）拳背击

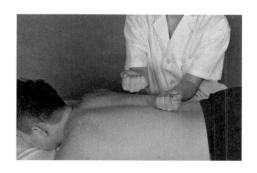

（2）拳面击

图 7-42 拳击法

拳击法操作时根据击打面的不同，握拳方式也不同。用拳背击打时，手要握成空拳或勾拳，腕关节尽量屈曲，使拳背呈弧形击打面，有控制性、有节奏性地击打患者体表。用拳面击时，四指指间关节屈曲并拢，拇指抵住食指桡侧缘，使食指、中指、无名指和小指第二节指节背面与掌根部形成的"空心拳面"作为击打面，击打时腕部要放松。用拳眼击时，手握空拳，以拳眼（小鱼际与屈曲小指的桡侧缘）为击打面，击打时腕关节宜背伸。用拳面击或拳眼击时，一般用两手交替击打。

2. 掌根击法　以掌根部为击打面，腕关节放松、自然微屈，以肘关节为支点，前臂主动用力控制击打力度和节奏，在击打瞬间腕关节用力背伸，使前臂挥打力与腕关节主动背伸力共同形成掌根击打面的快速冲击力，击打在施术部位，击打后迅速抬起，腕关节呈自然微屈位，接着进行下一次击打，如此反复在施术部位进行有节律地击打（图7－43）。

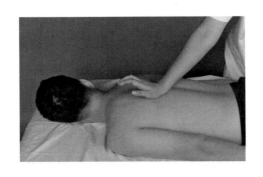

图7－43　掌根击法

3. 侧击法　指掌部伸直，腕关节略背伸，以双手尺侧为击打面，双上肢前臂主动交替用力，使双手尺侧击打面有节律地交替击打施术部位（图7－44）。

4. 指端击法　双手或单手五指微屈，分开成爪形，以五指指端为击打面，腕关节放松，前臂主动用力，使五指指端轻快而有节律地击打头部（图7－45）。

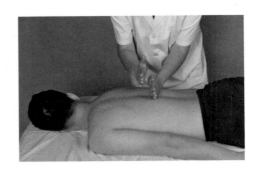

图7－44　侧击法

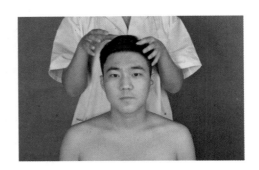

图7－45　指端击法

5. 棒击法　用阴干的桑枝条（或柳枝条）制成桑枝棒，手握棒的一端，以棒体的另一端为击打面，前臂主动用力控制击打力量和频率，使棒体击打面短促而有节律地击打施术部位。

要求及注意事项

1. 击打时，要掌握好用力，力量适中，收发自如。

2. 不同的部位使用不同的击打力度，因人因病而异，避免暴力击打。

3. 击打时要有反弹感，即击后迅速弹起，不要停顿或拖拉。

4. 击打动作要连续有节奏，快慢适中。

5. 须严格掌握各种击法的适应证、适应部位和禁忌证。

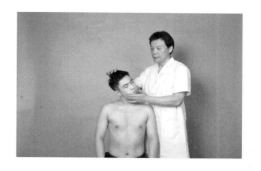

（1）

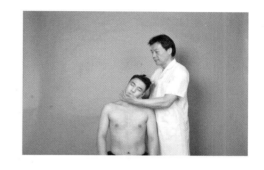

（2）

图 7 - 46　颈项部摇法

适用部位

拳击法力沉而实，适用于肩背、腰骶部。掌击法透力较强，适用于大椎、肩胛骨内侧缘、臀部。侧击法力较舒缓，适用于肩背部、四肢部、脊柱两侧等全身各部。指击法力浅而急，适用于头部。棒击法刚劲有力，适用于背部、腰臀部、下肢后侧。

功效主治

击法具有通络止痛、宣通气血、祛风除湿、生肌起痿等作用。拳击法主要用于颈腰椎疾患引起的肢体酸痛、麻木，风湿痹痛，疲劳酸痛，肌肉萎缩等病症。

第六节　运动关节类手法

使关节在生理活动范围内进行屈伸或旋转、内收、外展及牵拉等被动性运动，对粘连或错位起到松解、复位等作用，称为运动关节类手法，主要包括摇法、扳法和拔伸法。

一、摇法

使关节做被动的环转运动，称为摇法，包括颈项部、腰部和四肢关节摇法。

动作要领

1. 颈项部摇法　患者坐位，颈项部放松。医师立于其背后或侧后方。以一手扶按其头顶后部，另一手托扶于下颌部，使双手掌心相对，两手臂协调运动，反方向施力，使头颈部按顺时针或逆时针方向进行环形摇转，可反复摇转数次（图 7 - 46）。

2. 肩关节摇法　肩关节摇法可分为托肘摇肩法、握手摇肩法、大幅度摇肩法等。

（1）托肘摇肩法：患者坐位，肩部放松，肘关节屈曲。医师站于其侧，身体上半部略前倾，以一手扶按其肩关节上部，另一手托于其肘部，使其前臂放在医师前臂上，然后手臂部协同用力，做肩关节顺时针或逆时针方向的中等幅度的环转摇动（图 7 - 47）。

（2）握手摇肩法：患者坐位，两肩部放松。医师立于其侧，以一手扶按患侧肩部，另一手握住其手部，稍用力将其手臂牵伸，待拉直后手臂部协同施力，做肩关节顺时针或逆时针方向的小幅度的环转摇动（图 7 - 48）。

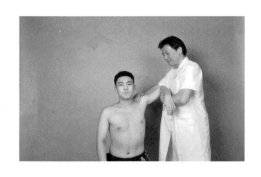

图 7 - 47　托肘摇肩法

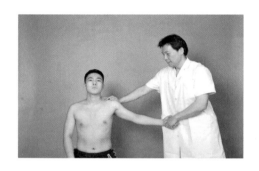

图 7 - 48　握手摇肩法

（3）大幅度摇肩法：患者坐位，两上肢自然下垂并放松。医师立于其前外侧，两足呈丁字步。两掌相合，挟持住患侧上肢的腕部，牵伸并抬高其上肢至其前外方约45°时，将其上肢慢慢向其前外上方托起，在此过程中，位于下方的一手应逐渐反掌，当上举至160°时，即可虎口向下握住其腕部。另一手随其上举之势由腕部沿前臂、上臂滑移至肩关节上部。略停之后，两手协调用力，即按于肩部的一手将肩关节略向下按并固定之，握腕一手则略上提，使肩关节伸展。随即握腕一手握腕摇向后下方，经下方复于原位，此时扶按肩部的一手已随势沿其上臂、前臂滑落于腕部，呈动作初始时两掌挟持腕部状态。

此为肩关节大幅度摇转一周，可反复摇转数次（图 7 - 49）。在大幅度摇转肩关节时，要配合脚步的移动，以调节身体重心。即当肩关节向上、向后外方摇转时，前足进一小步，身体重心在前；当向下、向前外下方复原时，前足退步，身体重心后移。

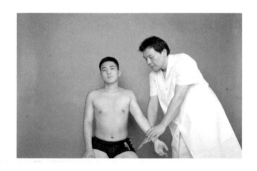

（1）

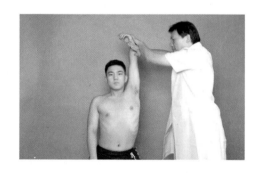

（2）

图 7 - 49　大幅度摇肩法

3. 肘关节摇法　患者坐位，肘关节屈曲约45°。医师以一手托握住其肘后部，另一手握住其腕部，使肘关节做顺时针或逆时针方向环转摇动（图 7 - 50）。

4. 腕关节摇法　患者坐位，掌心朝下。医师双手合握其手掌部，以两拇指扶按于腕关节背侧，余指端扣于大小鱼际部，两手臂协调用力，在稍牵引的情况下做顺时针和逆时针方向的摇转运动。或患者食指、中指、无名指和小指并拢，掌心朝下。医师以一手握其腕上部，另一手握其并拢的四指部，在稍用力牵引的情况下做腕关节的顺时针和逆时针方向的摇转运动（图7-51）。或患者五指捏拢，腕关节屈曲。医师以一手握其腕上部，另一手握其捏拢到一起的五指部，做腕关节的顺时针或逆时针方向的摇转运动。

5. 掌指关节摇法　以一手握患者一侧掌部，另一手以拇指和其余四指握捏住五指中的一指，在稍用力牵伸的情况下做该掌指关节顺时针或逆时针方向的摇转运动（图7-52）。

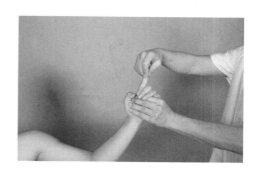

图7-52　掌指关节摇法

6. 腰部摇法　腰部摇法包括仰卧位摇腰法、俯卧位摇腰法、站立位摇腰法和滚床摇腰法。本书主要介绍仰卧位摇腰法和俯卧位摇腰法。

（1）仰卧位摇腰法：患者仰卧位，两下肢并拢，屈髋屈膝。医师双手分按其两膝部或一手按膝，另一手按于足踝部，协调用力，做顺时针或逆时针方向的摇转运动（图7-53）。

（2）俯卧位摇腰法：患者俯卧位，两下肢伸直。医师一手按压其腰部，另一手臂托抱住双下肢并向上抬起，做顺时针或逆时针方向的摇转。（图7-54）摇转其双下肢时，按压腰部的一手可根据具体情况施加压力，以决定腰部被带动摇转的幅度。

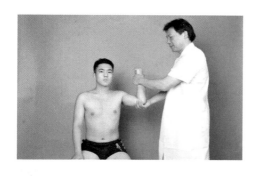

图7-50　肘关节摇法

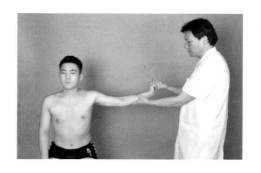

图7-51　腕关节摇法

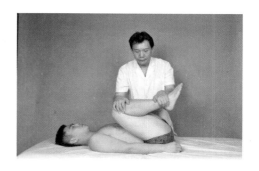

图7-53　仰卧位摇腰法

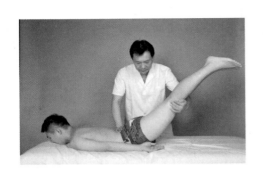

图 7 - 54　俯卧位摇腰法

7. 髋关节摇法　患者仰卧位，一侧屈髋屈膝。医师一手扶按其膝部，另一手握其足踝部或足跟部，将其髋、膝屈曲的角度均调整到90°左右，然后两手协调用力，使髋关节做顺时针或逆时针方向的摇转运动（图7-55）。

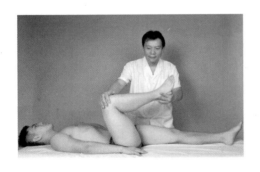

图 7 - 55　髋关节摇法

8. 膝关节摇法　患者仰卧位，一侧下肢伸直放松，另一侧下肢屈髋屈膝。以一手托扶其屈曲侧下肢的腘窝部，另一手握其足踝部或足跟部，按顺时针或逆时针方向环转摇动（图7-56）。

9. 踝关节摇法　患者仰卧位，下肢自然伸直。医师坐于其足端，用一手托握其足跟部以固定，另一手握住足趾部，在稍用力拔伸的情况下做顺时针或逆时针方向的环转摇动。（图 7 - 57）。或患者俯卧位，一侧下肢屈膝，医师以一手扶按于足跟部，另一手握住其足趾部，做顺时针或逆时针方向的环转摇动。本法较仰卧位时的踝关节摇法容易操作，且摇转幅度较大。

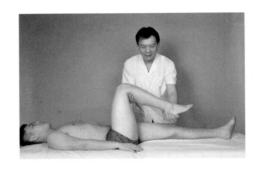

图 7 - 56　膝关节摇法

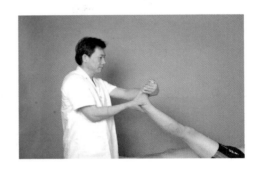

图 7 - 57　踝关节摇法

要求及注意事项

1. 摇转的幅度要在人体生理活动范围内进行，应由小到大，逐渐增加，不可超过人体关节生理活动范围。人体各关节的活动幅度不同，因此，各关节的摇转幅度亦不同。

2. 摇转的速度宜慢，不可突然快速摇转。尤其是刚开始操作时的速度要慢，可随摇转次数的增加及患者的逐渐适应稍微增快速度。

3. 摇动时施力要协调、稳定，除被摇的关节、肢体运动外，其他部位不应随之晃动。

4. 对于习惯性关节脱位者慎用摇法。对椎动脉型、交感型颈椎病，以及颈部外伤、颈椎骨折等病症禁用摇法。

适用部位

摇法适用于全身各关节部。

功效主治

摇法具有舒筋通络、滑利关节、解除粘连的作用。摇法主要适用于各种软组织损伤性疾病及运动功能障碍等病症。

二、扳法

使关节做被动的扳动运动，称为扳法。

动作要领

1. 颈部扳法　颈部扳法包括颈部斜扳法、颈椎旋转定位扳法、寰枢关节旋转扳法和颈椎侧扳法等。本书主要介绍颈部斜扳法和颈椎旋转定位扳法。

（1）颈部斜扳法：患者坐位，颈项部放松，头略前倾或中立位，医师站于其侧后方。以一手扶按头顶后部，另一手扶托其下颏部。两手协同动作，使其头部向侧方旋转，当旋转至有阻力感时，略停顿片刻，随即用"巧力寸劲"，做一突发性的、有控制的快速扳动，常可听到"喀"的弹响声，之后可按同法向另一侧方向扳动（图7-58）。

（2）颈椎旋转定位扳法：患者坐位，颈项部放松，医师站其侧后方。以一手拇指顶按住病变颈椎棘突旁，另一手托住对侧下颏部，令患者屈颈至拇指下感到棘突活动、关节间隙张开时，再使其向患侧屈至最大限度。然后将其头部慢慢旋转，当旋转到有阻

力时略微停顿一下，随即用"巧力寸劲"做一个有控制的增大幅度的快速扳动。此时常可听到"喀"的弹响声，同时拇指下亦有棘突弹跳感（图7-59）。

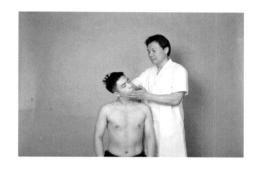

图7-58　颈部斜扳法

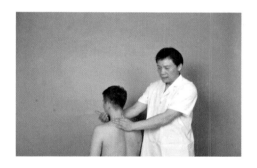

（1）

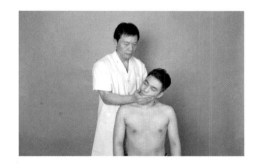

（2）

图7-59　颈椎旋转定位扳法

2. 胸背部扳法　胸背部扳法包括扩胸牵

引扳法、胸椎对抗复位扳法、扳肩式胸椎扳法和仰卧压肘胸椎整复法。其中扩胸牵引扳法和胸椎对抗复位法较常用。

（1）扩胸牵引扳法：患者坐位，两手十指交叉扣住并抱于枕后部。医师站于其后方，以一侧膝关节抵住其背部病变处，两手分别握扶住两肘部。先嘱患者做前俯后仰运动，并配合深呼吸。即前俯时呼气，后仰时吸气。如此活动数遍后，待患者身体后仰至最大限度时，医师随即用"巧力寸劲"将其两肘部向后方突然拉动，与此同时，膝部向前顶抵，常可听到"喀"的弹响声（图7－60）。

（2）胸椎对抗复位法：患者坐位，两手交叉扣住并抱于枕后部。医师站其后方，两手臂自其两腋下伸入，并握住其两前臂下段，一侧膝部顶压住病变胸椎处。然后握住其前臂的两手用力下压，而两前臂则用力上抬，将其脊柱向上向后牵引，而顶压住患椎的膝部也同时向前向下用力，与前臂的上抬形成对抗牵引。持续牵引片刻后，两手、两臂与膝部协同用力，以"巧力寸劲"做一突发性的、有控制的快速扳动，常可听到"喀喀"的弹响声（图7－61）。

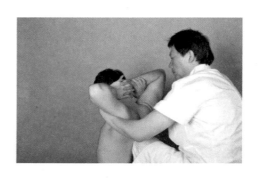

图7－61   胸椎对抗复位法

3. 腰部扳法   腰部扳法包括腰部斜扳法、腰椎旋转复位法和腰部后伸扳法，均为临床常用手法。

（1）腰部斜扳法：患者侧卧位，患侧下肢在上，屈髋屈膝，健侧下肢在下，自然伸直。以一肘或手抵住其肩前部，另一肘或手抵于臀部。两肘或两手协调施力，先做数次腰部小幅度的扭转活动，即按于肩部的肘或手同按于臀部的另一肘或手同时施用较小的力使肩部向前下方、臀部向后下方按压，压后即松，使腰部形成连续的、小幅度的扭转而放松。待腰部完全放松后，再使腰部扭转至有明显阻力时，略停片刻，然后施以"巧力寸劲"，做一个突然的、增大幅度的快速扳动，常可听到"喀喀"的弹响声（图7－62）。

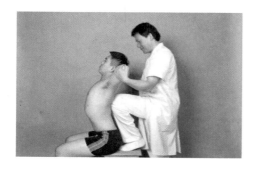

图7－60   扩胸牵引扳法

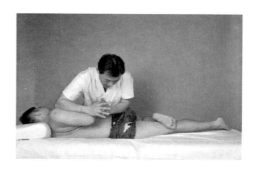

图7－62   腰部斜扳法

（2）腰椎旋转复位法：患者坐位，腰部放松，两臂自然下垂。以右侧病变向右侧旋转扳动为例。助手位于患者左前方，用两下肢夹住其左小腿部，双手按压于左下肢大腿上部，在坐位情况下固定其身体下半部的姿势。医师位于患者后侧右方，以左手拇指端或螺纹面顶按于腰椎偏歪的棘突侧方，右手臂从其右腋下穿过并以右掌按于颈后项部。右掌缓慢下压，并嘱患者做腰部前屈配合，至医师左拇指下感到棘突活动，棘突间隙张开时则其腰椎前屈活动停止，保持这一前屈幅度。然后，右侧手臂缓慢施力，左拇指顶按住腰椎偏歪的棘突，使其腰部向前屈至一定幅度后，再使其腰部向右旋转至最大限度。略停片刻后，右掌下压其项部，右肘部上抬，左手拇指则同时用力向对侧顶推偏歪的棘突，两手协调用力，以"巧力寸劲"做一增大幅度的快速扳动，常可听到"喀"的弹响声（图7－63）。

（3）直腰旋转扳法：患者坐位，两下肢分开，与肩同宽，腰部放松。以向右侧旋转扳动为例。医师以两下肢夹住患者的左侧大腿以固定。左手抵住其左肩后部，右臂从其右腋下伸入并以右手抵住肩前部。然后两手协调施力，以左手前推其左肩后部，右手向后拉其右肩，且右臂部同时施以上提之力，如此则使其腰部向右旋转。至有阻力时，以"巧力寸劲"，做一突然的、增大幅度的快速扳动，常可听到"喀"的弹响声（图7－64）。

直腰旋转扳法的另一种操作方法为：患者坐位，两下肢并拢，医师立于患者对面。以双下肢夹住其两腿。以一手抵于其肩前，另一手抵于另一侧肩后。两手协调用力，一推一拉，使其腰椎小幅度旋转数次，待腰部

充分放松后，使其腰椎旋转至阻力位时，略停片刻，然后以"巧力寸劲"，做一增大幅度的快速扳动，常可听到"喀"的弹响声。

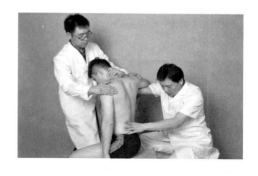

（1）

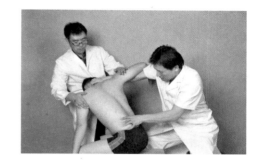

（2）

图7－63　腰椎旋转复位法

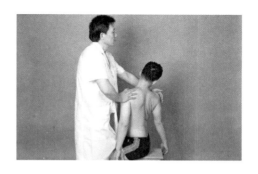

图7－64　直腰旋转扳法

（4）腰部后伸扳法：患者俯卧位，两下肢并拢。医师一手按压腰部，另一手臂托抱

住其两下肢膝关节上方并缓缓上抬，使其腰部后伸。当后伸至最大限度时，两手协调施力，以"巧力寸劲"，做一增大幅度的下按腰部与上抬下肢的相反方向的用力扳动（图7-65）。

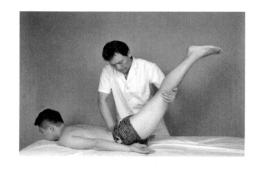

图7-65　腰部后伸扳法

4. 肩关节扳法　肩关节扳法包括肩关节前屈扳法、外展扳法、内收扳法、旋内扳法和上举扳法。

（1）肩关节前屈扳法：患者坐位，受术侧肩关节前屈30°~50°。医师半蹲于受术侧肩前外侧。以两手自前后方向将其受术侧肩锁紧、扣住，受术侧上臂置于医师内侧的前臂上。手臂部协调施力，将其患臂缓缓上抬，至肩关节前屈至有阻力时，以"巧力寸劲"，做一增大幅度的快速扳动。在做扳动之前，亦可使其肩关节小幅度的前屈数次或进行小范围的环转摇动数次，以使其肩关节尽力放松（图7-66）。

另一种肩关节前屈扳法：患者坐位，两臂下垂，肩关节放松，医师立于其身后。以一手扶按其对侧肩部以固定，另一手握住其受术侧上臂的肘关节上部，并缓缓上抬患臂至肩关节前屈到有阻力时，以"巧力寸劲"做一增大幅度的快速扳动。

（2）肩关节外展扳法：患者坐位，患侧手臂外展45°左右，医师半蹲于其受术侧肩的外侧。将其受术侧上臂的肘关节上部置于一侧肩上，以两手从前后方向将受术侧肩扣住、锁紧。然后医师缓缓立起，使其肩关节外展，至有阻力时，略停片刻，然后双手与身体及肩部协同施力，以"巧力寸劲"，做一肩关节外展位增大幅度的快速扳动，如粘连得到分解，可听到"嘶嘶"声或"格格"声（图7-67）。肩关节外展扳法亦可采取肩关节前屈扳法的术式进行操作。

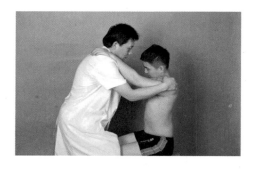

图7-66　肩关节前屈扳法

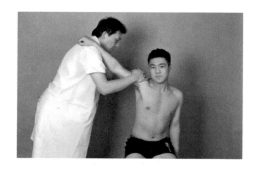

图7-67　肩关节外展扳法

（3）肩关节内收扳法：患者坐位，受术侧上肢屈肘置于胸前，手搭扶于对侧肩部，医师立于其身体后侧。以一手扶按于受术侧肩部以固定，另一手托握于其肘部并缓慢向对侧胸前上托，至有阻力时，以"巧力寸劲"，做一增大幅度的快速扳动（图7-68）。

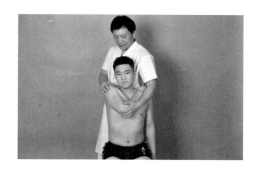

图7-68　肩关节内收扳法

（4）肩关节旋内扳法术式一：患者坐位，受术侧上肢的手与前臂置于背部后侧，医师立于其受术侧后方。以一手扶按其患侧肩部以固定，另一手握住其腕部，将其受术侧前臂沿背部缓缓上抬，使其肩关节逐渐内旋，至有阻力时，以"巧力寸劲"，做一较快速的、有控制的上抬其前臂动作，以使其肩关节旋转至极限。如有粘连分解时，可听到"嘶嘶"声（图7-69）。

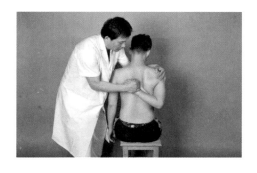

图7-69　肩关节旋内扳法

肩关节旋内扳法术式二：患者坐式同前，医师立于其对面，身体略下蹲，稳定好重心。一手扶按其对侧肩部以固定，将下颏部抵在其受术侧肩井部以增强固定。另一手臂托握住其患侧手臂，并将其手臂缓缓上抬，如上法要领进行扳动。

（5）肩关节上举扳法术式一：患者坐位，两臂自然下垂，医师立于其身体后方。以一手托握住受术侧上臂远端，并自前屈位或外展位缓缓向上抬至120°～140°，以另一手握住其前臂近腕关节处。两手协调施力，向上逐渐拔伸牵引，至有阻力时，以"巧力寸劲"，做一较快速的、有控制的向上拉扳（图7-70）。

肩关节上举扳法术式二：患者侧卧位，受术侧肩部在上，医师置方凳坐于其头端。令其受术侧上肢自前屈位上举至120°～140°时，以一手握其前臂，另一手握其上臂，两手臂同时施力，向其头端方向缓缓拔伸牵引，至有阻力时，可如上法要领进行扳动。

5. 肘关节扳法：患者仰卧位，受术侧上臂平放于床面，医师置方凳坐其侧。以一手托握其肘关节上部，另一手握住前臂远端，先使肘关节做缓慢的屈伸运动，然后视其肘关节功能障碍的具体情况来决定扳法的选用。若为肘关节屈曲功能受限，则在其屈伸活动后，将肘关节置于屈曲位，缓慢施加压力，使其进一步向功能位靠近。当遇到明显阻力时，握前臂一手施加一个持续的使肘关节屈曲的压力，达到一定时间后，两手协调用力，以"巧力寸劲"，做一小幅度的、快速的加压扳动（图7-71）。如为肘关节伸直受限，则以反方向施法，道理亦然。其他如腕关节、髋关节、膝关节和踝关节等关节的扳法，均可参照肘关节扳法操作。

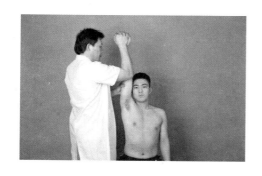

图 7-70　肩关节上举扳法

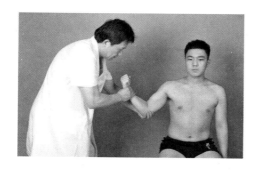

图 7-71　肘关节扳法

要求及注意事项

1. 要顺应、符合关节的生理功能。各关节在结构上分别有各自的特点，其生理功能有很大差异，所以要把握好各关节的结构特征、活动范围、活动方向及其特点，宜顺应、符合各关节的各自运动规律来实施扳法操作。

2. 不可超过关节运动的生理范围，否则，容易使关节自身及附着于关节的肌肉、韧带等软组织受到损伤。对于颈、胸部做扳法时，尤其应加以注意，决不可超越其生理活动范围。

3. 要分阶段操作。第一步是使关节放松，可使关节做小范围的活动或结合摇法而使关节逐渐放松、松弛；第二步是将关节极度地伸展或屈曲、旋转，在保持这一位置的基础上，再实施第三步的扳法。

4. 扳法在扳动时所施之力，讲究"巧力寸劲"。所谓"巧力"即指手法的技巧力，"寸劲"指短促之力，即所施之力比较快速，能够充分地控制扳动幅度，作用得快，消失得也快，做到中病即止。

5. 不可粗暴用力和使用蛮力。前者指操作时手法粗糙，无准备动作，不分操作过程的阶段性，入手即扳，且扳动时所施力量不知大小，不能有效控制。后者指所施扳法力量有余而灵巧不足，能发而不能收，呆板笨拙。简而言之，两者是不得手法要领、未掌握手法的技巧力，不懂"巧力寸劲"之故。其后果轻则患者不适，重则造成损伤，而发生推拿医疗事故。

6. 扳动发力的时机要准，用力要适当。如发力时机过早，关节还有松弛的运动余地，则未尽其法；如发力时机过迟，关节在极度伸展或屈曲、旋转的状态下停留时间过长，易使松弛的关节变得紧张，而不易操作。若用力过小，则达不到治疗效果；用力过大，则易致不良反应。

7. 不可强求关节弹响。在颈、胸及腰部施用扳法，操作过程中常可听到"喀"的弹响声，是关节弹跳或因扭转摩擦所发出的声音，一般认为是关节复位、手法成功的标志之一。但在实际操作过程中若未能出现这种响声，也不宜过于追求。若反复扳动，易使关节紧张度增大，有可能造成不良后果。

8. 诊断不明确的脊柱外伤及带有脊髓症状体征者禁用扳法。老年人伴有较严重的骨质增生、骨质疏松者慎用扳法，对于骨关节结核、骨肿瘤者禁用扳法。

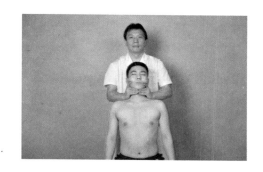

图7-72 掌托拔伸法

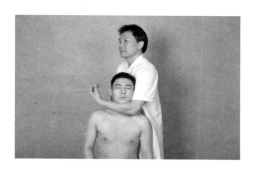

图7-73 肘托拔伸法

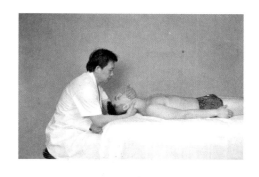

图7-74 仰卧位拔伸法

适用部位

扳法适用于全身各关节部。

功效主治

扳法具有滑利关节、整复错位、松解粘连的功效，兼具舒筋通络、解痉止痛的作用。扳法主要用于颈椎病、落枕、寰枢关节失稳、肩关节周围炎、腰椎间盘突出症、脊椎小关节紊乱、四肢关节外伤后功能障碍等病症。

三、拔伸法

固定关节或肢体的一端，沿其纵轴方向牵拉另一端，用对抗力量将关节或肢体牵拉、牵引，使其伸展的手法，称为拔伸法。

动作要领

1. 颈椎拔伸法　颈椎拔伸法包括掌托拔伸法、肘托拔伸法和仰卧位拔伸法三种。

（1）掌托拔伸法：患者坐位。医师站立其后，双前臂尺侧置于患者肩颈部，以双手拇指指腹分别顶按住其两侧风池穴处，两掌分置于两侧下颌部，然后掌指及臂部同时协调用力，拇指上顶，双掌上托，缓慢地向上拔伸1~3分钟，以使颈椎在较短时间内得到持续牵引（图7-72）。

（2）肘托拔伸法：患者坐位。医师站于其后。以一侧上肢肘弯部托住其下颌部，手掌则扶住对侧颜面以加强固定，另一手扶其枕部以固定助力，然后两手协调用力托住患者头部缓慢地向上牵拉，使其颈椎持续地向上牵引1~3分钟（图7-73）。

（3）仰卧位拔伸法：患者仰卧位。医师面向患者坐于其头端。以一手托扶其枕部，另一手扶住其下颌部。双手臂协调施力，向其头端缓慢拔伸，拔伸时间可根据病情需要而定，使颈椎得到持续的水平位牵引（图7-74）。

2. 肩关节拔伸法　包括上举拔伸法、对抗拔伸法、手牵足蹬拔伸法。

（1）上举拔伸法：患者坐位，双上肢自然下垂。医师立于其受术侧后方，用一手托握住受术侧上臂下段，引导其上举至最大限度时，两手握住其前臂远端，双手协调用力，向上缓慢地拔伸，持续地牵拉肩部（图7-75）。

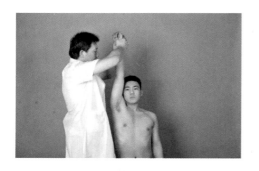

图7-75 上举拔伸法

（2）肩关节对抗拔伸法：患者坐位，上肢放松，外展呈90°。医师面向患者站立或坐于其受术侧，先引导其受术侧上肢外展约90°，再用双手握住其腕部或肘部，逐渐用力牵拉、拔伸。同时，嘱患者身体向对侧倾斜（或助手协助固定患者身体），与拔伸力量相对抗（图7-76）。

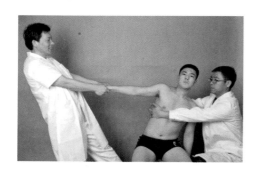

图7-76 肩关节对抗拔伸法

（3）肩关节手牵足蹬拔伸法：患者仰卧位。医师站立或半坐于受术侧，面向其头部，将一足跟置于患者腋下，或用屈曲之膝部抵住其腋下，使身体稳定，双手握住其腕

关节（或受术侧前臂下端）缓慢向下拔伸，同时足跟用力顶住其腋窝部与之对抗，手足动作协调，持续拔伸1~2分钟后，逐渐使上肢做内收、内旋运动（图7-77）。

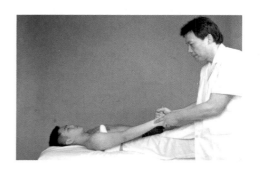

图7-77 肩关节手牵足蹬拔伸法

3. 腕关节拔伸法 患者坐位。医师站立或坐于其侧前方。一手握住其前臂下端，另一手握住其手掌部。双手同时向相反方向用力，缓慢地进行拔伸（图7-78）。或患者坐位，上肢放松，医师坐于其侧方，用双手握住患者指掌部，提起，外展呈60°左右，然后医师用足跟抵住患者同侧腋下，同时双手运劲拔伸腕部。或患者坐位，医师站于其侧前方，双手握住患者的掌指部，嘱其身体向另一侧倾斜或以助手固定其身体上部，进行持续拔伸牵引。

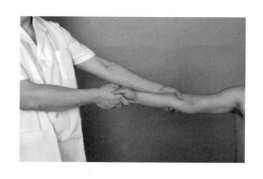

图7-78 腕关节拔伸法

4. 掌指、指间关节拔伸法　医师双手分别捏持患者掌指关节远端和近端，缓缓用力，向两端进行牵拉、拔伸（图7－79）。本法用于指间关节两端，则为指间关节拔伸法。

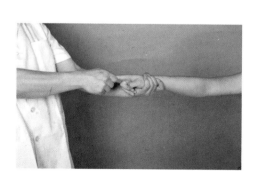

图7－79　掌指关节拔伸法

5. 腰部拔伸法　患者俯卧位，双手用力抓住床头，一助手站于其头端，用双手抓住其腋下，以固定患者的身体。医师站于其足端，用双手分别握住两踝部，逐渐用力向后牵拉，如此持续牵拉1～3分钟（图7－80）。操作过程中，医师躯干应顺势后仰，以加强牵拉拔伸的力量。

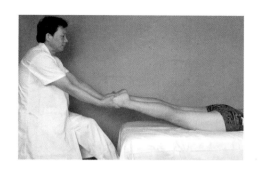

图7－80　腰部拔伸法

6. 踝关节拔伸法　患者仰卧位，下肢自然伸直，医师站于足端，以一手握住其受术侧足掌前部，另一手托握住其足跟部，两手

协同用力，将其向肢体远端拔伸（图7－81）。也可由一助手双手握住患者的受术侧小腿下段与医师作对抗牵拉、拔伸。拔伸过程中，可配合踝关节的屈伸活动。

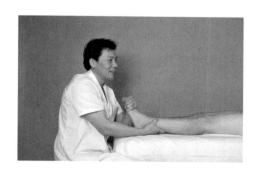

图7－81　踝关节拔伸法

[要求及注意事项]

1. 拔伸的力量要由小到大，逐渐增加，拔伸到一定程度后，则需要一个稳定的持续牵引力。

2. 根据患者的身体及病情的具体情况决定拔伸的力量和方向。

3. 拔伸动作要稳而缓，用力要均匀而持续，不可突施暴力。

4. 在关节复位时不可在疼痛、痉挛较重的情况下拔伸，以免手法失败和增加患者痛苦。

[适用部位]

拔伸法适用于全身各部关节。

[功效主治]

拔伸法具有舒筋活血、解痉止痛、松解粘连、理筋整复、滑利关节等作用。

第八章

成人推拿手法练习

手法要掌握熟练的技巧和持续的力量，必须进行刻苦的练习和一定时间的临床实践。尤其对某些比较复杂、难度较高的手法，如一指禅推法、㨰法等，更应经过长期反复的练习，直至娴熟，才能在临床上发挥治疗作用。手法练习的内容，主要是动作技巧的指力、腕力、臂力的锻炼，而重点在于动作技巧的熟练，所以在上临床前，分两个阶段进行，循序进行。第一阶段是在沙袋上进行基本训练，待有一定基础后再转为在人体上操作训练。另外，力的锻炼（柔和劲、持久力和强力）可以通过练功（易筋经、少林内功）、抓坛子、抓拿沙袋及水面推球等来达到。

一、沙袋上练习

备布袋一只，长约 26cm、宽 16cm，内装黄沙或大米（掺入一部分碎海绵更佳，使其具有弹性）将袋口缝合，外套一干净布袋，便于更换。开始练习时袋可扎得紧些，以后逐渐放松。根据各手法的动作要领及难度，重点练习一指禅推法、㨰法和揉法、摩法等，通过练习，重点掌握主要手法的动作技巧和灵活度，同时亦可增强指力和腕力。练习姿势可采取坐势和站势，坐势练习手法有一指禅推法、揉法和摩法，除一指禅推法可双手同时进行外，揉法和摩法则着重练习右手。站势练习手法主要是㨰法。㨰法练习时，要求左右手交替进行，熟练程度等同，

才能适应临床需要。经过一段时间的练习，在基本掌握这些手法的动作要领的基础上，才能转为在人体上操作练习。

二、人体上练习

人体上练习是为临床应用打好基础，所以尽可能结合临床治疗的一般操作常规，分部位进行练习。从实践出发，不但要注意单一手法的操作和进行双手协调动作的练习，而且要练习各种手法的配合运用，同时，根据人体的形态、结构、关节活动功能等，在施以手法时结合肢体的被动运动。下面分别介绍人体各部的操作练习方法。

1. 头面部

（1）一指禅推法（患者取仰卧位或坐位）

①印堂—神庭。一指禅螺纹或偏峰自印堂穴推向神庭穴，来回 3 遍。②攒竹—阳白—太阳—头维。一指禅偏峰自攒竹穴经阳白穴再至太阳向上至头维穴，来回 3 遍，左右同。③睛明沿上眼眶由内向外，成"∞"形环转推 3 圈。一指禅偏峰自左睛明沿上眼眶向外，随后沿下眼眶向内至目内眦推向右睛明穴，按上眼眶向外，下眼眶向内的顺序呈"∞"形环转推 3 遍。④睛明—迎香—地仓—下关—颊车—人中—承浆。一指禅偏峰或螺纹自睛明推至迎香穴，随后经地仓向上至下关穴，向下至颊车穴再推向人中穴，环唇推至承浆穴，左右同。

⑤推百会穴。一指禅偏峰或指峰推百会

穴，要求吸定，防止滑移。

（2）拿五经（患者取坐位）：五指拿头顶督脉和两旁太阳经、少阳经，谓之拿五经，自前发际经头顶向后至枕部，止于两侧风池穴。

（3）扫散法（患者取坐位）：用大拇指和其他四指指峰自太阳穴经头维、耳后高骨向后推至风池穴，左右各 3～5 遍。

（4）掌抹法（患者取坐位）：用大鱼际外侧端按住前额，随后分向两旁，经阳白、太阳、耳上至风池穴。

2. 项背部

（1）一指禅推法（取坐势）

①自枕骨下经风府至大椎穴，上下 3～5 遍。②两手偏峰吸定两风池穴，以蝴蝶双飞势自风池经天柱至大杼穴，上下 3～5 遍。

（2）直推桥弓穴（取坐势）推左侧桥弓穴，必须右手操作，四指按住颈项部，以拇指偏峰自翳风穴单向直推至缺盆穴 10～20 次。推右侧桥弓穴时左手操作，方法同。

（3）擦法（取坐势）枕骨下经风府、大椎、肩中俞至肩外俞。在擦法操作同时，配合颈椎关节前屈、后伸、左右旋转或侧屈的被动运动。

（4）拿法（取坐势）

①单手拿双侧风池穴，5～10 次。②拿两侧肩井穴，8～10 次。

（5）按法（取坐势）：用拇指螺纹部依次按风池、肩中俞、肩外俞、天宗穴。

（6）摇法（取坐势）：一手扶住头后枕部，一手托住下颏，颈椎取中立位摇动，左右各做被动环旋活动 3 次。

（7）扳法（取坐势颈前屈位）：一手拇指抵住侧凸的颈椎棘突，一手抱头做旋转复

位法，此法适用于一个棘突的偏倾。

3. 胸腹部

（1）一指禅推法（取仰卧势）：用偏峰或螺纹推胸部膻中、乳根穴及腹部的上脘、中脘、天枢和气海穴。

（2）分推法（取仰卧势）：用两拇指偏峰自膻中穴分推到两乳头部。

（3）擦法（取坐势）：用全掌自锁骨下横擦，逐渐下降至膻中、两乳根、鸠尾穴，自上而下、左右各 3～5 遍。

（4）搓法（取坐势）：用四指指面及掌部夹住两胁部搓动，自上而下 3～5 遍。

（5）摩法（取仰卧势）

①用食指、中指和无名指三指摩膻中穴。②用食指、中指和无名指三指或掌摩腹部的中脘、天枢、气海穴，或全掌环摩腹部（顺、逆时针均要练习）。

（6）推摩法（复式手法、取仰卧势）：以一指禅偏峰推中脘、天枢、气海穴，另三指用摩法随同操作。或用三指摩法摩上述穴位，一指禅推法随同操作。

（7）揉法（取仰卧势）：以中指指面揉天突、膻中、中脘、神阙穴。（每穴 50～300 次）

（8）按法（取仰卧势）：以拇指指尖或螺纹按中脘、气海，附带足三里穴（得气为佳）。

4. 肩及上肢部

（1）一指禅推法（取坐势）。

①肩髃—肩内陵—臂臑—曲池—手三里穴。②肩井—肩髎—肩贞—天宗穴。

（2）擦法（取坐势或卧势均可）

①擦肩关节前缘，配合肩关节内旋、外旋及外展的被动运动。②擦肩关节外

缘，配合肩关节内旋、后伸的被动运动。③擦肩关节后缘，配合肩关节内收及前上举的被动运动。④擦肘关节、前臂、腕关节及掌指关节，配合相应的关节被动运动。

（3）按法（取坐势）：以拇指螺纹按肩内陵、肩髃、肩髎、肩贞、天宗、臂臑、曲池穴（要求得气感）。

（4）拿法（取坐势）：拿肩关节、曲池、合谷、极泉、少海等穴。

（5）捻法（取坐势）：捻指间关节。

（6）摇法（取坐势）

①一手扶肩、一手托住肘臂部摇肩关节，顺逆各3~5次。②大幅度摇肩关节，顺逆各3~5次。

（7）搓法（取坐势）：两掌托住肩关节，环形搓动，随后徐徐向下至手臂，改为上下搓动至腕部。

（8）抖法（取坐势）：两手握住腕掌部缓缓抖动，自腕、肘至肩部。

（9）擦法（取坐势）：裸露肩部、肘部、臂部、腕部及指掌部用大鱼际擦法，以热为度。

5. 腰及下肢部

（1）擦法（取俯卧势）

①擦腰背两侧骶棘肌、腰骶部，配合腰及髋关节后伸的被动运动。②自臀部、大腿后侧、腘窝、腓肠肌至跟腱，来回3遍，左右同。③换仰卧势：腹股沟、内收肌、股四头肌、膝关节、小腿前外侧、踝关节、足背部。

（2）按法（取俯卧及仰卧势）按腰背部腧穴（脾俞、胃俞、肾俞、大肠俞），上次髎、环跳、殷门、委中、承山、昆仑、太溪、丘墟、商丘、足三里穴。

（3）擦法（取坐势）

①横擦肩背逐渐下降至腰骶部（反复3~5次）。②直擦脊柱及两侧骶棘肌，以透热为度。③膝关节内外侧。（取仰卧势）④踝关节内外侧。（取仰卧势）

（4）摇法（取仰卧势）

①摇髋关节。②摇膝关节。③摇踝关节。

（5）扳法

①腰部斜扳法（取侧卧势，左右各一次）。②腰椎旋转扳法（取坐势）。③强迫直腿抬高举法（取仰卧势）。

第九章

常见病症治疗

第一节　运动系统疾病

一、颈痛

（一）颈椎病

颈椎病是指由于颈椎及其之间的关节、关节囊、韧带、椎间盘发生退行性改变，出现颈椎失稳，产生骨质增生、韧带与关节囊肥厚或钙化等病理变化，刺激或压迫了颈部神经根、椎动脉、脊髓、交感神经，从而产生一系列症状，又称颈椎退行性骨关节病、颈椎综合征。依损伤组织不同，可将颈椎病分为神经根型颈椎病、椎动脉型颈椎病、脊髓型颈椎病、交感型颈椎病和混合型颈椎病。

> **注：**建议在学习本章节之前，复习颈椎的局部解剖与生理病理及颈部的运动关节类手法。

（诊断）

1. 临床症状

（1）神经根型颈椎病

1）颈肩部的不适伴有上肢的疼痛或麻木，常波及至手指。其疼痛表现为钝痛、酸痛、胀痛，或隐隐作痛，或过电样放射痛。可因劳累或落枕使上述症状加重。

2）可有头晕、头沉、颈部酸困、背部有重物压迫感。

3）颈项活动受限，头颈歪斜；颈肌痉挛；日久亦可出现肌肉萎缩。

4）可出现自主神经血管营养和功能障碍：表现为上肢发冷、发热，皮肤潮红、发白、发绀或肿胀，指甲变形、无光泽、易于脆裂。

（2）椎动脉型颈椎病

1）颈性眩晕：头部位于某一角度时出现眩晕，又称位置性眩晕。眩晕呈发作性、间歇性，眩晕可为旋转性、浮动性、摇晃性或下肢发软站立不稳，有地面倾斜或地面移动等感觉，常伴有复视、眼震、耳鸣、耳聋、恶心、呕吐等症状。

2）猝倒：可在颈部活动或眩晕剧烈时发生，四肢突然麻木、软弱无力而跌倒，但神志清楚，多能自己起来。

3）头痛：多为发作性，持续数分钟、数小时、数日，疼痛多位于枕部、顶枕部、颞部，多呈跳痛或胀痛，可向耳后、面部、牙部、顶枕部，甚至眼区放射。由于椎 - 基底动脉供血不足而侧支循环血管扩张引起头痛。

4）眼部症状：如视物模糊、复视、幻视、失明等视力障碍。其特点为与颈部症状有关，在颈部运动时，眼部有不适感。

5）可出现延髓麻痹及其他颅神经症状，

如语言不清、吞咽困难、咽反射消失，喝水反呛、软腭麻痹、声音嘶哑；也可出现面神经麻痹、肢体瘫痪、平衡障碍。

6）感觉异常：可有面部、口周、舌体、四肢或半身麻木，针刺感、蚁走感，有的可出现深感觉障碍。

7）颈肌痉挛、压痛、颈部活动受限、棘突偏歪。

（3）脊髓型颈椎病

1）先有下肢症状：单侧或双侧下肢麻木、困重，随后行走困难，走路不稳。

2）后出现躯干症状：出现第 2～4 肋以下感觉障碍，胸腹骨盆区发紧。

3）最后出现上肢症状：表现为一侧或双侧上肢麻木、疼痛、无力，不能做精细动作，甚至不能自己进食。

4）颈后伸或侧屈受限，棘突压痛，椎旁肌压痛。

（4）交感型颈椎病

1）交感兴奋型：头痛，头晕，眼裂增大，视物模糊，瞳孔散大，心率加快、心律不齐、心前区疼痛、血压升高，肢体血管痉挛，肢体发凉，局部温度减低，多汗，耳鸣等症状。

2）迷走兴奋型：头痛、头晕，霍纳征（病变同侧出现眼睑下垂、瞳孔缩小与半侧面部不出汗），流泪，鼻塞，心率变慢，血压下降，胃肠蠕动增加或嗳气。

（5）混合型颈椎病：具有两型或两型以上颈椎病症状者称为混合型颈椎病。

2. 临床体征

（1）神经根型颈椎病

1）肱二头肌腱反射减弱。

2）椎间孔挤压试验阳性。

3）臂丛神经牵拉试验阳性。

（2）椎动脉型颈椎病：椎动脉扭转试验阳性。

（3）脊髓型颈椎病

1）霍夫曼征阳性。

2）巴宾斯基征阳性。

3. 检查

（1）X 线检查可见与临床表现和检查一致的椎体后缘、钩椎关节侧方或后关节部骨质增生。

（2）CT 或 MRI 显示脊髓受压变形。

注：在骨伤疾病影像学检查中，不仅要观察骨结构和椎间盘组织异常病变的局部器质性改变，同样要重视因软组织病变、骨结构及节段稳定性下降所产生的脊柱和四肢骨关节整体功能性形态改变，如倾斜、旋转、错缝等现象。临床上许多问题往往并不因骨质增生而引起，而由软组织病变、骨结构及节段失稳所致，不能仅凭影像学诊断下结论。

（3）椎动脉造影或 MRA 可见椎动脉扭曲、畸形。

【治疗】

1. 治则　舒筋活血，解痉止痛，整复错位。

2. 手法　㨰法、按揉法、拿法、拔伸法、拔法、牵抖法等手法。

3. 操作

（1）患者取坐位，医师立于其后，用拇指指腹与中指指腹同时按揉风池穴。

（2）从风池穴起至颈根部，用拇指指腹与食指、中指指腹对称用力拿捏颈项两旁的软组织，由上而下操作。

（3）用擦法放松患者颈肩部、上背部及上肢的肌肉。

（4）提拿患者两侧肩井并拿揉患肢，以肱二头肌和肱三头肌为主。

> **注：**使患者手指有串麻感为宜。

（5）用多指横拨腋下臂丛神经分支。

（6）医师两前臂尺侧放于患者两侧肩部并向下用力，双手拇指顶按在风池穴上方，其四指及手掌托住下颌部，嘱患者身体下沉，医师双手向上用力，前臂与手同时向相反方向用力，把颈牵开，边牵引边使头颈部前屈、后伸及左右旋转。

（7）以牵抖上肢作为结束手法。

预后

本病易于复发，应嘱患者注意休息和保暖，避免长时间伏案工作；避免颈部外伤；注意日常生活中颈部的功能锻炼；注意睡卧姿势，避免使用过高或过低的枕头。患有椎动脉型颈椎病的患者不适宜从事驾驶、电作业、高空作业、水下作业等工作。

锻炼方法

颈项争力：①患者两腿直立，与肩同宽，双手叉腰，双眼平视前方；②然后头向左转至最大限度，稍停顿 5 秒后，头转回中立位；③然后头向右转至最大限度，稍停顿 5 秒后，头转回中立位。每组向左向右各做一次，每天做 6 组。

（二）落枕

落枕又名"失枕"，是颈部软组织常见的损伤之一，多见于青壮年，冬春季节发病率较高。临床上以急性颈部肌肉痉挛、强直、酸胀、疼痛以致颈部转动不利为主要症状。轻者 4～5 天可自愈，重者疼痛严重并向头部、项背及上肢部放射，迁延数周不愈。此病推拿疗效确切、迅速。

> **注：**本章与颈椎病相似，而落枕为单纯的肌肉痉挛，成年人若经常发作，常系颈椎病的前驱症状。

诊断

1. 临床症状

（1）颈部疼痛，活动时疼痛加重。

（2）颈部活动明显受限，如左右旋转、左右侧屈、前屈与后伸等活动。

（3）颈项相对固定在某一体位，某些患者用一手扶持颈项部，以减少颈部活动，缓解症状。

2. 临床体征

在胸锁乳突肌、斜方肌、肩胛提肌或锁骨外 1/3 处、肩井穴处、肩胛骨内侧缘、肩胛骨内上角处，触诊可见肌张力增高、压痛。

3. 检查

需要排除颈椎病、颈椎半脱位等病症时，可拍摄颈椎 X 线片。

治疗

1. 治则

舒筋活血，温经通络，理顺肌筋。

2. 手法

擦法、按法、揉法、拿法、拔伸法、擦法等。

3. 操作

（1）患者取坐位，医师立于其后，用轻柔的擦法在患侧颈项及肩部施术 3～5 分钟。

（2）提拿颈椎旁开 1.5 寸处的软组织，

以患侧为重点部位，并弹拨紧张的肌肉，使之逐渐放松。

（3）嘱患者自然放松颈项部肌肉，医师左手持续托起下颌，右手扶持后枕部，使颈略前屈，下颌内收。双手同时用力向上提拉，并缓慢左右旋转患者头部 10～15 次，以活动颈椎小关节。

（4）按揉风池、风府、风门、肩井、天宗、肩外俞等穴，每穴 30 秒钟，手法由轻到重。

（5）在患部用擦法，作为结束手法。

预后

本病易于复发，所以要加强项背部功能锻炼，积极参加体育运动，如体操、打太极拳等，以增强颈项部的肌力与人体体质。同时，要注意避免受凉、感冒等。

二、肩痛

（一）肩关节周围炎

> **注**：建议在学习本章节之前，复习肩部的局部解剖与生理病理及肩部的运动关节类手法。

肩关节周围炎简称肩周炎，是因肩部广泛粘连，以肩部广泛疼痛和功能广泛受限为特点的疾病。本病好发于 50 岁左右的人群，故又称"五十肩"；因患病以后，肩关节不能运动，仿佛被冻结或凝固，故又称"冻结肩""肩凝症"；因患者常感觉有冷气进入肩部，故又称"漏肩风"。女性患者较男性为多，左侧多于右侧。

诊断

1. 临床症状

（1）肩部疼痛：肩关节疼痛的特点为肩关节广泛疼痛、夜间痛甚、受牵拉或受撞击时疼痛加重、疼痛较重者可向上肢和耳放射或感应、疼痛由轻至重。

（2）肩关节运动功能受限：肩关节功能受限特点为肩周广泛受限、主动活动受限、被动活动受限。

2. 临床体征

（1）肩关节周围压痛，其特点为广泛压痛。压痛点常位于：喙突、大结节、小结节、结节间沟、三角肌止点、肩峰、冈上肌、冈下肌、小圆肌、肩胛提肌。

（2）肌肉萎缩：肩关节粘连日久，功能受限，即可发生肌萎缩，尤以三角肌和冈上肌明显。

3. 检查

（1）X 线检查后期可出现骨质疏松，冈上肌腱钙化，大结节处有密度增高的阴影，关节间隙变窄或增宽等现象。

（2）MRI 或 CT 检查对于评价肩袖及其他肩周软组织病变很有价值。

治疗

1. 治则

以疏通经络、活血止痛为主，后期松解粘连，滑利关节，促进关节功能恢复。

2. 手法

擦法、点法、摇法、抖法、揉法等。

3. 操作

（1）患者取坐位，医师站于患者患侧后侧方。用前臂及身体侧方夹住患肢，另一手在肩前、肩上、肩后做广泛、深透的擦法。

（2）医师用食指、中指或拇指点揉喙突、肩峰、大小结节、结节间沟、三角肌止点、秉风穴、天宗穴、肩贞穴、合谷穴、后溪穴和中渚穴等。

注：做摇法时应逐渐加大摇动范围，使其逐渐接近正常角度，以恢复肩关节的正常功能。

（3）患者取坐位，医师站在患者患侧侧方，做肩关节的摇法。

注：做抖法的目的在于放松肌肉，缓解疼痛。在抖动过程中可以瞬间加大抖动的幅度一至数次，目的在于分解粘连，恢复肩关节的外展功能。

（4）医师站于患侧，双手握住患者手指，先使患侧上肢外展，在牵引的情况下，做连续、小幅度、均匀、快速的上下抖动。

（5）医师两手分别置于患肩前后做环旋揉动。

【预后】

本病有一定的自愈性，一般需要8个月~2年。患者平时应注意肩部保暖，避免寒风直吹，减少负重。患者除进行积极的治疗外，必须坚持功能锻炼，有利于肩关节周围炎较快的恢复，减少后遗症的发生。

【锻炼方法】

（1）弯腰晃肩：站立位，弯腰伸臂，做肩关节环转运动，幅度由小逐渐到大，动作由慢到快。

（2）爬墙：站立位，面对墙壁，用双手或患手沿墙壁缓慢向上爬动，到最大限度，然后向下回到原位，反复进行，每日逐渐加大上升限度。

（3）体后拉手：站立位，双手置于体后侧，由健侧手拉住患侧腕部，渐渐向上、向健侧拉动，拉至最大限度，缓慢放下，反复

进行。

（4）甩手：站立位，肩关节放松，用力甩动上肢，使肩关节做被动前屈、后伸、内收、外展运动，运动幅度由小到大，尽量至最大限度。

（5）滑轮锻炼：将滑轮固定于高处，一根绳索穿过滑轮。患者站于滑轮下方，两手分别抓住绳索两端，两手轮番拉动，做上下往返拉动，健侧用力加大，以牵拉患肩被动上举活动。

（二）肩峰下滑囊炎

肩峰下滑囊又称三角肌下滑囊，是全身最大的滑囊之一，位于肩峰、喙肩韧带和三角肌深筋膜的下方，肩袖和肱骨大结节的上方。因肩部的急慢性损伤，炎症刺激肩峰下滑囊，从而引起肩部疼痛和活动受限为主症的一种病症，称为肩峰下滑囊炎。

注：建议在学习本章节之前，复习肩关节的局部解剖与生理病理及肩部的运动关节类手法。

【诊断】

1. 临床症状

（1）肩关节疼痛：疼痛为逐渐加重，夜间较重，肩关节外展和外旋时疼痛加重，故患者常使肩处于内收内旋位。疼痛位于肩关节深处并涉及三角肌止点，也可向肩胛部、颈部、手等处放射。

（2）肩关节功能受限：早期可因疼痛导致主动活动受限，但被动活动不受限；随着滑囊壁的增厚和粘连，肩关节的运动范围逐渐减小；后期可合并肩周炎，出现主动活动和被动活动都受限。

（3）日久可出现肌肉萎缩。

2. 临床体征

在三角肌、肩峰下、大结节等处出现压痛，常可随肱骨的旋转而移位。当滑囊肿胀和积液时，肩关节周围及三角肌范围内都有压痛。

3. 检查

X 线检查可发现冈上肌的钙盐沉着。

治疗

1. 治则

活血化瘀，消肿止痛，滑利关节。

2. 手法

擦法、点法、揉法、弹拨法、拿法、摇法等。

3. 操作

（1）患者取坐位，医师站于患者患侧后侧方。用前臂及身体侧方夹住患肢，另一手在肩前、肩上、肩后做广泛、深透的擦法。

（2）医师用食指、中指或拇指点揉喙突、肩峰、大小结节、结节间沟、三角肌止点、秉风穴、天宗穴、肩贞穴等。

> **注**：点按力量由小到大，缓慢增加力量。

（3）弹拨喙突、肩峰、大小结节、结节间沟、三角肌止点。

> **注**：询问患者感受，力量大小以患者耐受为度，不要增加患者痛苦。

（4）患者取坐位，医师站在患者患侧侧方，做肩关节的摇法。

（5）在肩外、肩上及冈上肌部位做五指拿法。

预后

经治疗后，一般预后良好。急性期应嘱患者减少患肩活动，以使损伤组织得以修复。应鼓励患者在疼痛、肿胀减轻后，进行功能锻炼。

（三）肱二头肌肌腱炎

> **注**：建议在学习本章节之前，复习肩部的局部解剖与生理病理及肩部的运动关节类手法。

肱二头肌长头肌腱鞘炎是肱二头肌长头与腱鞘长期摩擦或肩关节过度活动，引起腱鞘充血、水肿、增厚，导致粘连和肌腱退变，从而产生的病症。本病多见于从事投掷、吊环、单杠、举重、排球等运动员。中年人患本病时，若治疗不及时常可引起肩周炎。

诊断

1. 临床症状

（1）肩前疼痛：急性期疼痛剧烈，疼痛以夜间明显，疼痛可向三角肌下放射，慢性期肩部酸痛。

（2）肩关节前屈、外展活动轻度受限。

2. 临床体征

（1）压痛：结节间沟处压痛，结节间沟下方有时也有压痛。

（2）肱二头肌长头紧张试验阳性。

3. 检查

肩部后前位 X 线片常无明显异常。疑为肱二头肌长头腱鞘炎时应常规摄肱骨结节间沟切线位 X 线片。部分患者可见结节间沟变窄、变浅，沟底或沟边有骨刺形成。

治疗

1. 治则

急性期以祛瘀、消肿为治疗原则，慢性期以活血、消肿、助动、温通为治疗原则。

2. 手法

擦法、揉法、弹拨法、摇法、擦法等。

3. 操作

（1）患者取坐位，医师站于患侧，一手托住患肢，使患肢外展，另一手在患肩前做揉法。

> **注**：揉法的力量宜小，速度宜慢，时间宜长。

（2）医师用一手拇指着力按压于结节间沟处，并左右拨动，用以分解粘连。

（3）医师一手扶肩，一手托肘，做肩关节摇法，重点在外展外旋位摇动肩关节。

（4）在局部做擦法以透热为度。

预后

推拿治疗本病疗效很好。治疗时手法要柔和，治疗部位要准确。急性期肩关节应减少活动，运动员应停止训练；中老年患者，每天应保证肩关节在各方向充分运动数次，以防止粘连。

三、肘痛

（一）肱骨外上髁炎

> **注**：建议在学习本章节之前，复习肘部的局部解剖与生理病理及肘部的运动关节类手法。

肱骨外上髁炎是指肘关节外侧、肱骨外上髁部局限性疼痛，并影响到伸腕和前臂旋转功能的急慢性、劳损性疾病，又称网球肘、红案肘、铁匠肘等。本病好发于前臂劳动强度较大的人，如理发员、木匠、铁匠、厨师、折纸工；运动员中以网球、羽毛球、乒乓球运动员较多见。本病中医学称为"肘劳"，属伤筋范畴。

诊断

1. 临床症状

肘关节外侧疼痛，疼痛呈持续性、渐进性；疼痛性质为酸痛或刺痛；部分患者疼痛可向前臂及腕部或上臂放射；在提、拉、端重物或旋转用力（如拧毛巾）时疼痛加重；常因疼痛而致前臂无力，握力减弱，休息时疼痛明显减轻或消失。患者常诉不能拧毛巾、扫地，握物无力等。

2. 临床体征

（1）肘外侧压痛：肱骨外上髁处压痛，环状韧带、肱桡关节间隙处也可以有压痛。

（2）前臂伸肌腱牵拉试验阳性。

3. 检查

X线检查：多为阴性。有时可见肱骨外上髁处骨质密度增高，或在其附近有浅淡的钙化斑。

治疗

1. 治则

舒筋，祛瘀，展筋。

2. 手法

点揉法、弹拨法、摇法、拔伸法、推法等。

3. 操作

> **注**：点揉力量应柔和，重点是肱骨外上髁及其上下。

（1）医师一手托肘，另一手拇指在肘外侧做指揉法。

（2）医师用拇指指端左右弹拨痛点。

（3）医师用一手拇指点于痛点并做揉法，另一手握住患者腕部做前臂旋前摇法和旋后摇法。

（4）医师一手托肘内侧，另一手握腕关节桡侧，两手相对用力，用以牵拉肘关节外侧。

（5）医师用拇指螺纹面着力，上下推捋肘关节外侧。

预后

按摩推拿治疗本病疗效很好。急性期尽量避免剧烈活动，尤其是腕伸肌的活动，必要时可做适当的固定，待疼痛明显缓解后及时解除固定并逐渐开始肘关节功能活动，但要避免使腕伸肌受到明显牵拉的动作。

锻炼方法

（1）前臂伸肌伸展训练：①面墙而立，患肢向前，五指自然下垂；②手背部触及墙面并施加一定的压力，而后将手和前臂向上缓慢滑动；③随着向上方向的滑动，前臂伸肌牵拉的感觉越来越明显；④达到最强烈时，保持此位置约30秒，之后缓慢回到原位，此为1次完整动作，6~8次/组，3组/天。

（2）肌肉力量训练：①坐位或站立位，患肢向上抬起，保持水平并伸直前臂，手腕自然下垂；②而后手腕缓慢进行掌屈、背伸运动，在可耐受疼痛的情况下，保持掌屈（或背伸）5~8秒，之后缓慢放松，此为1次完整动作，6~8次/组，3组/天。

（二）尺骨鹰嘴滑囊炎

> **注：** 建议在学习本章节之前，复习肘部的局部解剖与生理病理及肘部的运动关节类手法。

尺骨鹰嘴滑囊炎是指肘关节后侧的尺骨鹰嘴滑囊因急性外伤或慢性劳损，刺激该滑囊发生无菌性炎症，同时肘后部出现滑囊增大、隆起及肥厚囊性肿物等症状的一种病症，一般无疼痛和功能障碍等表现。因本病以往多见于矿工，故又称"矿工肘"。

诊断

1. 临床症状

（1）肘后部有明显的急性外伤史或反复支撑用力的劳损史。

（2）肘后鹰嘴处局部肿胀，可见囊性肿物、急性损伤或伴有感染者可见局部肿物皮肤发红。

（3）肘后鹰嘴处肿物可有不同程度的疼痛及触压痛。

（4）肘关节活动可有轻度受限，若为急性损伤发病者，肘部常处于半伸肘位。

2. 临床体征

（1）肘后部可见半球状隆起，屈肘时明显。

（2）囊肿质地柔软，表面光滑，边缘比较清晰，按之有轻度波动感，可有明显的压痛，大小在2~4cm。

3. 检查

X线检查肘关节骨质无异常病变，个别可有钙化阴影。

治疗

1. 治则

舒筋通络，活血祛瘀。

2. 手法

按揉法、拿法、擦法、按法、肘关节的运动关节类手法。

3. 操作

（1）医师一手托肘，另一手拇指在患侧

肘部至腕部做指揉法。

（2）用拿法从上而下拿捏整个肱三头肌肌腱。

（3）用拇指按揉尺骨鹰嘴及曲池、肘髎、天井、手三里、少海穴。

（4）医师用一手拇指点于痛点并做揉法，另一手握住患者腕部做前臂旋前摇法和旋后摇法。

（5）用擦法擦肘关节周围，重点部位在肱三头肌、尺骨鹰嘴及前臂尺侧缘，以透热为度。

【预后】

推拿治疗本病疗效很好。推拿治疗时，挤破滑囊后应加压包扎。避免肘部支撑用力等不良外力对肘后部的刺激。注意局部的保暖防寒，以利于促进局部炎症的吸收。

四、腕痛

（一）腕管综合征

腕管综合征是由于正中神经在腕管内受压所引起的一系列症候群，又称迟发性正中神经麻痹，多是由于感染、脱位、骨折等引起。特别是随着电脑的普及与发展，因长期使用鼠标造成不正常体位的过度使用腕关节，极易引发本病，故又称"鼠标手"。

注：建议在学习本章节之前，复习腕关节的局部解剖与病生理知识。

【诊断】

1. 临床症状

（1）手指麻木、疼痛，以食指、中指、拇指多见，持续或进行性加重，夜间或劳累后加重。

（2）大鱼际肌萎缩、肌力减退，严重者不能做握、抓、捻等动作。

（3）食指、中指、拇指桡侧的感觉消失。

2. 临床体征

（1）Finkeisten 征阳性。

（2）屈腕试验阳性。

（3）Tinel 征阳性。

3. 检查

（1）X 线检查：可对除外腕关节及其周围的外伤骨折情况提供诊断依据。

（2）造影检查：诊断阳性率高，但属有创检查，应用较少。

（3）MRI 检查：可明确正中神经受压变性的程度，其诊断正确率较高。

（4）超声检查：与 MRI 有很好的一致性，且操作简便，价格适宜，早期诊断的应用价值大。

（5）电生理检查：是目前诊断、鉴别诊断、疗效评估，以及手术适应证确定的重要方法，是目前最常用的检测方法。

注：建议在学习本章节之前，学习一下容易与本病混淆的疾病，如颈椎病、颈椎间盘突出症、多发性神经炎等。

【治疗】

1. 治则

活血化瘀，舒筋通络。

2. 手法

按法、揉法、推法、擦法、拔伸法。

3. 操作

（1）患者取坐位，将腕部放在垫枕上，掌侧朝上，医师坐其对面，用拇指按外关、阳溪、鱼际、合谷及阿是穴，每穴按 1 分钟。

（2）沿着前臂屈指肌腱的方向，用拇指的指腹轻轻地按揉1分钟。

（3）医师用双手大鱼际分推腕部、手掌及前臂，反复操作1分钟。最后用轻快的擦法作用于患侧腕部，以透热为宜。

（4）医师两手握住患腕，用力徐徐拔伸腕关节，待腕关节有松动感时，在拔伸状态下，做腕关节的掌屈、背伸、桡侧偏、尺侧偏，以及环转运动，操作1分钟。

> **注**：在推拿治疗前，一定要除外骨折或者脱位，若因骨折、脱位引起本病，需要在骨折愈合后或者整复后再考虑推拿治疗。

预后

由于电脑的普及，本病易反复发作。

锻炼方法

（1）牵拉手指

> **注**：若患者出现手指麻木、疼痛，要及时到医院检查，及时治疗，可获得良好疗效。

患者取坐位，用健侧手握住患侧的每个手指，依次牵拉，共操作2分钟。牵拉动作要轻揉，避免暴力。

（2）手指划圈

> **注**：平时要注意腕关节及手指的活动强度要适中，注意劳逸结合，以防止正中神经持续性受压。此外，平时注意避免冷水浸泡和腕部劳累，可以在劳动或工作后适当活动腕关节，有助于防止疾病的复发。

患者取坐位，患侧拇指、食指、中指、无名指、小指分别做360°划圈运动，每个手指划50个圈。动作不宜过快，要保证360°完整完成动作。

（二）腕关节扭伤

腕关节扭伤是指由于外力使腕关节活动超出正常范围，导致其腕部韧带等组织损伤，出现腕部疼痛、肿胀及腕关节活动障碍为主要表现的疾病。

> **注**：建议在学习本章节之前，复习腕关节的局部解剖与生理、病理知识。

诊断

1. 临床症状

（1）腕关节肿胀、疼痛。

（2）局部有瘀血。

（3）握持力减弱。

（4）腕关节活动障碍，或者腕关节活动时可闻及响声。

（5）有时腕关节可有积液。

2. 临床体征

腕关节广泛性压痛。

3. 检查

X线检查：单纯腕关节的X线检查不能作为确诊腕关节扭伤的标准，但X线片可除外腕关节脱位或骨折，有重要的鉴别诊断意义。

治疗

1. 治则

活血散瘀，消肿止痛。

2. 手法

按揉法、推法、擦法。

3. 操作

（1）患者取坐位，将腕部放在垫枕上，

掌侧朝下，医师坐其对面，用拇指按揉外关、鱼际、合谷穴，每穴按揉 1 分钟。

（2）医师用双手大鱼际分推腕部、手掌及前臂，反复操作 1 分钟。最后，用轻快的擦法作用于患侧腕部，以透热为宜。

> **注：**在推拿治疗前，一定要除外腕关节骨折或者脱位，急性损伤者早期需要用冰敷压迫。

预后

及时治疗，本病预后较好，但是痊愈后要注意保护腕关节，锻炼腕部力量，避免腕关节再度损伤。

锻炼方法

（1）握拳放松：患者取坐位，患侧手可进行握拳、放松练习，重复 10～20 次，动作不宜过快，要保证充分握拳和放松。

（2）相握摇腕：患者取坐位，双手五指交叉相握，摇动腕关节，每次做 20 次，再向反方向旋转运动，每次做 20 次。患侧腕部的旋转运用要轻柔，速度要缓和均匀。

> **注：**推拿治疗后，注意劳逸结合，功能锻炼应该循序渐进，逐渐增大活动范围。

五、指痛

（一）指部腱鞘炎

指部腱鞘炎，是指因手指的屈指肌腱腱鞘部位的狭窄或屈指肌腱本身增厚引起的病症。患者在屈伸患指时，常有弹跳感，故又叫弹响指、扳机指。本病起病缓慢，手工劳动者多见，拇指、中指、无名指发病较多，女性多于男性。

> **注：**手指部位的小关节复杂，建议学习本病前，复习手指关节的局部解剖。

诊断

1. 临床症状

（1）在手指屈伸过程中出现弹跳感，屈伸受限，甚至闭锁。

（2）晨起时患指发僵、疼痛，活动后即可消失，受凉（如用凉水洗手）后症状明显。

2. 临床体征

患指关节掌侧压痛，有时可触及结节，在患指屈伸运动时，可有弹跳感或闭锁现象。

3. 检查

X 线检查：不是诊断本病的标准，但是可以除外关节脱位或骨折。

治疗

1. 治则

活血化瘀，舒筋通络。

2. 手法

揉法、推法、拔伸法

3. 操作

（1）患者端坐位，医师坐其对面，一手托住患侧腕关节，另一手拇指分别按揉患侧病变的掌指关节、近端指间关节和远端指间关节，每个关节按揉 1 分钟，以患者感觉酸胀为宜。

（2）在患指掌指关节掌侧涂少量按摩乳，以拇指着力，沿屈肌腱走行方向推捋患指的掌指关节。若掌指关节掌侧有结节时，可做重点推捋，并着力按压。

（3）医师一手握住患侧腕关节，另一手拇指指端着力于施术部位，余四指置于相应位置以助力，做反向的拔伸，持续 5 秒，反复操作 5 遍。

预后

本病及时治疗，一般预后较好，注意劳逸结合，避免使用凉水。

锻炼方法

双手抓空：双臂上举至与肩相同的高度，与肩等宽，双手掌直立，十指自然弯曲，双手十指做伸展与并拢交替的动作。双手掌直立，不要下垂。

注：上述治疗无效的情况下，可选择手术治疗。

（二）指间关节扭伤

指间关节扭伤是指因受侧方暴力导致关节扭伤，侧副韧带部分撕裂伤，严重者可导致指间关节侧副韧带完全断裂，形成指间关节侧方脱位。常见于排球、篮球运动员，扭伤多发生在第 1、2 指间关节。

注：手指部位的小关节复杂，建议学习本病前，复习手指关节的局部解剖。

诊断

1. 临床症状

（1）指间关节疼痛、肿胀。

（2）指间关节损伤处处于半屈曲位置，关节屈伸和侧方活动时疼痛加剧。

（3）指间关节活动功能受限。

2. 临床体征

指间关节压痛明显。

3. 检查

X 线检查：不是诊断本病的标准，但是可以除外关节脱位或骨折。

治疗

1. 治则

活血化瘀，消肿止痛。

2. 手法

按法、擦法、推法、拔伸法

3. 操作

（1）患者取坐位，将腕部放在垫枕上，掌侧朝下，医师坐其对面，用拇指按合谷、阳溪、鱼际及阿是穴，每个穴位按 1 分钟。

（2）医师用大鱼际或小鱼际直擦患侧指间关节，以透热为度。

（3）医师用双手大鱼际分推腕部、手掌及手指，反复操作 1 分钟。

（4）医师一手握住患侧腕关节，另一手拇指指端着力于施术关节的指端，余四指置于相应位置以助力，做反向的拔伸，持续 5 秒，反复操作 5 遍。

注：推拿治疗前，一定要除外指间关节脱位或者骨折，以免造成医源性损伤。

预后

本病属于急性损伤，及时治疗预后较好。

锻炼方法

握拳放松练习：患者取坐位，患侧手可进行握拳、放松练习，重复 10～20 次，动作不宜过快，要保证充分握拳和放松。

注：治愈后应注意手部保暖，避免冷水洗手。

六、腰痛

（一）急性腰扭伤

注：本病因发生于腰部时可造成肌肉、韧带、筋膜、腰椎、椎间盘的损伤。为了

更明确损伤的部位和性质，故学习前要复习一下腰部的解剖结构。

急性腰扭伤是指人们在日常生活和工作中，由于腰部肌肉不协调地收缩，导致腰部肌肉、韧带、筋膜的急性损伤。本病多见于成年人，以青壮年最多，老年及少年较少，男性多于女性，以体力劳动者多见。平素缺乏体育锻炼者也常发生。

诊断

1. 临床症状

（1）腰部剧烈疼痛，呈刀割样或撕裂样疼痛；疼痛多在一侧，也有两侧均感疼痛；疼痛多位于腰骶部，较重者可有臀部及下肢牵涉痛，其部位及疼痛性质较模糊。为减轻腰部疼痛，患者常以两手扶住腰部以固定。

（2）腰部运动功能及负重功能受限。

（3）腰椎生理曲度减小或消失，脊柱可有侧弯。

（4）腰部肌肉痉挛，呈强直状。

2. 临床体征

腰部压痛，压痛点常在第 4 ~ 5 腰椎、第 5 腰椎 ~ 第 1 骶旁、竖脊肌起点处、第 3 腰椎横突处，按压时常为剧烈疼痛，痛点固定。

3. 检查

X 线检查：腰椎正侧位可见脊柱侧弯。侧位片可见生理曲度减小，甚至消失。X 线片检查有助于观察有无先天畸形、横突骨折、关节突骨折、棘突骨折、骨刺骨折，以及其他骨病。屈曲侧位片则有助于诊断是否有棘上、棘间韧带断裂。

治疗

1. 治则

舒筋活血，消肿止痛。

2. 手法

点法、揉法、揉法、擦法。

3. 操作

（1）患者取俯卧位。医师双手拇指点按患者双侧肾俞、气海俞、委中、绝骨穴，点按的力量要大，每个穴位操作 1 分钟。

（2）医师用揉法作用于患者腰背部肌肉，方向与肌腹垂直，自上而下，重点在腰椎两侧的骶棘肌，往返操作 3 ~ 5 遍。

（3）医师用揉法作用于腰椎两旁的骶棘肌，往返治疗 3 ~ 5 遍。

（4）医师用小鱼际直擦腰部两侧膀胱经，然后横擦腰骶部，以透热为度。

注：由于是急性损伤，故尽量避免使用运动关节类手法。

预后

本病是急性发病，及时治疗预后较少，痊愈后要加强腰部锻炼以防再次复发。

锻炼方法

双手抱膝贴胸训练：仰卧位，双腿屈髋屈膝立于床上，双手抱膝尽量使双侧大腿前侧贴于胸部，保持此位置 3 ~ 5 秒，之后缓慢回到原位，此为 1 次完整动作，3 ~ 5 次/组，3 组/天。

注：本病预后的锻炼非常重要，在做功能锻炼时，上身及头部始终平卧于床上，不要抬起，同时动作一定要缓慢。

（二）慢性腰肌劳损

注：事实上，腰部软组织的劳损除肌肉劳损外，还包括韧带劳损和筋膜劳损。故在学习此病前，还需要复习一下腰椎解剖知识。

慢性腰肌劳损是指腰部软组织长期受到慢性、损害性刺激，造成腰部肌肉、韧带、筋膜等组织慢性损伤，出现缺血、变性、渗出、粘连等病理变化，并产生局部疼痛。本病好发于成年人，缺乏体育锻炼的人发病率更高。

【诊断】

1. 临床症状

（1）腰部一侧或两侧广泛酸痛，反复发作；劳累后加重，休息后减轻；晨起轻，夜间重。

（2）腰部功能多为正常，但活动时可能有不适感。在急性发作时，脊柱可有侧弯，可出现下肢牵涉痛。

2. 临床体征

（1）直腿抬高试验及直腿抬高加强试验阴性。

（2）屈颈试验阴性。

（3）下肢后伸试验阴性。

3. 检查

> **注**：部分患者 X 光片有脊柱侧弯，生理曲度减小。骨质增生程度与年龄、病程成正比。X 线片有助于除外脊柱先天畸形，如脊柱裂、腰椎骶化、骶椎腰化、脊柱侧弯、椎体畸形。

X 线检查：腰椎正侧位 X 线片，多无阳性表现。

【治疗】

1. 治则

舒筋通络，解痉止痛。

2. 手法

推法、按法、撥法、摇法、擦法。

3. 操作

（1）患者取俯卧位，医师站其侧，用手掌的大小鱼际，从上至下分别推背部督脉（大椎至长强）及两侧夹脊、足太阳膀胱经（大杼至昆仑、附分至昆仑），每条经推 3 ~ 5 遍。

（2）医师先用揉法沿患者脊柱两侧膀胱经自下而上施术 3 ~ 5 遍，力量由轻到重，然后按照上述方向继续使用撥法操作 3 ~ 5 遍。

（3）医师用双手拇指点按肾俞、腰阳关、大肠俞等穴，每个穴位操作 1 分钟，以酸胀为度。

（4）患者屈膝屈髋，医师抱住患者双膝做腰骶部的旋转运动，顺、逆时针各 8 ~ 10 次，然后让患者双手抱住双膝，做抱膝滚腰动作 10 ~ 20 次。

（5）患者取俯卧位，医师用手掌直擦腰骶部，擦时用力要深沉，操作 5 分钟，以透热为度。

> **注**：擦法操作时，可适当选用按摩乳予以辅助。

【预后】

本病由长期劳损积累而成，病情容易反复，平时需注意劳逸结合。

> **注**：治疗后，患者要注意正确坐姿和劳动的适宜姿势。

【锻炼方法】

"双桥"训练：患者取仰卧位，双腿屈髋屈膝立于床上，双手放于体侧，双脚用力向下蹬，腰、腹部同时用力使臀部缓慢离开床面一定距离，保持此姿势 10 秒，之后缓慢放下，此为 1 次完整动作，10 次/组，3 组/天。

> **注**：本病为慢性起病，功能锻炼对避免反复非常重要，但是在做功能锻炼时，动作必须缓慢，做到慢起慢落；尽量挺直身体，不要挺肚、塌腰。

（三）腰椎间盘突出症

腰椎间盘突出症，又称腰椎间盘纤维环破裂症，是临床常见的腰腿痛疾病之一。本病是由于腰椎间盘发生退行性变后，导致脊柱内外力学平衡失调，在外力作用下，纤维环破裂，髓核突出刺激或压迫神经根、血管或脊髓等组织所引起腰部疼痛，一侧下肢或双下肢麻木、疼痛等一系列临床症状。本病多发于第 4～5 腰椎及第 5 腰椎与第 1 骶椎之间的椎间盘，约占 95%。

> **注**：建议在学习本章节之前，复习腰椎的局部解剖与生理病理及腰部的运动关节类手法。

诊断

1. 临床症状

（1）腰痛合并下肢放射痛，疼痛放射至小腿或足部。

（2）腰背部板滞、活动功能障碍。

（3）病程较久者，患者常有局限于小腿后外侧、足背、足跟或足掌的主观麻木感。

2. 临床体征

（1）直腿抬高试验及直腿抬高加强试验阳性。

（2）屈颈试验阳性，严重者坐位屈颈试验不能完成。

（3）下肢后伸试验阳性。

（4）腹压增高时，腰痛加剧，且伴有下肢放射性疼痛。

（5）第 4～5 腰椎或第 5 腰椎、第 1 骶椎棘间韧带侧方可触及明显压痛点，按压痛点时，可引起小腿或足部的放射性疼痛。

（6）小腿前外或后外侧皮肤感觉减退，趾肌力减退，患侧膝、跟腱反射减退或消失。

3. 检查

（1）X 线检查：单纯 X 线平片不能作为确诊腰椎间盘突出症的唯一依据，但 X 线片上有时可见椎间隙变窄、椎体边缘增生等退行性改变，是一种间接的提示。此外，X 线平片可以发现有无结核、肿瘤等骨病，有重要的鉴别诊断意义。

（2）CT 检查：可较清楚地显示椎间盘突出的部位、大小、形态和神经根、硬脊膜囊受压移位的情况，同时可显示椎板及黄韧带肥厚、小关节增生肥大、椎管及侧隐窝狭窄等情况，对本病有较大的诊断价值，目前已普遍采用。

（3）MRI 检查：无放射性损害，对腰椎间盘突出症的诊断具有重要意义，可以全面地观察腰椎间盘是否病变，并通过不同层面的矢状面影像及所累及椎间盘的横切位影像，清晰地显示椎间盘突出的形态及其与硬膜囊、神经根等周围组织的关系，另外，可鉴别是否存在椎管内其他占位性病变。但对于突出的椎间盘是否钙化的显示不像 CT 检查有优势。

> **注**：在骨伤疾病影像学检查中，不仅要观察骨结构和椎间盘组织异常病变的局部

器质性改变，同样要重视因软组织病变、骨结构及节段稳定性下降所产生的脊柱和四肢骨关节整体功能性形态改变，如倾斜、旋转、错缝等现象。临床上许多问题往往并不因骨质增生而引起，而由软组织病变、骨结构及节段失稳所致，不能仅凭影像学诊断下结论。

治疗

1. 治则

舒筋通络，理筋整复，活血化瘀。

2. 手法

㨰法、按法、拿法、运动关节类手法等。

3. 操作

（1）患者取俯卧位；沿膀胱经第一侧线，用㨰法由上向下滚至骶髂关节；先治疗患侧，再治疗对侧；操作 3 ~ 5 分钟。

（2）医师用拇指沿膀胱经，从大杼按至白环俞，或可将食指、中指叠按，应注意控制力量；医师站在患者侧面，肘关节伸直，稳住肩部，并通过前后移动身体来控制按压的力量；每穴按压 3 次。

> **注**：询问患者是否能承受这个压力，缓慢增加力量。

（3）患者双手抓住床头或助手固定其肩部；医师立于患者足端；医师双手分开握住患者两下肢足踝部，身体宜后倾，逐渐向其足端拔伸，保持拔伸力 1 分钟左右。

（4）患者双下肢并拢；医师一手按其腰部，另一手臂托抱于两下肢膝关节双上方，并缓缓上抬，使其腰部后伸；当伸至最大限度时，双手协调用力，以"巧力寸劲"做一大幅度的下按腰部与上抬下肢相反方向施力的快速扳动；操作 1 次。

> **注**：在拔伸、扳按过程中观察患者情况，如有不适，立即停止，更换手法。

> **注**：在任何情况下，重视禁忌证。如果有任何间盘突出引起的急性症状存在时，任何运动关节类手法都必须避免。

（5）患者取侧卧，在上一侧的下肢屈髋屈膝，在下一侧的下肢自然伸直；医师一手（或肘）推按住患者肩前部或肩后部，另一手（或肘）抵住患者臀部或髂前上棘，两手（或两肘）协调施力，先做数次腰部小幅度扭转活动；待放松完后，将患者腰部旋转至最大限度（即扭转至明显有阻力处），略停片刻，施以"巧力寸劲"，做突发的增大幅度的快速扳动；或可听见"咔咔"的弹响；操作 1 次。

（6）患者取俯卧位；以肘尖按环跳穴半分钟。

（7）患者取侧卧、屈膝屈髋位；以肘尖按居髎穴半分钟。

（8）患者取俯卧位；医师站于患者下腰部旁；按腰眼，按压时向内向下发力，直按到第 3 腰椎横突为止，慢慢加压然后放松；重复 3 ~ 5 次。

（9）患者取俯卧位；医师站于患者左侧；以手掌紧贴大腿根部前侧，拇指和其余四指相对，自上而下，用力捏拿按摩至踝关节，重复 3 ~ 5 次。

注： 推拿手法的运用需要明确指征。脊柱和四肢的关节运动类手法不可滥用，以免因反复使用而进一步损害其稳定性。反复地对脊柱和四肢骨关节应用调整类手法，必然会造成维持其内源性稳定的韧带组织出现蠕变效应，更加松弛，以致脊柱和四肢骨关节的稳定性进一步下降，而影响疗效。

预后

病情容易反复，推拿治疗效果明显，配合功能锻炼，增加腰部肌肉力量，可获得较好疗效。

注： 治疗期间，患者宜卧硬板床休息，并注意腰部保暖；腰椎间盘突出症中央型推拿治疗操作时宜慎重；治疗腰椎间盘突出症诊断要明确。

锻炼方法

（1）背伸锻炼：患者俯卧，双下肢伸直，两手放在身体两旁，两腿不动，抬头时上身躯体向后背伸，3组/天，20~50次/组，经过一段时间的锻炼，适应后，改为抬头后伸及双下肢直腿后伸，同时腰部尽量背伸，5~10组天，50~100次/组，以锻炼腰背部肌肉力量。

（2）倒走：于地面平整、较为空旷之处，行倒走训练。倒走时，可摆动双臂以保持身体平衡。初走时，须注意避免跌跤，时间可在10分钟左右，熟练后，可酌情延长。此法可调整腰背肌功能，贵在坚持。

注： 推拿治疗骨伤科疾病需要防治结合。在治疗上，除了注重骨关节的运动关节类手法外，同时应重视软组织的理筋松解一类手法；纠正错缝、滑利关节，与行气活血、舒筋通络、温寒散瘀等综合性地应用。在预防上，推拿可以通过激发和引导经络系统，将机体各脏腑、组织、器官的功能调节到最佳状态，使机体正气旺盛，抗病力增强，可预防疾病复发或已病防变。针对临床上常见的因退行性变化、劳损而致的脊柱、四肢关节疾病，临床症状迁延反复，时作时息，应指导病员运用中国传统功法，进行主动的功能锻炼，以加强和延伸临床疗效。

（四）退行性腰椎骨性关节炎

退行性腰椎骨性关节炎是指中年以后由于脊柱的退变，出现骨质增生，增生的骨质直接或间接刺激周围组织所产生的病症。本病好发于中年以后，男性多于女性，长期从事体力劳动者易患此病。

注： 退行性变是发生本病的主要原因。椎体边缘增生与椎间盘退变有着密切的联系，故学习本病前，需要复习腰椎椎骨和椎间盘的生理解剖及其病理生理的相关知识。

诊断

1. 临床症状

（1）腰背酸痛不适，不能久坐久站，晨起症状较重，活动后减轻，但过度活动或劳累后加重。

（2）腰部功能活动不利。

（3）腰椎生理曲度减小或消失。

（4）局部肌肉痉挛，有轻度压痛，一般

无放射痛。

2. 临床体征

一般特殊检查可接近正常。

3. 检查

X线检查：可见椎体边缘有不同程度增生，或有椎间隙变窄，生理弧度改变。

【治疗】

1. 治则

行气活血，解痉止痛。

2. 手法

点法、㨰法、揉法、扳法、擦法。

3. 操作

（1）患者取俯卧位，医师用拇指点按肾俞、大肠俞、腰阳关、居髎穴，每穴点按1分钟。

（2）医师用㨰法施术于腰背两侧骶棘肌，自上而下反复操作3~5遍，然后用掌根按揉3~5遍。

（3）患者侧卧位，医师用腰椎斜扳法，左右各1次。

> **注：**行腰椎斜扳法时，不要过分强调听到"咔哒"的声响，避免造成医源性损伤。

（4）患者取仰卧位，沿着脊柱两侧膀胱经施擦法，再擦腰骶部，以透热为宜。

> **注：**行擦法时，可适当选取介质。

【预后】

本病为退行性疾病，病情容易反复，推拿治疗虽然效果明显，但若不注意平时的养护，极易造成复发。

> **注：**行擦法时，可适当选取介质。

【锻炼方法】

（1）仰卧蹬车：患者仰卧位，双手放于体侧，双腿抬起，膝关节屈曲，在空中模仿蹬自行车动作，左右交替为1次完整动作，20~30次/组，3组/天，蹬车动作要缓慢而有力；做动作时腰部和臀部不可离开床面。

（2）腰部左右摇摆：患者仰卧位，双腿屈髋屈膝立于床上，双手叉腰，双膝同时向左侧倾斜至一定角度，回到起始位，然后再向右侧倾斜至一定角度，回到起始位，左右交替为1次完整动作，6次/组，3组/天。双手叉腰可使腰部不随双膝的摆动而摆动；双膝的倾斜角度不宜过大，至双腿可控制的位置即可。

> **注：**应嘱患者参加体育运动之后，要注意对腰部的保护，内衣出汗浸湿后要及时换洗，预防湿邪内侵，疼痛加重；出汗后也不要立即洗澡，待落汗之后再洗，以防止受凉、受风。

七、髋痛

（一）髋关节滑囊炎

髋关节滑囊炎是由于长期的摩擦、压迫造成髋关节周围滑囊积液、肿胀，形成慢性无菌性炎症的一种病症，可分为坐骨结节滑囊炎、股骨大转子滑囊炎、髂耻滑囊炎等。本病多见于老年人。

> **注：**建议在学习本章节之前，复习髋关节的局部解剖及生理病理相关知识。

诊断

1. 临床症状

（1）坐骨结节滑囊炎：患者坐骨结节部疼痛、肿胀，久坐不能，坐硬板凳时疼痛加剧，臀肌收缩时可产生疼痛并向臀部放射，坐骨神经受刺激时，可出现坐骨神经痛。

（2）股骨大转子滑囊炎：患者不能向患侧卧，髋关节内旋可使疼痛加剧；患者为了减轻疼痛常常将患肢放在外展、外旋位以使肌肉松弛。

（3）髂耻滑囊炎：股三角外侧疼痛，髂腰肌收缩、屈曲髋关节或臀大肌收缩、伸直髋关节时疼痛加剧，髋关节活动受限，疼痛可沿大腿前侧放射至小腿内侧。

2. 临床体征

（1）坐骨结节滑囊炎：患者坐骨结节部肿胀、压痛，检查时可在坐骨结节部较深层摸到边缘较清晰的椭圆形的肿物并与坐骨结节部相连。

（2）股骨大转子滑囊炎：股骨大转子的后方及上方可有压痛和肿胀，髋关节内旋受限，滑囊肿胀明显时，局部可摸到肿块，有时有波动感。

（3）髂耻滑囊炎：股三角外侧压痛，滑囊过度肿胀时腹股沟的正常凹陷消失或隆起。髋关节活动受限。

3. 检查

（1）X线检查：如关节积液较多时，髋关节正、侧位片可见关节间隙变大。

（2）白细胞总数及血沉均正常，偶见增高，细菌培养阴性。

治疗

1. 治则

舒筋助动，活血消肿。

2. 手法

按揉法、拨法、推法、擦法、撩法等手法。

3. 操作

（1）坐骨结节滑囊炎

①患者俯卧位，用按揉法施于坐骨结节部及其周围约六分钟。②用拨法拨局部约3分钟。③用按揉法、推法施于局部约3分钟。④患者侧卧位，患肢屈膝屈髋，用擦法擦坐骨结节部，以透热为度。

（2）股骨大转子滑囊炎：①患者侧卧位，患侧在上，用撩法放松髋部外侧肌肉，时间约6分钟。②以拨法拨滑囊约3分钟。③以拇指揉局部约3分钟。④以擦法擦局部，以透热为度。

（3）髂耻滑囊炎：①患者仰卧位，膝、髋关节稍屈曲，用拇指揉腹股沟区，同时配合髋关节屈伸运动，时间约6分钟。②用拨法在股三角外侧部轻快地进行拨动约3分钟。③以擦法擦局部，以透热为度。

注：对局部滑囊进行按揉法及拨法时，手法不宜过重，以免刺激局部滑囊，加重疼痛症状。

预后

（1）治疗期间应注意减少髋部活动。

（2）不宜坐硬、冷板凳。

（3）对于坐骨结节滑囊炎的患者，坐位时可使用较软的圆形气垫，以免坐骨结节部长时间受压。

锻炼方法

可行下蹲及立位下肢后伸锻炼。

（二）髋关节扭伤

髋关节扭伤是指髋关节超范围活动或姿

势不正所受到的扭挫损伤。髋部周围的肌肉、韧带和关节囊因受到异常牵拉而发生撕裂、出血、肿胀等现象，并出现一系列症状。

> **注**：建议在学习本章节之前，复习髋关节的局部解剖及生理病理相关知识。

【诊断】

1. 临床症状

（1）损伤后患侧髋部疼痛、肿胀、功能障碍。

（2）活动时加重，休息静止时疼痛减轻。

（3）患肢负重行走活动受限，呈保护性姿态，如跛行、拖拉步态、骨盆倾斜等。

2. 临床体征

（1）检查可发现患侧腹股沟处有明显压痛，在股骨大转子后方亦有压痛，臀部某个区域肌肉压痛，髋关节各方向被动活动时均可出现疼痛加重。

（2）偶有患肢外观变长。

（3）托马斯（Thomas）征可出现阳性。

3. 检查

（1）X线检查多无异常表现。

（2）MRI检查可表现关节腔积液、肌肉间积液或肌肉、韧带、关节囊不连续信号。

【治疗】

1. 治则

舒筋通络，理筋整复，活血化瘀。

2. 手法

点法、按法、揉法、摩法、拿法、运动关节类手法等。

3. 操作

（1）患者俯卧位，医师在髋部痛点做点按、揉、摩等手法。

（2）然后改仰卧位，在髋部痛处做按、揉、拿等理筋活络手法。

（3）最后，医师一手固定骨盆，一手握膝，在屈膝屈髋下，边摇转边下压，并外展外旋伸直下肢数次，可使嵌顿的圆韧带或关节囊松解，消除因疼痛导致的肌肉痉挛，恢复髋关节活动度。

> **注**：治疗期间，患者应注意卧床休息，避免负重，减少对髋关节的刺激。

【预后】

不需严格的固定，但应限制患肢活动或负重，并注意保暖、避风寒。

【锻炼方法】

（1）患者取仰卧位，患肢屈髋、屈膝，双手叉指合掌抱住胫骨近端前方，反复屈肘向上拉与主动屈髋运动相结合，加大屈髋力量及幅度，持续活动3~5分钟，次数、幅度逐渐增加。

（2）患者仰卧位，足不离床面，尽量屈膝屈髋。然后以双足为轴心，双膝做内收、外展、内旋、外旋活动5~10分钟，以外展为主，幅度逐渐增加。

> **注**：髋关节恢复过程中，应以床上的锻炼方式为主，避免负重，或长时间站立行走，直至髋关节疼痛消失，活动范围正常为止。

八、膝痛

（一）膝关节创伤性滑膜炎

膝关节创伤性滑膜炎是由于膝关节遭受扭挫等外伤和多种关节内损伤，导致关节囊滑膜层损伤，发生充血、渗出，关节腔内大量积液、积血而引起滑膜炎，以膝关节积血、积液为主要症状的临床综合征。

> **注：**建议在学习本章节之前，复习膝关节的局部解剖与生理、病理相关知识。

诊断

1. 临床症状

（1）关节肿胀：多为弥漫性肿胀，且逐渐加重。急性创伤可为关节血肿，伤后即时或之后 1～2 小时内发生，膝及小腿部可见广泛的瘀血斑。

（2）关节疼痛：伤后即可出现疼痛，并逐渐加重。活动后疼痛加剧；尤其下蹲时疼痛明显。

（3）活动受限：伤后出现膝关节活动受限及跛行，下蹲困难。通常在伤后 6～8 小时出现滑膜反应性积液，膝关节明显肿胀、发热、屈伸活动受限。

2. 临床体征

（1）膝关节压痛广泛。

（2）膝关节肿胀明显，多为弥漫性肿胀，局部皮温增高。

（3）膝关节活动困难，过伸、过屈活动不能完成，抗阻力伸膝疼痛尤甚。

（4）浮髌试验阳性。

3. 检查

（1）膝关节穿刺可抽出淡黄色或淡红色液体，积液细菌培养阴性。

（2）X 线检查：骨质可无异常发现，或有关节内游离体，骨关节边缘有骨刺。

治疗

1. 治则

舒筋通络，活血止痛，滑利关节。

2. 手法

擦、按、揉、点、推、弹拨、摇、拔伸等手法。

3. 操作

（1）患者仰卧位，医师站于一侧，以擦法沿大腿内、外及前侧，从上向下反复操作 3 分钟。

（2）双手从大腿根部往膝盖方向缓慢推按，推按至髌骨上缘，力度由轻逐渐加重，反复推按 3 分钟。

（3）再以揉法沿小腿外侧，从上向下反复操作 3 分钟。

（4）患者仰卧位。医师站于一侧，先点按髀关、伏兔、委中、膝眼、足三里、阳陵泉、三阴交等穴，每穴半分钟，以酸胀为度。

（5）再沿髌骨四周以轻柔的弹拨法做环状弹拨，约 2 分钟。

（6）最后在膝部周围施以按揉手法，约 2 分钟。

（7）患者仰卧位。医师站于一侧，将患肢髋、膝关节各屈曲 90°，医师一手托扶腘窝部，另一手握踝上，在轻微的牵引状态下做膝关节摇法 6～7 次。

（8）再将膝关节充分屈曲，再将其伸直，反复 5 次，动作要求轻柔缓和。

> **注：**推拿手法治疗力度宜轻柔，忌用暴力按压髌上囊。

预后

患膝不宜过度活动，可进行适度的防止肌肉萎缩及防止粘连的功能锻炼；局部注意保暖，避免寒湿侵袭。

锻炼方法

（1）创伤早期，做股四头肌收缩，以防止肌肉萎缩。

（2）晚期则做膝关节屈伸活动，防治或解除粘连。

（3）膝关节功能锻炼禁忌暴力，不宜过度活动。

（二）髌骨软化症

髌骨软化症，也称髌骨软骨软化症或髌骨软骨病，是由于膝关节外伤或劳损导致的髌骨下软骨的损伤。好发于 15～40 岁，女性较男性多；多双侧发病或两侧先后发病；尤以长期站立、反复屈伸膝关节者及运动员最多见。

> **注**：建议在学习本章节之前，复习膝关节的局部解剖与生理、病理相关知识。

〔诊断〕

1. 临床症状

（1）膝关节疼痛：本病起病缓慢，最初常感到膝部隐痛、下楼时疼痛，逐渐变为上下楼梯都痛，下蹲后站起时疼痛、无力；常两侧先后发病。

（2）可以有"软腿""假交锁"现象。

2. 临床体征

（1）压痛：髌骨关节面、髌骨周围压痛，尤以髌骨内缘多见，有时膝眼处也可有压痛。

（2）髌骨研磨试验阳性。

（3）单腿半蹲试验阳性。

（4）髌骨抽动试验（Zohlen's征）阴性有助于排除髌骨软化。

（5）髌骨移动度：对比两侧髌骨的移动范围。患侧较正常侧移动范围减少，提示膝关节骨性关节炎、股四头肌紧张、膝关节僵硬、关节内外粘连等。移动范围增加则见于髌骨不稳，关节韧带松弛。

（6）股四头肌可有轻度萎缩，关节活动多不受限。

3. 检查

（1）X线检查：髌骨轴位片，早期多属正常，晚期髌骨与股骨关节间隙变窄，可见髌骨关节面软骨下骨质致密、不光滑，有时可见囊性变，边缘出现骨质增生。

（2）关节镜检查可明确诊断。

〔治疗〕

1. 治则

舒筋祛瘀，通经助动。

2. 手法

点、揉、擦、擦、摇等手法。

3. 操作

（1）患者仰卧位，医师站于一侧，揉捏膝关节周围，约1分钟，以酸胀为度。

（2）以擦法作用于膝关节及其周围，特别是髌骨上、下缘及股四头肌部，约5分钟。

（3）揉拿股四头肌部及小腿肌肉部，约5分钟。

（4）患者仰卧位。医师站于一侧，点揉血海、阴陵泉、阳陵泉、膝眼、鹤顶、膝阳关等穴，约3分钟，以酸胀为度。

（5）患者俯卧位。医师站于一侧，以掌擦法擦膝关节两侧及腘窝，以透热为度。

（6）患者仰卧位。医师站于一侧，摇膝关节3～5次，再拔伸，持续半分钟。

〔预后〕

屈膝位髌骨所受压力较大，容易损伤关节面。患者应避免持续性蹲位，以减轻髌骨关节面的压力。

〔锻炼方法〕

尽早非负重主动充分活动膝关节，加强股四头肌锻炼，如坐在床边主动伸、屈膝关节。

> **注：** 充分活动关节可使髌骨关节面各个部分都受到刺激，使滑液营养成分能均匀渗透到软骨组织中去，能增强关节的润滑作用。

（三）膝关节骨性关节炎

骨性关节炎是指关节周围骨质增生，刺激周围组织产生的症状。因膝关节骨性关节炎多由增生引起，故又称增生性骨关节炎；因好发于中老年人，故也称老年骨关节病；因患病后关节变形，故称之为变形性关节炎；因本病属退行性疾病，故又称为退行性关节炎。膝关节骨性关节炎在全身骨性关节炎中发病率最高。膝关节骨性关节炎与年龄、职业、创伤、肥胖、膝关节畸形、寒冷和潮湿等因素有密切关系；男女均可发病，但以女性多见，尤其是闭经后的妇女。

> **注：** 建议在学习本章节之前，复习膝关节的局部解剖与生理、病理相关知识。

[诊断]

1. 临床症状

（1）膝关节疼痛：疼痛轻重不等，轻时可无痛或轻度疼痛，重时可剧烈疼痛。疼痛的特点：①始动痛：膝关节处于某一位置较长时间后，开始运动时疼痛，活动片刻后疼痛缓解，活动过久再次出现疼痛。②负重痛：膝关节在负重时疼痛，如上下楼、上下坡时出现疼痛。③主动活动痛：主动活动时因肌肉收缩较被动活动（检查）时疼痛。④休息痛：膝关节在某一位置长时间不动时出现疼痛，也称静止痛。与静脉血液回流不畅，造成髓腔及关节内压力增高有关，需要变换体位才可以缓解。⑤与天气变化有关。

（2）膝关节功能受限：功能受限程度轻重不一，负重功能及运动功能均可受限。

2. 临床体征

（1）膝关节畸形：畸形可有可无，轻重不一。畸形可导致骨性关节炎；骨性关节炎又可使畸形加重。临床常见有"O"形腿、"X"形腿、"K"形腿，有时还可见膝关节屈曲挛缩、过伸畸形。

（2）压痛：常见的压痛点有股骨内髁、股骨外髁、胫骨内侧髁、胫骨外侧髁、髌骨上下极、膝眼处。

（3）关节摩擦音：膝关节运动时，关节内可发出摩擦音。摩擦音的有无、大小可因患者病程的长短、增生的轻重而不同。柔和的摩擦音常提示退变和增生较轻；粗糙的摩擦音常提示退变和增生较重。

（4）肿胀：部分患者可有轻度肿胀。当增生的骨质刺激滑膜时也可使肿胀加重。

3. 检查

X线检查：膝关节正位片可见：胫骨髁间棘变尖；关节间隙变窄或不等宽；股骨内外髁和胫骨内外侧髁增生；骨刺可分为压力性骨刺、牵拉性骨刺；关节面模糊。侧位片可见：髌骨上下缘骨质增生，髌韧带钙化。髌骨轴位片可见：髌骨关节面变窄，关节面不光滑，髌骨边缘骨质增生。

[治疗]

1. 治则

舒筋祛瘀，松解助动。

2. 手法

摟、揉、拿、拨、擦、摇等手法。

3. 操作

（1）患者仰卧位。医师站于一侧，以摞法作用于大腿股四头肌，重点在髌骨上部操作，约5分钟。

（2）点揉鹤顶、膝眼、阳陵泉、血海、梁丘、伏兔、风市等穴，约3分钟。

（3）患者俯卧位。医师站于一侧，以摞法作用于大腿后侧、腘窝及小腿后侧，约三分钟。

（4）拿委中、承山穴数次。

（5）患者仰卧位。医师站于一侧，以按揉与弹拨法交替作用在髌韧带、内外侧副韧带，重点在鹤顶、膝眼、阳陵泉、血海、梁丘等穴周围进行治疗，约3分钟。

（6）提拿髌骨数次。

（7）以掌擦法擦患膝周围部，以透热为度。

（8）患者仰卧位，屈髋屈膝。医师站于一侧，一手扶按患膝髌骨，另一手握持小腿远端，做屈膝摇法，配合膝关节的屈伸、旋转等被动活动数次。

预后

对于膝关节疼痛、肿胀较重者，应嘱患者卧床休息；疼痛、肿胀缓解后，可适当加强体育锻炼。

注：应嘱肥胖患者适当加强体育锻炼，节制饮食，建议体重指数控制在25以下，以减轻膝关节的负担。

锻炼方法

（1）加强膝关节功能锻炼：做屈伸和摇摆以恢复膝关节运动功能。

（2）股四头肌静力收缩练习有助于消肿，恢复股四头肌肌力，预防并治疗股四头肌萎缩。

九、踝、跟痛

（一）踝关节软组织损伤

踝关节软组织损伤是指由于踝关节扭伤，导致踝关节周围韧带、关节囊的损伤，常被称为踝关节扭伤。本病可发生于任何年龄的人。踝关节通常在跖屈内翻位损伤。

注：建议在学习本章节之前，复习踝关节的局部解剖与生理病理相关知识。

诊断

1. 临床症状

（1）疼痛：损伤后即感踝关节处疼痛，疼痛的程度依损伤的轻重而不同。内侧副韧带损伤时，内侧疼痛；外侧副韧带损伤时，外侧疼痛。因踝关节多在跖屈内翻位损伤，多损伤距腓前韧带和跟腓韧带，故多见踝关节前外侧、外侧疼痛。在外侧副韧带受到牵拉的同时，内踝可因距骨的挤压而产生疼痛。

（2）功能受限：损伤后踝关节各方向的主动活动受限，行走困难。

（3）肿胀、瘀斑：损伤后即可出现不同程度的肿胀和瘀斑。肿胀和瘀斑多在损伤3~4小时以后出现并逐渐加重。内侧肿胀提示内侧损伤，外侧肿胀提示外侧损伤。瘀斑常出现在损伤部位的下方、远侧，瘀斑常为青色。如果在损伤后即刻出现较重的肿胀、瘀斑，应注意是否有骨折。

2. 临床体征

压痛：压痛明显，压痛的部位即为损伤的部位。距腓前韧带损伤时压痛常在外踝前下方。应注意检查内踝、外踝、内踝尖、外踝尖、第五跖骨基底部是否有压痛，以排除骨折。

3. 检查

X 线检查有助于除外骨折。通常拍踝关节的正侧位片。若考虑有韧带完全断裂，应拍踝关节的内翻应力片或外翻应力片。若损伤一侧关节间隙明显增宽或距骨脱位，提示韧带完全断裂。

治疗

1. 治则

祛瘀消肿，止痛助动。

2. 手法

按揉、摩、推、摇等手法。

> **注**：运用手法治疗踝关节软组织损伤时应注意其适应证：无骨折，且非Ⅲ度损伤（Ⅰ度损伤为韧带轻度断裂，Ⅱ度损伤为韧带断裂较重但无完全断裂，Ⅲ度损伤为完全断裂）。

3. 操作

（1）急性期不宜手法治疗，若有跗跗关节错位，可采用牵拉足趾使其复位的治疗方法。然后根据具体情况进行包扎固定或限制活动。损伤 72 小时后再做手法治疗。

（2）恢复期具体治疗手法如下：①患者坐于床上，患肢伸直。医师以拇指及大鱼际按揉伤足。按揉的力量宜小不宜大，按揉的顺序为从远端至近端，从损伤的周围至损伤的局部，用以活血祛瘀。②在患者损伤的局部涂少量按摩乳，做指摩法，然后从远端向近端做推法，以促使肿胀消除。③医师一手托足跟，另一手握足背，进行环旋摇动，以

不痛为度。

> **注**：本法不宜使用得太早，一般用于损伤 2 ~ 3 周以后仍有疼痛且功能受限者。在摇动时，不可强力摇动，特别是在患者感到最痛的角度，以免刚修复的韧带再度损伤。

预后

1. 急性期患者，若损伤较轻，可用轻柔的手法治疗，治疗后包扎固定或限制患足活动，使损伤组织彻底修复，以防日后反复损伤；嘱患肢抬高以促使肿胀消退。若损伤较重，应慎用手法治疗，特别是运动关节类手法，以免加重损伤。

2. 急性期应嘱患者在局部做冷敷，待肿胀不再加重时，改用热敷以活血祛瘀。急性期一般冷敷 72 小时。

3. 在恢复期，应嘱患者进行功能锻炼，以利于肿胀的消除。

锻炼方法

患者在恢复期时为了预防粘连，可行踝关节的内、外翻及跖屈、背伸活动，活动以患者无疼痛感为度。经过一段时间的锻炼，适应后，可进行缓慢行走训练。

（二）跟痛症

跟痛症是指足跟部跖侧的疼痛。依据病因的不同，还可称跟骨骨膜炎、跟骨骨刺、跖筋膜附着区末端病。以 40 ~ 60 岁的中老年人多见；在运动损伤中，以中长跑、跳跃、体操、篮球运动员多见。

> **注**：建议在学习本章节之前，复习足跟部局部解剖与生理、病理相关知识。

诊断

1. 临床症状

（1）疼痛：足跟跖侧疼痛，一般疼痛的部位比较局限；晨起站立时疼痛；休息以后开始行走时疼痛较重（初动痛），行走片刻后疼痛减轻，行走过久疼痛又可加重；开始休息时疼痛（休息痛），片刻后消失。

（2）肿胀、麻木感：足底局部可见肿胀，可伴有足底胀麻感。

2. 临床体征

压痛：跟骨结节前内侧压痛多为跟骨骨刺或跖腱膜炎；跟骨结节下方正中或偏后缘压痛多为跟骨脂肪垫变性；足跟后上方压痛多为跟腱炎、跟骨皮下滑囊炎。

3. 检查

X 线检查：中老年人可在跟骨侧位片上看到跟骨骨刺。急性损伤，拍 X 线片有助于除外骨折。

治疗

1. 治则

以祛瘀、通经为治疗原则。

2. 手法

点、按、揉、拿、弹拨、摇、擦等手法。

3. 操作

（1）患者仰卧位。医师站其患侧，点按三阴交、金门、然谷、太冲、照海、昆仑、申脉、涌泉等穴及足跟部，每处半分钟。

（2）以掌跟或握拳叩击痛点，连续数十次。

（3）患者俯卧位。医师站其患侧，从小腿腓肠肌起，至跟骨基底部施按揉、拿法，上下反复操作 5 分钟。

（4）横行足趾方向弹拨足底跖筋膜 1 分钟。

（5）患者仰卧位。医师站其足侧，轻摇踝关节，屈伸踝关节，反复数十次。

（6）以小鱼际擦法沿跖筋膜走行方向擦足跟部及涌泉穴，均以透热为度。

> **注**：手法适用于跟骨骨刺、跟骨滑囊炎、跟下脂肪垫炎。因跟骨骨髓炎、跟骨结核引起的跟痛者，禁用手法治疗。

预后

急性期患者应注意休息，运动员停止训练。足跟下垫软垫以减少对局部的刺激。

锻炼方法

坚持行跖趾关节的跖屈运动、背伸运动及足底部肌肉的收缩锻炼。

第二节　内科疾病

一、感冒

感冒是指急性上呼吸道感染。其发病无年龄、性别、职业和地区差异，但体质较弱者易患此病。本病一年四季均可发生，尤以春冬两季为多。一般病情较轻，病程较短，可自行痊愈，但有时可伴有严重的并发症。且该病还具有一定的传染性。本病属中医学"伤风""冒风""冒寒"等范畴。若在一个时期广泛流行，证候多相类似者，中医学则称"时行感冒"。

> **注**：中医学认为，感冒的病因主要是风邪或时行病毒从口鼻或皮毛入侵袭人体，且正气虚弱，肺卫功能失常，从而出现一系列肺系的症状。

【诊断】

1. 临床症状

鼻塞、流涕、喷嚏、咳嗽、头痛、恶寒、发热、全身不适等。

2. 中医辨证

（1）风寒感冒：恶寒重，发热轻，无汗，头痛，肢体酸疼，鼻塞声重，时流清涕，喉痒，咳嗽，痰清稀色白，口不渴或渴喜热饮，舌苔薄白而润，脉浮或浮紧。

（2）风热感冒：发热，微恶寒，有汗，头痛，鼻塞，黄涕，口干而渴，咽喉红肿疼痛，咳嗽，痰黄黏稠，舌苔薄黄，脉浮数。

（3）暑湿感冒：见于夏季，发热，恶寒，头昏重胀痛，鼻塞，浊涕，心烦口渴，无汗或少汗，胸闷欲呕，尿短赤，舌质红，苔黄腻，脉濡数。

（4）体虚感冒：气虚者，恶寒发热，头痛鼻塞，倦怠无力，气短懒言，年老多病，易汗出，舌质淡，苔薄白，脉浮而无力。阴虚者，头痛身热，头晕心悸，口干不欲饮，手足心热，干咳少痰，盗汗，失眠，舌质红，苔剥脱或无苔，脉细数。

3. 临床体征　一般肺部听诊基本正常，少数患者呼吸音稍粗。

4. 检查

实验室检查：本病多为病毒性感染，白细胞计数多正常或偏低，伴淋巴细胞比例升高；细菌感染者可有白细胞计数与中性粒细胞增多和核左移现象。

注：感冒应与过敏性鼻炎、急性气管炎、急性支气管炎和一些急性传染病相鉴别。

【治疗】

1. 治则

宣肺解表。

2. 穴位及部位

印堂、太阳、上星、百会、风门、风府、天柱、大杼、肺俞、心俞、脾俞、胃俞、肾俞、命门、肩井、曲池、足三里、丰隆等穴。

3. 手法

一指禅推法、掌推法、按揉法、拿捏法、擦法、拍法等。

4. 基本操作

（1）患者坐位，医师站其身侧，施一指禅推法于颈项部，由上到下反复5~10遍；施大鱼际揉法于前额部，以印堂和太阳穴为主，时间约五分钟。

（2）捏拿头部五经，反复5~8遍。

（3）医师站于患者前侧，施扫散法于头部两侧约五分钟。

（4）患者俯卧，医师以掌根直擦背部督脉及膀胱经，以透热为度。

（5）按揉背部肺俞、风门、风府、大杼、天柱，每穴各1分钟。

（6）患者正坐，医师站其身后，拿肩井1~2分钟。

5. 辨证加减

（1）风寒型：按揉法在风府、风池、风门重点操作，使项背部有轻松感为度；推法、擦法沿膀胱经背部两条侧线操作，以透热为度。

（2）风热型：一指禅推法沿督脉自印堂推至上星穴，反复5分钟；按揉百会、曲池穴1~2分钟。

（3）暑湿型：按揉脾俞、胃俞2分钟；

摩揉腹部 5 分钟，按揉丰隆 2 分钟。

（4）体虚型：按揉肾俞、命门、足三里穴，每穴 2 分钟；一指禅推气海、关元，每穴 2 分钟。

> 注：推拿治疗期间若出现高热持续不退、咳嗽加剧、咯吐血痰等症时，应尽快采取综合治疗措施。

注意事项

1. 感冒期间应注意休息，保暖，多饮开水，饮食宜清淡，且保持居室内空气流通。

2. 加强体育锻炼，如跑步、游泳等，以增强体质，还可进行相关功法练习。

> 注：推拿不仅可治疗感冒，而且平时选用一些穴位如迎香、风池等进行按揉后可预防感冒。

二、慢性支气管炎

慢性支气管炎简称慢支，是指由多种因素所致的气管、支气管黏膜及其周围组织的慢性非特异性炎症。临床以咳嗽、咳痰或气喘为主要症状，每年发病持续三个月以上，且连续两年以上。早期症状轻微，多在冬季发作，春暖后缓解；晚期炎症加重，症状长年存在，不分季节。疾病进展又可并发阻塞性肺气肿等，严重影响生活和工作。本病属中医学"咳嗽""喘证"等范畴。

诊断

1. 临床症状

缓慢起病，病程长，反复急性发作而病情加重。主要症状为咳嗽、咳痰，或伴有喘息。咳嗽一般以晨间为主，睡眠时有阵咳或排痰。咳痰一般为白色黏液和浆液泡沫性，偶可带血。清晨排痰较多，起床后或体位变动可刺激排痰。喘息性支气管炎喘息明显，部分可能合并支气管哮喘。若伴肺气肿可表现为劳动或活动后气急。

2. 中医辨证

（1）风寒袭肺：痰清白或黏，胸满腹胀，咳嗽声重，肢体酸楚，舌质正常或淡胖，苔薄白或白腻，脉浮或浮紧。

（2）风热犯肺：痰黄或绿，黏稠脓性或带血；胸满气短，大便干，小便黄，舌质红，苔黄而干，脉弦滑或数。

（3）痰湿蕴肺：病程较长，咳声重浊，痰多黏稠，痰色稀白或灰暗，伴胸闷、脘痞、食少、大便时溏、疲倦，舌苔白腻，脉濡滑。

3. 临床体征

早期多无异常体征。急性发作期可在背部或双肺底听到干、湿啰音，咳嗽后可减少或消失。如合并哮喘可闻及广泛哮鸣音并伴呼气期延长。

4. 检查

（1）X 线检查早期可无异常。反复发作引起支气管壁增厚，细支气管或肺泡间质炎症细胞浸润或纤维化，表现为肺纹理增粗、紊乱，呈网状或条索状、斑点状阴影，以双下肺野明显。

（2）呼吸功能检查早期无异常。如有小气道阻塞时，最大呼气流速－容量曲线在 75% 和 50% 肺容量时，流量明显降低。

（3）血液检查细菌感染时偶可出现白细胞总数和（或）中性粒细胞增高。

（4）痰液检查可培养出致病菌。涂片可发现革兰阳性菌或革兰阴性菌，或大量破坏的白细胞和已破坏的杯状细胞。

注：慢性支气管炎需要进一步排除具有咳嗽、咳痰、喘息症状的其他疾病，如咳嗽变异性哮喘、肺癌、肺结核、支气管扩张、尘肺、心功能不全、支气管哮喘等疾患。

【治疗】

1. 治则

止咳平喘。

2. 穴位及部位

天突、膻中、中府、云门、身柱、大杼、风门、肺俞、定喘、尺泽、外关、列缺、太渊、鱼际、合谷等穴；上肢太阴经循行部位；胁肋、胸背部。

3. 手法

一指禅推法、分推法、按法、揉法、拿捏法、擦法、拍法等。

4. 基本操作

（1）患者坐位，医师以一指禅推法作用于天突、膻中、中府、云门穴，每穴1~2分钟。中指揉上述穴位，每穴1分钟。

（2）拇指分推法由胸骨剑突沿肋弓分推至两胁肋部，5~8遍。

（3）按揉大椎、定喘、身柱、大杼、风门、肺俞、列缺、鱼际穴，每穴1分钟。

（4）掌擦法横擦背部，以感到温热为度。

（5）一指禅推尺泽、外关、太渊穴，每穴2分钟。

（6）拿揉合谷穴1~2分钟。

5. 辨证加减

（1）风寒袭肺：按揉风池、风府穴，每穴1~2分钟；小鱼际擦法直擦背部膀胱经第1侧线，以透热为度；拿肩井穴1~2分钟。

（2）风热犯肺：按揉曲池、丰隆穴，每穴1~2分钟；小鱼际擦法作用于大椎，以透热为度；拿揉肩井穴1分钟。

（3）痰湿蕴肺：按揉手三里、丰隆、章门、太冲、行间穴，每穴1分钟；一指禅推天柱、中脘、脾俞、三阴交穴，每穴1~2分钟；掌擦法横擦前胸、斜擦胁肋部，以感温热为度。

注：推拿治疗本病具有确切的疗效，特别是推拿后可提高患者肺活量，能使其症状得到明显的缓解。但症状严重时应注意综合治疗。

【注意事项】

1. 患者应戒烟，注意保持居住和工作场所的空气清新；入冬后更应注意防寒保暖，积极预防感冒等各种呼吸道疾病。

2. 加强体育锻炼，如慢跑、快走、太极拳等，增强体质以提高耐寒能力。

注：慢性支气管炎患者平时可选用一些强壮保健的穴位进行自我推拿，如足三里、肾俞、命门、气海、关元，以增强体质，预防慢性支气管炎的发作。

三、胃脘痛

胃脘痛是指以上腹胃脘部近心窝处发生疼痛为主的一种脾胃系病症，简称胃痛，古代又称为"心痛"和"心下痛"。它是临床消化道疾病常见的一个症状，多见于西医学的急慢性胃炎、溃疡病和胃肠功能紊乱等疾病。本症易反复发作，病情缠绵。

注： 中医学认为该病症属脾胃系统疾患，如外感寒邪，邪犯于胃或过食生冷，寒积于中，皆使胃寒而痛；饮食不节，过食肥甘，内生湿热，可以发生热痛或食积痛；郁怒伤肝，肝气失疏泄，横逆犯胃而致胃痛；脾阳衰微，或劳倦过度，饥饱失常，亦可致中气虚寒而痛。此外，虫积也可导致胃脘疼痛。

诊断

1. 临床症状

上腹部近心窝处疼痛，伴胃脘嘈杂，嗳气，泛酸，或吐清水，纳差，大便秘结或溏薄，甚则呕血、便血，病久可出现身体羸瘦、面色少华等。

2. 中医辨证

（1）寒邪客胃：胃脘疼痛暴作，畏寒喜暖，局部热敷痛减，口不渴或喜热饮，苔白，脉紧。

（2）食滞伤胃：胃脘胀闷，甚则疼痛，嗳腐吞酸，呕吐不消化食物，吐后痛减，苔厚腻，脉滑。

（3）肝气犯胃：胃脘胀满，攻撑作痛，连及两胁，嗳气，大便不畅，苔多薄白，脉弦。

（4）脾胃虚寒：胃痛隐隐，泛吐清水，喜暖喜按，手足不温，大便溏薄，舌淡，苔白，脉软弱或沉细。

3. 临床体征

胃脘部可有压痛。

4. 检查

胃镜检查可见慢性浅表性胃炎、胃溃疡或胃出血。

注： 胃脘痛是一种症状，很多疾病可以引起胃脘痛，应注意明确诊断，如遇重症（大出血或胃穿孔等）应采取相应抢救措施。

治疗

1. 治则

行气和胃。

2. 穴位及部位

中脘、天枢、气海、肝俞、脾俞、胃俞、三焦俞、肩井、手三里、内关、合谷等穴；上腹部、季肋部、胁肋部。

3. 手法

一指禅推法、摩法、揉法、按法、擦法、拿法、搓法等。

4. 基本操作

（1）患者俯卧位，医师以一指禅推法，从背部脊柱两旁沿膀胱经顺序而下至三焦俞，往返5次。

（2）以较重的按揉法于肝俞、脾俞、胃俞、三焦俞，时间约五分钟。

（3）在背部沿膀胱经循行自上而下施擦法，以透热为度。

（4）患者仰卧位，医师以轻快的一指禅推法、摩法在胃脘部治疗，使热量渗透于胃腑。

（5）按揉中脘、气海，同时配合按揉足三里，时间约20分钟。

（6）患者坐位，医师拿肩井循臂肘而下，在手三里、内关、合谷等穴做较强的揉按刺激。然后搓肩臂使经络通畅，再搓抹其两胁，由上而下往返5次。

5. 辨证加减

（1）寒邪客胃：点、按脾俞、胃俞，时间约两分钟。擦背部，以透热为度。

（2）食滞伤胃：用顺时针摩腹，点按中

脘、天枢穴。按揉脾俞、胃俞、足三里。

（3）肝气犯胃：用柔和的一指禅推或揉法，自天突向下至中脘穴治疗，重点在膻中穴，然后轻柔地按揉两侧章门、期门。时间约十分钟。按揉背部肝俞、胆俞。

（4）脾胃虚寒：按揉气海、关元、足三里治疗。每穴约两分钟，在气海穴治疗时间可适当延长。直擦背部督脉、横擦左侧背部及腰部肾俞、命门穴，以透热为度。

> **注：** 溃疡出血期的患者，禁忌推拿治疗。胃脘部操作，应于饭后 1 小时或饭前。胃痛较重者，应配合药物等多种治疗方法。

注意事项

1. 胃脘痛患者要保持心情舒畅，适当运动。切忌暴饮暴食，或饥饱不匀，一般可少食多餐，以清淡易消化的食物为宜，忌食烈酒及辛辣刺激性食物。

2. 对胃、十二指肠溃疡出血期的患者，一般不宜推拿治疗。

> **注：** 胃脘痛轻度发作时，患者可自己按揉中脘、梁丘、足三里，每穴 1 分钟，以缓解症状。

四、胃下垂

胃下垂是指因胃肌层张力降低及胃周围组织迟缓无力，而使胃小弯弧线在站立位时其最低点下降至髂嵴连线以下，或十二指肠球部向左偏移的一种疾患。本病属中医学"胃缓""胃下"范畴。

> **注：** 中医学认为本病与脾胃的功能密切相关，脾胃为后天之本，生化之源。脾主升清，使脏腑保持正常位置。只有当脾虚不固，气陷于下，或食积附坠于胃，胃体才会下垂；也可因病后、产后气血亏损，脾胃虚弱而致。

诊断

1. 临床症状

患者有慢性腹痛表现，食后即有胀感，自觉胃有下垂感和肠鸣作声。偶见便秘、腹泻。严重者，可有多个内脏下垂的表现。

2. 中医辨证

（1）肝气郁结：情绪抑郁不畅，胁肋胀痛，或胸闷，咽部有异物感，嗳气泛恶，纳食减少。舌苔薄白，脉细弦。

（2）气血不足：短气懒言，四肢倦怠，自汗少寐，心悸怔忡，面色苍白或萎黄无华，纳谷较差，舌淡或胖，边有齿痕，苔薄白，脉细弱无力。

3. 临床体征

患者多为瘦长体型，胃部呈凹形，下腹部突出。上腹部可扪及强烈的腹主动脉搏动，下腹部常有振水音。

4. 检查

X 线钡餐检查：可见站立时胃位置下降，小弯弧线最低点在髂嵴连线以下。十二指肠球部受胃下垂牵拉，上角尖锐。

> **注：** 胃下垂应与消化性溃疡、慢性胃炎、慢性肝炎、胃神经官能症、慢性胆囊炎、胃癌、胃扩张、幽门梗阻等病相鉴别。

治疗

1. 治则

补中益气。

2. 穴位及部位

中脘、气海、关元、脾俞、胃俞、气海俞、关元俞等穴。

3. 手法

揉法、一指禅推法、托法、振法、摩法等。

4. 操作方法

（1）患者仰卧位，医师施轻柔的一指禅推法、揉法以中脘穴为重点治疗。

（2）循序往下至腹部及少腹部，以脐周及气海、关元为重点治疗，约十分钟。

（3）用托法，根据胃下垂的不同程度从胃下缘自下而上托之。

（4）以振法在中脘穴和上腹振动，约两分钟；以摩法在腹部以逆时针方向操作，约十分钟。

（5）患者俯卧位，医师按揉脾俞、胃俞、气海俞、关元俞，每穴约三分钟。

5. 辨证加减

（1）肝气郁结：按揉章门、期门及肝俞、太冲，每穴 2 分钟；擦两胁肋，透热为度。

（2）气血不足：直擦背部督脉，横擦背部，透热为度；点揉胃俞、足三里，以轻刺激为宜。

注：推拿治疗手法应柔和、平稳。同时要注意解剖位置，使手法治疗准确无误。胃下垂的推拿治疗，疗程较长，10 次为 1 个疗程，隔日 1 次。如出现症状加重时，应尽快采取综合治疗措施。

注意事项

1. 胃下垂患者平素应加强胸腹肌肉的锻炼，提高肌肉、韧带的强度。胃下垂严重者，可用胃托固定辅助。

2. 注意饮食调养，以易于消化的食物为宜，进餐要有规律性，不可过饱，禁食刺激性食物。平时要精神放松，心情舒畅。

注：胃下垂患者平时可自我按摩气海、足三里及足底肾、胃、十二指肠、小肠、大肠、横膈膜等反射区，每次 10 分钟，每日 1 次。

五、腹泻

腹泻是指以排便次数增多（>3 次/日）、粪便量增加（>200g/d）、粪质稀薄（含水量>85%）为主要表现的病症，常可见于急性肠炎、慢性肠炎、肠功能紊乱等疾病中。本病一年四季均可发生，尤以夏秋两季多见。本病在中医古代文献中称"洞泻""飧泄""注下"等。

注：中医学认为腹泻的主要病变在于脾胃与大小肠。其致病原因与感受外邪（以湿兼寒、暑、热邪为多见）、饮食所伤、情志失调和脾肾阳虚有关。

诊断

1. 临床症状

以排便次数明显超过平日习惯的频率，粪质稀薄，甚至水样为主要临床症状。

2. 中医辨证

（1）急性泄泻：①湿邪侵袭：发病急骤，大便稀薄或夹黏液，每日数次或十余次，腹痛肠鸣，肢体酸痛，苔白腻或黄腻，脉濡或滑数。②伤食：有暴饮暴食或不洁饮食史。发病突然，脘腹胀痛，泻下粪便臭如败卵，泻后痛减，嗳腐吞酸，舌苔厚腻，脉濡或滑数。

（2）慢性泄泻：①脾胃虚弱：大便时溏时稀，完谷不化，反复发作，稍食油腻则大便次数增多，食欲不振。舌淡苔白，脉缓弱。②脾肾阳虚：多发作于黎明之前，脐周作痛，肠鸣即泻，泻后痛缓，并有腹部畏寒、腰酸肢冷。舌淡苔白，脉沉细。③肝气乘脾：泄泻每因精神受到刺激、情绪波动而诱发。平时可有腹痛肠鸣，胸胁痞满，嗳气食少。苔薄，脉弦细。

3. 临床体征

腹部触诊可有压痛，严重腹泻会有脱水征。

4. 检查

（1）血常规和生化检查：可了解有无贫血、白细胞计数增多及电解质和酸碱平衡的情况。

（2）粪便检查：新鲜粪便检查为诊断急、慢性腹泻病因的最重要方法，可发现红细胞、白细胞、吞噬细胞、原虫、虫卵、脂肪滴及未消化食物等，隐血试验可检测出血。粪培养可发现致病微生物。

（3）X线检查：X线钡剂检查和腹部平片可显示胃肠道病变、肠道动力状态等。

注：腹泻是一种症状，很多疾病可以引起腹泻，应注意明确诊断，如遇传染性疾病或重症应采取相应应急措施。

治疗

1. 治则
健脾和胃，止泻固脱。

2. 穴位及部位
中脘、天枢、气海、关元，中腹部；脾俞、胃俞、肾俞、大肠俞、长强等穴，腰部、骶部。

3. 手法
一指禅推法、摩法、擦法、按揉法、擦法等。

4. 基本操作

（1）患者仰卧位，医师以沉着缓慢的一指禅推法由中脘开始缓慢向下移至气海、关元，往返操作5～6遍。

（2）以掌摩法逆时针摩腹，时间约8分钟。

（3）患者俯卧位，医师以擦法沿脊柱两旁从脾俞到大肠俞治疗，往返3～4遍。

（4）按揉脾俞、胃俞、大肠俞、长强，每穴1～2分钟；再在左侧背部用擦法治疗，以透热为度。

5. 辨证加减

（1）脾胃虚弱：按揉气海、关元、足三里穴，每穴约两分钟，且在气海穴治疗的时间可以适当延长。摩腹3分钟，重点在胃脘部，摩法以逆时针方向进行，往下至腹部时，则按顺时针方向进行。

（2）脾肾阳虚：按揉气海、关元治疗，每穴约3分钟；直擦背部督脉，横擦腰部肾俞、命门及骶部八髎穴，以透热为度。

（3）肝气乘脾：按揉两侧章门、期门穴，每穴约2分钟；斜擦两胁，以两胁微热为度。按揉肝俞、胆俞、膈俞及太冲、行间等穴，每穴1分钟。

注：推拿治疗泄泻，不论急慢性，疗效均较佳。病情严重者，应配合中药及其他综合治疗。

注意事项

1. 推拿治疗慢性腹泻效果较好，但发生在夏季的急性泄泻，如暴吐暴泄，病情严重者，应综合治疗。

2. 平时生活要有规律，不宜过量食用高脂肪、生冷及不易消化的食品。注意保暖，不要过度疲劳。

> **注**：患者平时可自行按揉百会、足三里穴，每穴1分钟，并擦热脚底涌泉穴，以改善腹泻的症状。

六、便秘

便秘是指大便秘结不通，排便时间延长，或虽有便意，而排便困难为主要表现的病症。可单独出现，也可见于多种病症中。其发病无明显季节性，也无性别和年龄的差别，但可与饮食习惯和缺乏活动有关。它与西医学的"习惯性便秘""直肠性便秘"等病症相似。

> **注**：中医学认为饮食入胃，经脾胃运化，吸收其精微，所剩糟粕由大肠而出，成为粪便。如果脾胃运化和大肠传导功能正常，则大便通畅，若肠胃受损，或其他原因影响肠胃功能，可发生便秘。

诊断

1. 临床症状

一般大便干燥，排便困难，经常三五日或七八日排便1次；或大便次数正常，但粪质干燥，坚硬难排；少数患者，时有便意，大便并不干燥，但排出艰难。可伴腹胀、痔疮或肛裂等。

2. 中医辨证

（1）胃肠燥热：大便干结，小便短赤，面红身热，口干，心烦，舌红、苔黄，脉滑数。

（2）气机郁滞：大便秘结，欲便不得，嗳气频作，胁腹痞满，舌苔薄腻，脉弦。

（3）气血亏损：大便不畅，临便努争，便后汗出，短气，便下并不干结，舌淡、苔薄，脉虚弱，为气虚便秘；大便秘结，面色少华，头晕目眩，心悸，唇舌淡、脉细，为血虚便秘。

（4）阴寒凝结：大便艰涩，难以排出，小便清长，四肢欠温，喜热恶寒，腰脊酸冷，舌淡、苔白，脉沉迟。

3. 临床体征

腹部触之胀满，腹肌紧张，可触及肠形。

4. 检查

（1）粪便检查：功能性便秘可无异常。

（2）直肠指检：可发现直肠扩张及填充的粪块，还可发现有无直肠癌、痔疮、肛裂、炎症、狭窄及外来压迫。

（3）X线钡剂灌肠检查及腹部平片：可全面了解结肠的运动（蠕动）功能，有助于对结肠、直肠肿瘤、结肠狭窄或痉挛、巨结肠、肠梗阻等病变的诊断。

（4）结肠镜检查：对引起便秘的各种结肠病变，如结肠癌、直肠癌、肠腔内息肉等器质性肠腔狭窄等病变的诊断有极大的帮助，结合活体组织病理检查，可确诊。

> **注**：功能性便秘需与可引起便秘症状的相关疾病如直肠肿瘤、肠梗阻、肠腔息肉、痔疮等相鉴别。

【治疗】

1. 治则

通腑调气，和肠通便。

2. 穴位及部位

中脘、天枢、大横、肝俞、脾俞、胃俞、肾俞、大肠俞等穴。

3. 手法

一指禅推法、摩法、按法、揉法等。

4. 基本操作

（1）患者仰卧位，医师以轻快的一指禅推法施于中脘、天枢、大横穴，每穴约一分钟。

（2）用掌摩法以顺时针方向摩腹约五分钟。

（3）患者俯卧位，医师以轻快的一指禅推法沿脊柱两侧从肝俞、脾俞往返施术，时间约五分钟。

（4）以轻柔的按揉法在肾俞、大肠俞施术，每穴约两分钟。

5. 辨证加减

（1）胃肠燥热：按揉大肠俞、支沟、曲池，以酸胀为度；从足三里向下推至下巨虚，推 5 分钟。

（2）气机郁滞：按揉膻中、膈俞、中脘、章门、期门、肺俞、肝俞，均以酸胀为度；横擦胸上部，以透热为度；斜擦两胁，以微热为度。

（3）气血亏损：横擦胸上部，透热为度。按揉足三里、脾俞穴各 2 分钟，可配合捏脊 3 遍。

（4）阴寒凝结：横擦肩背部及腰部肾俞、命门及骶部，以透热为度；直擦背部督脉，以透热为度。

注：推拿治疗便秘时，实证以通降为顺，可每日操作 1 次。虚证手法宜轻，每次治疗时间较长，疗程亦长。

【注意事项】

1. 便秘患者应注意养成定时排便的习惯，并多喝开水（可晨起饮服淡盐开水），平时多食水果蔬菜，忌食辛辣食品。

注：便秘患者自己平时可用双手掌重叠，以肚脐为中心在腹部顺时针推摩，有利于通便。

2. 多进行户外活动，避免久坐少动，多做下蹲起立及仰卧动作。同时，患者应保持精神舒畅，并配合食疗。

七、高血压

高血压是指以体循环血压升高为主要临床表现，伴或不伴有多种心血管危险因素的综合征，又称为原发性高血压。高血压的诊断标准是根据临床及流行病学资料界定的。目前，国际统一的高血压诊断标准为收缩压 ≥140mmHg 和（或）舒张压 ≥90mmHg。高血压可影响心、脑、肾等重要脏器的结构与功能，并最终导致其功能衰竭，是心血管疾病死亡的主要原因之一。在我国，高血压的发病率男女相差不大，城市高于农村。本病属中医学"头痛""眩晕"等范畴。

注：中医学认为高血压与饮食劳倦、情志失调，以及年龄、起居等因素密切相关。

诊断

1. 临床症状

以头目眩晕、头痛头昏、颈项板紧、疲劳、心悸、耳鸣、健忘、失眠等为特征，呈轻度持续性，多数可自行缓解，紧张或劳累后可加重。后期可有心、脑、肾等多脏器损害的症状。

2. 中医辨证

（1）肝阳上亢：眩晕，头痛，面红目赤，急躁易怒，口干口苦，失眠，项强，四肢麻木等，每遇情绪波动时诱发或加重，舌质红，脉弦数。

（2）痰浊中阻：头晕目眩，视物旋转，头重如蒙，口中黏腻，恶心呕吐，痰涎壅盛，纳呆乏力，脘腹痞闷，舌红苔腻，脉弦滑。

（3）肾精不足：头痛空虚，眩晕耳鸣，五心烦热，腰膝酸软，心悸乏力，健忘，遗精，舌红苔少，脉细数。

3. 临床体征

收缩压 ≥140mmHg 和（或）舒张压 ≥90mmHg。心脏听诊可有主动脉瓣区第二心音亢进、收缩期杂音或收缩早期喀喇音。二、三期高血压可见左心室肥厚，眼底动脉痉挛、狭窄等体征。

4. 检查

（1）尿常规、血糖、血胆固醇、血甘油三酯、肾功能、血尿酸和心电图等检查有助于发现相关的危险因素和靶器官损害。

（2）部分患者可以进一步检查眼底、超声心动图、血电解质、低密度脂蛋白胆固醇与高密度脂蛋白胆固醇、血浆肾素活性（PRA）、24 小时动态血压监测（ABPM）等，以了解高血压的进展情况。

注： 高血压需与一过性高血压和继发性高血压等相鉴别。

治疗

1. 治则

补虚而泻实，调整阴阳，降压。

2. 穴位及部位

桥弓、印堂、发际、太阳、百会、风池、风府、头维、公孙、攒竹、大椎、关元、气海、中脘、大横、肾俞、命门、涌泉等穴；额部。

3. 手法

直推法、一指禅推法、揉法、分推法、扫散法、抹法、拿法、摩法、按法、擦法等。

4. 基本操作

（1）患者坐位，医师以直推法自上而下推桥弓，先推左侧，后推右侧，每侧 1 分钟。

（2）一指禅推法从印堂直线向上至前发际，往返 3 ~ 5 遍；再从印堂沿眉弓至太阳，往返 3 ~ 5 遍；然后从印堂到一侧睛明，绕眼眶治疗，两侧交替进行，每侧 3 ~ 5 遍，约 4 分钟；鱼际揉额部，从一侧太阳穴至另一侧太阳穴，往返 3 ~ 5 遍；分推法自前额至迎香往返操作 2 ~ 3 遍。

（3）扫散头侧胆经循行部位，自前上方向后下方，每侧 20 ~ 30 次；抹前额及面部，配合按揉角孙、睛明、太阳穴，约 3 分钟。

（4）五指拿法拿头顶部，至颈项部改用三指拿法，沿颈椎两侧拿至大椎两侧，重复 3 ~ 4 遍，配合按拿百会、风池穴，约 3 分钟。

（5）一指禅推法从风府沿颈椎向下到大椎往返治疗；再在颈椎两侧膀胱经用一指禅推法往返治疗，约 4 分钟。

（6）患者仰卧位，医师以掌摩法顺时针方向摩腹，腹部移动也按顺时针方向进行，约5分钟。

（7）按揉关元、气海、中脘、大横等穴，每穴1分钟。

（8）患者俯卧位，医师以掌擦法横擦腰部肾俞、命门一线，以透热为度；小鱼际擦法斜擦足底涌泉穴，以透热为度。

5. 辨证加减

（1）肝阳上亢：点按太冲、行间穴，每穴1~2分钟；按揉肝俞、肾俞、涌泉穴，每穴1分钟。

（2）痰湿中阻：一指禅推中脘、天枢穴，每穴1~2分钟；按揉丰隆、解溪、足三里穴，每穴1分钟。

（3）肾精不足：点按肝俞、肾俞穴，每穴1~2分钟；按揉太溪、三阴交、涌泉穴，每穴1分钟。

> **注：** 推拿治疗高血压患者时应避免使用暴力和蛮力，尤其在推桥弓时手法一定要轻柔，且应单侧交替操作。

注意事项

1. 推拿疗法适用于缓进型的轻度和中度高血压患者，其降压疗效令人满意，且无药物的副作用。

2. 高血压患者应保持性格开朗、乐观，避免过度紧张和劳累，保证足够的睡眠时间；应在医生的指导下进行适当的体育锻炼，防止体重超重和肥胖；戒烟酒；低脂、低盐、清淡饮食。

> **注：** 高血压患者平时可经常自己按揉内关、风池、天柱、率谷、曲池、太阳，每

穴1分钟；分抹桥弓，每侧30次，单侧交替操作，每天早晚各1次。

八、头痛

头痛通常是指局限于头颅上半部分，包括眉弓、耳轮上缘和枕外隆突连线以上部位的疼痛，为临床常见的症状。可单独出现，也可兼见于多种急、慢性疾病中。头痛大致可分为原发性和继发性两类，前者也可称为特发性头痛，常见的如偏头痛、紧张性头痛；后者包括各种颅内病变如脑血管疾病、颅内感染、颅脑外伤，全身性疾病和滥用精神活性药物等。头痛一年四季、任何年龄均可发生。本病属中医学"头风""脑风"等范畴。本节只讨论原发性头痛。

> **注：** 中医学认为头为诸阳之会，凡外感诸邪或内伤诸因皆能引起气血不利、经脉不调、清阳不升而发生不同部位、不同性质的疼痛。

诊断

1. 临床症状

以头痛为主症，其部位可在前额、额颞、颠顶、顶枕部或全头部，头痛性质多为跳痛、刺痛、胀痛、昏痛、隐痛等。头痛有突然而作，其痛如破而无休止者；也有反复发作，久治不愈，时痛时止者；头痛每次发作可持续数分钟、数小时、数天或数周不等。

2. 中医辨证

（1）风寒头痛：多于吹风受寒之后引起头痛，有时痛连项背，恶风寒，喜裹头，口不渴，苔薄白，脉浮或紧。

（2）风热头痛：头胀痛，甚则如裂，恶

风发热，面红目赤，口渴欲饮，咽红肿痛，尿黄或便秘，苔薄黄或舌尖红，脉浮数。

（3）暑湿头痛：头痛如裹，脘闷纳呆，肢体倦怠，身热汗出，心烦口渴，苔腻，脉濡数。

（4）肝阳头痛：头痛眩晕，心烦易怒，睡眠不安，面红口干，苔薄黄或舌红少苔，脉弦或弦细数。

（5）痰浊头痛：头痛头胀，胸膈支满，纳呆倦怠，口吐涎沫，恶心，苔白腻，脉滑。

（6）血虚头痛：头痛头晕，神疲乏力，面色少华，心悸气短，舌淡，脉细无力。

（7）肾亏头痛：头脑空痛，耳鸣目眩，腰酸腿软，遗精带下；阳虚者四肢作冷，舌淡胖，脉沉细无力；阴虚者口干少津，舌质红，脉细数。

（8）瘀血头痛：头痛时作，经久不愈，痛处固定，痛如锥刺，舌有瘀斑，脉涩。

3. 临床体征
一般无特殊阳性体征。

4. 检查
可行血常规、经颅多普勒、脑电图、脑脊液、颅脑 CT 或 MRI 和相应的五官科检查等，有助于排除器质性疾病。

> **注**：应与颅内占位性病变、颅脑外伤、各类脑病、脑血管意外、五官科疾病等所致的头痛相鉴别。

治疗

1. 治则
补虚泻实，祛邪活络，止头痛。

2. 穴位及部位
风池、风府、天柱、印堂、头维、太阳、鱼腰、百会等穴；项部和前额部。

3. 手法
一指禅推法、拿法、按法、揉法等。

4. 基本操作
（1）患者坐位，医师以一指禅推法沿项部两侧上下往返治疗，3~5 分钟。

（2）按揉风池、风府、天柱等穴，2~3 分钟。

（3）拿两侧风池，并沿项部两侧自上而下操作 4~5 遍。

（4）一指禅推法从印堂开始，向上沿前额发际至头维，再至太阳，往返 3~5 遍。

（5）按揉印堂、鱼腰、太阳、百会等穴，2~3 分钟。

（6）五指拿法从头顶拿至风池穴，改用三指拿法，沿膀胱经拿至大椎两侧，往返 3~5 遍。

5. 辨证加减
（1）风寒头痛：按揉项背部 2~3 分钟，重点按揉肺俞、风门穴；拿肩井穴 30 次；小鱼际擦法直擦背部两侧膀胱经，以透热为度。

（2）风热头痛：按揉大椎、肺俞、风门穴，每穴 1 分钟；拿肩井穴 30 次；按法结合拿法，按拿曲池、合谷穴，以酸胀为度；拍击背部两侧膀胱经，以皮肤微红为度。

（3）暑湿头痛：按揉大椎、曲池穴，每穴 1 分钟；拿肩井、合谷穴，以酸胀为度；拍击背部两侧膀胱经，以皮肤微红为度；提捏印堂及项部皮肤，以皮肤透红为度。

（4）肝阳头痛：推桥弓，自上而下，每侧各 20 余次，两侧交替进行；扫散法在头侧胆经循行部自前上方向后下方操作，两侧交替进行，各数十次，并配合按角孙穴；按揉太冲、行间穴，以酸胀为度；掌擦法斜擦涌泉穴，以透热为度。

（5）痰浊头痛：一指禅推中脘、天枢穴，每穴 1 ~ 2 分钟；摩腹 3 分钟；按揉脾俞、胃俞、大肠俞、足三里、丰隆、内关穴，每穴 1 分钟；掌擦法横擦左侧背部，以透热为度。

（6）血虚头痛：摩腹 5 分钟，以中脘、气海、关元穴为重点；掌擦法直擦背部督脉，以透热为度；按揉心俞、膈俞、足三里、三阴交穴，以微微酸胀为度。

（7）肾虚头痛：摩腹 5 分钟，以气海、关元穴为重点；掌擦法直擦背部督脉，横擦腰部肾俞、命门穴及腰骶部，均以透热为度。

（8）瘀血头痛：按揉太阳、攒竹穴，每穴 1 分钟；分抹前额和头侧胆经循行部位 3 ~ 5 遍；掌擦前额及两侧太阳穴部位，以透热为度。

> **注**：推拿治疗头痛时，手法应轻柔，尤其应避免在头面部使用暴力和蛮力，以避免造成医源性损伤。

注意事项

1. 推拿治疗头痛，必须首先排除脑血管疾病急性期、颅内占位性病变、脑挫裂伤、外伤性颅内血肿等颅内器质性疾病。

2. 头痛患者应避免过度紧张和劳累，保持情绪稳定和充足睡眠，饮食宜清淡；注意保暖，冬天外出尤其应注意头部的保暖。平时应加强体育锻炼，增强体质，并积极治疗原发疾病。

> **注**：头痛患者平时可经常自己按揉风池、天柱、率谷、太阳，每穴 1 分钟；分抹前额部及颞部各 1 分钟，每天早晚各 1 次。

九、失眠症

失眠症是以入睡和（或）睡眠维持困难所致的睡眠质量或数量达不到正常生理需求，而影响白天社会功能的一种主观体验，是最常见的睡眠障碍性疾病。轻者为入眠困难，或眠而不酣，时寐时醒，醒后不能再寐，严重者可彻夜不寐。长期严重失眠者可合并焦虑、强迫和抑郁等症。本症可单独出现，也可以与其他疾病同时出现，多见于神经官能症和围绝经期综合征等疾病中。本病属中医学"不寐"的范畴。

> **注：**：中医学认为引起本病的因素很多，如饮食不节、久病及年迈体虚、禀赋不足、思虑劳倦、情志所伤均可内伤心脾、阳不交阴、心肾不交、阴虚火旺、肝阳扰动、心胆气虚、胃中不和而影响心神，导致失眠。

诊断

1. 临床症状

轻者入寐困难或寐而易醒，醒后难以再眠，重者彻夜难眠。常伴有头痛、头昏、心悸健忘、神疲乏力、心神不宁、多梦、注意力不集中等。发病时间可长可短，短者数天后逐渐好转，长者经年累月持续难愈。

2. 中医辨证

（1）心脾两虚：多梦易醒，心悸健忘，神疲乏力，饮食无味，面色少华，舌淡苔薄，脉细弱。

（2）阴虚火旺：心烦失眠，头晕耳鸣，口干津少，五心烦热，舌质红，脉细数，或有梦遗、健忘、心悸、腰酸等。

（3）痰热内扰：失眠，胸闷头重，心烦

口苦，目眩，苔腻而黄，脉滑数。

（4）肝郁化火：失眠，性情急躁易怒，不思饮食，口渴喜饮，目赤口苦，小便黄赤，大便秘结，苔黄，脉弦而数。

3. 临床体征

一般无特殊阳性体征。经各系统检查，未发现有妨碍睡眠的其他器质性疾病的体征。

4. 检查

多导睡眠图检查：当睡眠潜伏期超过30分钟，实际睡眠时间每夜少于6小时，夜间觉醒时间超过30分钟，则可诊断为失眠。

> **注：** 应与暂时性失眠、少眠、更年期失眠相鉴别。

治疗

1. 治则

调和阴阳，养心安神。

2. 穴位及部位

印堂、神庭、睛明、攒竹、太阳、角孙、风池、心俞、肝俞、脾俞、胃俞、肾俞、命门等穴。

3. 手法

一指禅推法、揉法、抹法、按法、扫散法、拿法、擦法等。

4. 基本操作

（1）患者坐位，医师以一指禅推法或鱼际揉法，从印堂开始向上至神庭，往返5~6次；再从印堂向两侧沿眉弓至太阳穴往返5~6次；一指禅推眼眶周围，往返3~4次；再从印堂沿鼻两侧向下经迎香沿颧骨，至两耳前，往返2~3次；治疗过程中以印堂、神庭、睛明、攒竹、太阳穴为重点。

（2）分抹前额3~5次，抹时配合按睛明、鱼腰穴。

（3）扫散头两侧胆经循行部位，并配合按角孙穴。

（4）五指拿法从头顶开始，拿到枕骨下部转用三指拿法，并配合拿风池，2~3分钟。

（5）患者俯卧位，医师以擦法作用于背腰部，重点在心俞、肝俞、脾俞、胃俞、肾俞、命门穴，3~5分钟。

（6）一指禅推或按揉心俞、肝俞、脾俞、胃俞、肾俞、命门穴，每穴1~2分钟。

5. 辨证加减

（1）心脾两虚：按揉心俞、肝俞、胃俞、小肠俞、足三里穴，每穴1分钟；掌擦法横擦左侧背部及直擦背部督脉，以透热为度。

（2）阴虚火旺：推桥弓穴：先推一侧桥弓20~30次，再推另一侧桥弓穴；掌擦法先横擦肾俞、命门穴，再擦两侧涌泉穴，以透热为度。

（3）痰热内扰：按揉中脘、气海、天枢、神门、足三里、丰隆穴，每穴1分钟；掌擦法横擦左侧背部及八髎穴，以透热为度。

（4）肝郁化火：按揉肝俞、胆俞、期门、章门、太冲穴，每穴1~2分钟；搓两胁，由上至下，1~2分钟。

> **注：** 推拿治疗失眠时手法力量不宜过强，尤其是头面部操作更宜轻柔，且选择晚上临睡前治疗则效果更佳。

注意事项

1. 失眠症患者应养成早睡早起的习惯，

劳逸结合，每天参加适量的体力劳动和体育锻炼，以增强体质。

2. 平时应心情开朗，保持乐观，解除思想顾虑，避免情绪激动及烦恼；睡前不吸烟、不喝浓茶及咖啡。

> **注：** 失眠患者平时可自己按揉太阳、翳风、安眠、风池、内关、足三里，每穴 1 分钟，每天晚上临睡前操作 1 次。

十、卒中后遗症

卒中后遗症是指脑血管意外后遗留的一侧肢体瘫痪、偏身麻木、口眼㖞斜、言语謇涩或失语等为主要表现的一种临床病症，又称半身不遂、偏瘫等，多见于中老年人，大多数人有高血压或心脏病病史。本病一年四季均可发病，但以冬春两季为高发季节。一般治疗越早，疗效越好。本病属中医学"中风"范畴。

> **注：** 中医学认为中风是由于脏腑功能失调、正气虚弱、情志过极、劳倦内伤、饮食不节、气候骤变等因素，致瘀血阻滞、痰热内生、心火亢盛、肝阳上亢、肝风内动、风火相扇、气血逆乱、上冲于脑而发本病。

诊断

1. 临床症状

以单侧上、下肢瘫痪无力，口眼㖞斜，言语不利等为主要症状；或伴有肢体麻木不仁、疼痛、沉重难移、局部浮肿（浮肿多见腕、踝关节以下）等；有的还伴有头昏、头痛、耳鸣、烦躁等症状。后期患侧肢体逐渐趋于强直挛急，甚或畸形等。

2. 临床体征

患侧肌力减退，感觉减退或消失。鼻唇沟变浅，口角下垂，表情肌麻痹，不能吹口哨及鼓腮。深反射（肱二头肌反射、肱三头肌反射、桡骨膜反射、膝反射、踝反射等）亢进，浅反射（腹壁反射等）减退。病理反射（巴宾斯基征、霍夫曼征等）阳性，髌阵挛引出。

3. 检查

（1）头颅 CT 检查：出血性：可见脑实质内高密度病灶；缺血性：可见脑实质内低密度病灶。

（2）头颅 MRI 检查：对脑栓塞患者可清晰显示早期缺血性梗死、脑干及小脑梗死、静脉窦血栓形成等，对脑出血患者可发现 CT 不能确定的脑干或小脑少量出血。

（3）数字减影脑血管造影（DSA）：可检出脑动脉瘤、脑动静脉畸形和血管炎等。

> **注：** 本病应与脑外伤、脑肿瘤等相鉴别。

治疗

1. 治则

疏通经脉，调和气血，促进功能恢复。

2. 穴位及部位

天宗、肝俞、胆俞、膈俞、肾俞、环跳、阳陵泉、委中、承山、风市、伏兔、膝眼、解溪、臂臑、尺泽、曲池、手三里、合谷、太阳、睛明、角孙、风池、风府、肩井等穴；背部脊柱两侧膀胱经；颈项两侧和患侧上、下肢。

3. 手法

㨰法、按法、揉法、搓法、擦法、拿法、捻法、摇法、抹法、扫散法等。

4. 基本操作

（1）患者俯卧位，医师以按揉法作用于背部脊柱两侧膀胱经第一侧线，自上而下 2～3 遍，重点在天宗、肝俞、胆俞、膈俞、肾俞等穴，约五分钟。

（2）擦脊柱两侧，并向下至臀部、股后部、小腿后部。以腰椎两侧、环跳、委中、承山及跟腱部为重点治疗部位，并配合腰后伸和患肢后伸的被动活动，约五分钟；横擦腰骶部，以透热为度。

（3）患者仰卧位，医师以擦法作用于患侧下肢，自髂前上棘向下沿大腿前面，向下至膝关节及足背部治疗，重点在伏兔、膝眼、解溪。同时配合髋关节、膝关节、踝关节的被动伸屈活动和整个下肢的内旋动作，约五分钟。

（4）拿患侧下肢、委中、承山，以大腿内侧中部及膝部周围为重点治疗，2～3 分钟；搓下肢，自上而下 2～3 遍。

（5）患者侧卧位，医师以擦法作用于下肢外侧面，由上而下，3～4 分钟，按揉居髎、风市、阳陵泉、解溪穴，每穴 1 分钟。

（6）患者坐位，医师以擦法作用于患侧肩部周围及颈项两侧，并配合患肢向背后回旋上举及肩关节外展内收的被动活动，3～5 分钟；擦法自患侧上臂内侧至前臂进行治疗，以肘关节及其周围为重点治疗部位。在施行擦法的同时配合肘关节伸屈的被动活动，3～5 分钟；擦患肢腕部、手掌和手指，同时配合腕关节及指间关节伸屈的被动活动，2～3 分钟。

（7）按揉尺泽、曲池、手三里、合谷等穴，2～3 分钟；捻手指关节，每个手指 3 遍。

（8）拿法自肩部至腕部，往返 3～4 次；摇肩、肘、腕关节，顺、逆时针各 3 遍；搓法自肩部至腕部，往返 2～3 遍。

（9）抹法自印堂至太阳分抹，往返 4～5 遍，同时配合按揉睛明、太阳各 30 次；扫散法在头侧胆经循行部位自前上方向后下方操作，每侧 20～30 次，配合按揉角孙 30 次。

（10）按揉颈项两侧和风池、风府、肩井穴，2～3 分钟；拿风池、肩井各 20～30 次。

5. 随症加减

（1）言语不利：按揉廉泉、通里、风府，每穴 1 分钟。

（2）口眼㖞斜：抹法在患侧面部轻轻推抹 3～5 分钟，按揉颧髎、瞳子髎、地仓、颊车穴，每穴 1 分钟。

（3）口角流涎：按揉患侧面部和地仓穴，推摩承浆穴，每穴 1 分钟。

注：推拿治疗本病时手法宜轻柔，被动活动手法应在患者能忍受范围内进行，防止医源性损伤。

注意事项

1. 推拿治疗卒中后遗症效果较满意。且其病程的长短与肢体的康复有直接关系，故应尽早对本病进行治疗，一般在中风后两周，且血压稳定后可行推拿治疗。

2. 患者要保持情绪稳定，生活要有规律，忌烟酒等刺激性物品和动物脂肪过多的食物。要保持身体清洁，经常洗擦，预防褥疮，避免肺部和尿道感染。

3. 当病情好转，肢体可活动时，应鼓励患者积极进行自我康复锻炼，促进肢体功能的恢复，但不宜过度疲劳。

> **注：** 在推拿治疗的同时还可配合中药内服，如补阳还五汤等加减，以及体针和头针治疗。

十一、面瘫

面瘫是指以口眼㖞斜为主要症状的一种疾病。临床分为周围性和中枢性两种。周围性面瘫由颈乳突孔内急性非化脓性的面神经炎所引起；中枢性面瘫主要由颅内病变而引起缺血、出血所致，往往还伴有一侧肢体瘫痪的症状。本篇主要讨论由面神经炎引起的周围性面瘫。周围性面瘫，又称贝尔麻痹或面神经炎，也称为口僻。本病可发生于任何年龄，但以 20 ~ 40 岁成年人为多见，男性多于女性，多为一侧，且任何季节均可发病。本病属中医学"口眼㖞斜"范畴。

> **注：** 中医学认为本病的发生多因正气不足，经络空虚，风寒或风热之邪乘虚而入，导致面部少阳、阳明经经气阻滞，经筋失养，筋肉纵缓不收而发病。

诊断

1. 临床症状

起病突然，多在睡眠醒来时，发现一侧面部板滞、麻木、瘫痪，面部㖞斜，露睛流泪，嚼食障碍，口角流涎。少数患者初起时可有耳后、耳下及面部疼痛。

2. 临床体征

额纹消失，患侧不能做蹙额、皱眉、露齿、鼓颊、吹口哨等动作，口角向健侧歪斜，患侧鼻唇沟变浅或消失，眼睑闭合不

全。严重者还可出现患侧舌前 2/3 味觉减退或消失，听觉障碍。可在耳郭、外耳道、鼓膜等处见到疱疹。面部出汗功能发生障碍。

3. 检查

（1）血象检查：多为正常或淋巴细胞比例增高。

（2）肌电图检查：发病时检查面部肌电图有病理电位和运动电位减少。

> **注：** 周围性面瘫应与中枢性面瘫、急性感染性多发性根性神经炎、神经莱姆病、腮腺炎及腮腺肿瘤等相鉴别。

治疗

1. 治则

舒经通络，活血化瘀。

2. 穴位及部位

印堂、睛明、阳白、迎香、下关、颊车、地仓、风池、合谷等穴；颜面部（患侧为主，健侧为辅）。

3. 手法

一指禅推法、按法、揉法、擦法、拿法等。

4. 基本操作

（1）患者坐位，医师以一指禅推法自印堂、阳白、睛明、四白、迎香、下关、颊车至地仓穴往返治疗，约 5 分钟。

（2）先按揉患侧面部，再按揉健侧面部，约 5 分钟。

（3）轻擦患侧面部，以局部感到温热为度。

（4）一指禅推风池及项部，3 ~ 5 分钟。

（5）按揉风池 1 分钟。

（6）拿风池、合谷，1 ~ 2 分钟。

> **注：** 面瘫早期患侧面部操作手法应轻柔，避免使用重刺激手法，以防加重局部神经损伤。

注意事项

1. 面瘫发病后若及时接受推拿治疗则恢复较快，疗效也佳。

2. 患者应注意面部保暖，免受风寒刺激，并避免过度疲劳。眼裂不能闭合者，可用金霉素眼膏涂抹眼睛或戴眼罩，保护角膜以防损伤。

3. 患者平时可用湿毛巾（或热水袋）热敷于患侧耳下方。当面神经功能开始恢复后，患者应对镜练习瘫痪面肌的随意运动。

> **注：** 面瘫患者在接受推拿治疗的同时还可自己按揉下关、颊车、地仓、牵正，每穴1分钟；并用手掌面由下向上轻擦患侧面部30次，每天1次。

十二、慢性胆囊炎

慢性胆囊炎是指胆囊的慢性炎症性疾病，为最常见的胆囊疾病，可以是急性胆囊炎的遗患，亦可发病即是慢性。本病表现为上腹部疼痛，右胁不适或持续钝痛，消化不良等，但临床上部分患者也可无症状。本病女性多于男性，且一年四季均可发病。本病属中医学"胁痛"等范畴。

> **注：** 中医学认为本病主要与肝、胆、脾、胃有关，以气滞、血瘀、湿热所致"不通则痛"者属实，以肝阴不足所致"不荣则痛"者属虚。

诊断

1. 临床症状

（1）腹痛：多位于右上腹，可放射至背部，持续数小时后缓解；其发作常与高脂、高蛋白饮食有关。

（2）消化不良：嗳气、饱胀、腹胀、恶心等。

2. 临床体征

慢性胆囊炎患者可有右上腹压痛，即墨菲征阳性；少数病例在第8~10胸椎右旁有压痛。

3. 检查

（1）超声检查：可见胆囊壁毛糙、胆囊结石等。

（2）X线检查：腹部X线片可示阳性结石及胆囊钙化和胆囊膨胀的征象。胆囊造影术可发现结石及胆囊缩小、变形、胆囊浓缩和收缩功能不良等征象。

（3）CT及MRI：有助于排除其他需要鉴别的疾病。

> **注：** 慢性胆囊炎应与消化性溃疡、慢性胃炎、慢性肝炎、慢性胰腺炎等疾病相鉴别。

治疗

1. 治则

疏肝利胆，行气止痛。

2. 穴位及部位

膈俞、肝俞、胆俞、阿是穴、章门、期门、阳陵泉、胆囊穴、足三里、三阴交、太冲、行间等穴；背部膀胱经和胸胁部。

3. 手法

点法、按法、一指禅推法、擦法、扳法、揉法、搓法等。

4. 基本操作

（1）患者俯卧位，医师以点法或按法在背部膈俞、肝俞、胆俞、阿是穴等部位施以手法，均以局部酸胀感为宜。

（2）一指禅推背部膀胱经3分钟；随后施以擦法，透热为度。

（3）扳肩式扳法或仰卧位压肘胸椎整复法。

（4）患者仰卧位，医师以指按揉章门、期门，每穴1分钟。

（5）搓、擦两侧胁肋部，以透热为度。

（6）患者仰卧位，医师以点法、按法在支沟、阳陵泉、胆囊穴、足三里、太冲、行间等穴操作，每穴1分钟。

5. 辨证加减

实证以气滞为主，延长太冲、章门、期门操作；以血瘀为主，延长膈俞、胆俞、肝俞等操作。虚证加气海俞、关元、三阴交等一指禅推法结合按法、揉法操作。

> **注：**若慢性胆囊炎急性发作时腹痛严重，伴有明显皮肤发黄、呕吐等症状者，应及时到医院抗感染或去除结石综合治疗。

注意事项

1. 推拿对缓解胆绞痛有明显的效果，但在疼痛缓解后仍需进行进一步的相关检查，明确病因，对因治疗。

2. 患者要保持心情舒畅，尽量避免抑郁、恼怒，且忌食肥甘辛辣、滋腻食品，避免暴饮暴食，多食粗纤维素食有助于排便；并注意卫生，预防蛔虫病。

> **注：**慢性胆囊炎患者平时可自己按揉日月、阳陵泉、胆囊、行间、太冲，每穴

> 1分钟，每天早晚各1次。

十三、痛风

痛风是指由于嘌呤代谢紊乱导致血尿酸持续增高并造成组织器官损伤的一组代谢性疾病。临床上以高尿酸血症、特征性急性关节炎反复发作、痛风石沉积、痛风石性慢性关节炎、常累及肾脏为特点。本病好发于中年以上，男性约占95%。本病属中医学"痹症"范畴，与痹病中的"热痹""历节""白虎历节"等相类似。

> **注：**中医学认为本病由于正气不足，外感风寒湿热之邪，或嗜食鲜味膏发之物所致。风寒湿邪侵袭人体，注于经络，留于关节，使气血痹阻而为痹病。

诊断

1. 临床症状

（1）急性痛风性关节炎

常在夜间突然发病，以蹈趾及第一跖趾关节为主，多见关节红、肿、热、痛，关节腔可有渗液。可伴有发热、畏寒、头痛、乏力等全身症状。急性关节病变亦可见于踝、膝、足跟等下肢关节。症状可自行缓解，病变部位皮肤留有色素沉着。缓解期无任何症状，多数患者于半年后再复发，亦可有发作一次后终生不再发作者。受凉、劳累、饮酒、进食高嘌呤类食物，创伤、手术及服用影响尿酸排泄的药物等均可诱发急性痛风性关节炎的发作。

（2）慢性关节炎及痛风石

可见关节畸形、局部骨质缺损；尿酸盐结晶沉积于关节附近的肌腱、腱鞘及皮肤结

缔组织中，形成大小不一的痛风石，多见于脚趾、手指、肘部、耳轮、对耳轮等处。

（3）痛风性肾病

早期可仅有间歇性蛋白尿，尿比重降低。病情进展可持续出现蛋白尿，高血压疾病缓慢发展进而血尿素氮、血肌酐增高，肾功能不全而危及生命。可有尿路尿酸结石而致肾绞痛、血尿排出结石等。

2. 临床体征

急性发作时，可见关节红、肿、热、痛，关节腔可有渗液，尤以蹠趾及第一跖趾关节为主；慢性关节炎期，可见关节畸形，并在脚趾、手指、肘部、耳轮、对耳轮等处可见大小不一的痛风石。

3. 检查

（1）血尿酸水平：男性 $> 420\mu mol/L$，女性 $> 350\mu mol/L$（尿酸氧化酶法）。

（2）血液分析：急性痛风期，血白细胞增高，红细胞沉降率增高。

（3）滑囊液检查：关节滑囊穿刺液内可发现白细胞内有双折光性针形尿酸盐结晶，常伴多形核白细胞增多。

（4）痛风结节内容物检查：痛风结节破溃物或穿刺液内可发现尿酸结晶。尿道排出的结石，经分析其成分，可证实为尿酸盐。

（5）X线检查：可发现受累关节的骨软骨缘邻近关节的骨质可有圆形或不整齐、穿凿样透亮缺损，骨关节间隙狭窄；部分患者可见到 $2\sim 5mm$ 的骨质缺损；也可见痛风结节附近骨质不规则或分叶状凹陷。

> **注**：高尿酸血症是痛风的主要特点，但只有当临床上出现血尿酸高并伴关节疼痛、痛风石及其他症状者，才可诊断为痛风。急性关节炎期确诊有困难时，可试用秋水仙碱作诊断性治疗，如为痛风，服秋水仙碱后症状迅速缓解，具有诊断意义。痛风应与类风湿关节炎和风湿热等疾病相鉴别。

治疗

1. 治则

调和气血，通络止痛。

2. 穴位及部位

公孙、太溪、三阴交、太冲、光明、脾俞、肾俞、关元俞、膀胱俞、中脘、章门、梁门、天枢、大横、关元等穴；第一跖趾关节部。

3. 手法

摩法、擦法、点法、推法、揉法等。

4. 基本操作

（1）患者仰卧位，医师以摩法和擦法在第一跖趾关节和疼痛关节周围治疗1分钟，然后点按患足涌泉、公孙、太冲、太溪、三阴交、光明各1分钟，最后拿揉阳陵泉、阴陵泉共1分钟。

（2）患者俯卧位，以推法在膀胱经脉操作2分钟，点揉脾俞、肾俞、关元俞、膀胱俞等穴3分钟。

（3）患者仰卧位，医师以中指或食指、中指、无名指三指轻柔地揉中脘1分钟；医师以双手叠掌摩腹2分钟，之后以中指点按章门、梁门、天枢、大横、关元等穴共2分钟。

> **注**：痛风发作严重者，可在专科医生指导下服用秋水仙碱和非甾体抗炎药以缓解病情。

注意事项

1. 急性期患者应卧床休息，并抬高患肢；平时饮食应选择低嘌呤食物，限制摄入总能量，禁酒。合理的膳食结构为低蛋白质、低脂肪、充足的碳水化合物及丰富的维生素和矿物质膳食。

2. 多做有氧运动，如散步、骑自行车、游泳等，步行每日 1~2 次，每次 30 分钟以上，以出微汗为度，防止剧烈运动。

> **注：** 痛风患者平时可自己按揉阴陵泉、太溪、三阴交、丰隆、曲池，每穴 1 分钟，每天早晚各 1 次。

十四、高脂血症

高脂血症是指血液中一种或多种脂质成分异常增高，如高胆固醇血症、高甘油三酯血症等。它是动脉粥样硬化和冠心病发病的重要危险因素，可使心脑血管疾病的发病率和死亡率明显增加。近年来，由于生活水平的不断提高，本病的发生率有逐渐增高和向中年人群发展的趋势。本病属中医学"痰浊"范畴。

> **注：** 中医学认为本病与饮食不节、过食肥甘厚味而导致脾胃运化失职关系密切：脾失健运，痰湿内生，脂浊内聚，流注经脉；或因思虑伤脾，郁怒伤肝，肝郁化火，炼津为痰，痰湿内蕴；或因肾失气化，肾虚则津液代谢失调，痰湿内生，凝聚为脂。

诊断

1. 临床症状

通常情况下，多数患者并无明显症状。不少人是由于其他原因进行血液生化检验时才发现有血浆脂蛋白水平升高。患者大多有嗜食油腻生活史，常伴有肥胖，部分患者有高脂血症家族史。脂质在真皮内沉积所引起的黄色瘤，可表现在眼睑周围，少数可累及面、颈、躯干和肢体。

2. 中医辨证

（1）痰浊郁阻：表现为形体肥胖，身重乏力，嗜食肥甘厚味，头晕头重，胸闷脘痞，纳呆腹胀，恶心欲呕，咳嗽有痰，舌淡苔厚腻，脉弦滑。

（2）脾虚失运：形体肥胖，身体困重，肢软无力，头昏，头重如裹，食欲不振，脘闷腹胀，便溏，恶心，舌淡，舌体胖大有齿痕，舌苔白腻，脉弦细或濡缓。

（3）肝气郁滞：胸闷憋气，胸痛，两胁胀痛，喜嗳气，善太息，胁胀痛有时放射到颈肩部，头晕头痛，手颤肢麻，脉弦。

（4）肾失气化：形体肥胖，腰膝酸软，尿液浑浊甚至涩痛，头晕眼花，耳鸣，形寒肢冷，面色白，腹胀纳呆，食欲不振，尿少浮肿，舌质淡，苔薄白，脉沉细或迟。

3. 临床体征

一般无特殊体征，部分患者可见黄色瘤、早发性角膜弓和高脂血症眼底。

4. 检查

血清总胆固醇（TC）≥6.22 mmol/L，低密度脂蛋白胆固醇（LDL - C）≥4.14 mmol/L，高密度脂蛋白胆固醇（HDL - C）<1.04 mmol/L，甘油三酯（TG）≥2.26 mmol/L。

> **注：** 应与继发性高三酰甘油血症相鉴别，后者多发生于糖尿病未控制时、慢性乙醇中毒、雌激素治疗、肾病综合征、原发性肥胖等之后。

治疗

1. 治则

健脾益肾，疏肝活血，调节血脂异常。

2. 穴位及部位

上脘、中脘、下脘、关元、中极、膈俞、肾俞、脾俞、肝俞、内关、丰隆、足三里、三阴交、太冲、阴陵泉等穴；四肢部。

3. 手法

一指禅推法、摩法、按揉法、点法、颤法、拿法、擦法、推法、叩法等。

4. 基本操作

（1）患者仰卧位，医师以掌摩法摩全腹，顺时针、逆时针共3分钟。

（2）一指禅推法在腹部任脉、脾经、胃经操作3分钟。

（3）顺时针掌揉全腹2分钟。

（4）按揉中脘、气海、关元、中极穴，每穴1分钟，再中指点按中脘、天枢各半分钟，然后提拿腹部数次，以患者耐受为度。

（5）在小腹部施以颤法1分钟。

（6）双手拿揉法下肢三阴经、三阳经，由大腿至踝部，各4~5遍，再点按阴陵泉、丰隆、足三里、三阴交、太冲等穴，每穴半分钟。

（7）患者俯卧位，医师以擦法作用于膀胱经第1、第2侧线，3~4分钟。

（8）掌擦法横擦腰部，以透热为度。

（9）点按膈俞、肾俞、脾俞、肝俞穴，每穴半分钟；叩击膀胱经第1、2侧线各3遍。

（10）患者坐位，医师以拿法沿手臂三阴经、三阳经循行方向拿捏双上肢，每条经脉3~5遍。

（11）点按内关、手三里、曲池穴，每

穴半分钟。

5. 辨证加减

（1）痰浊郁阻：一指禅推丰隆、足三里、中脘等穴，每穴2分钟。

（2）脾虚失运：按揉脾俞、胃俞穴，每穴1分钟；一指禅推建里、足三里穴，每穴2分钟。

（3）肝气郁滞：按揉肝俞、胆俞、章门、期门等穴，每穴1分钟。

（4）肾失气化：一指禅推气海、关元、太溪、复溜等穴，每穴1~2分钟。

> **注**：推拿为高脂血症的主要辅助疗法之一，因其对机体损伤小，无副作用而容易被患者接受。此外，高脂血症患者还应配合中药内服及西医调脂药物治疗。

注意事项

1. 患者日常饮食中应尽量少食动物脂肪、脑及内脏、海产品（如鱿鱼、贝类）等，并限制糖类的过量摄入；平时应多吃新鲜水果、蔬菜、瘦肉及鱼类、豆类等

2. 患者平时应适当参加体力劳动，注意劳逸结合，调节心理平衡，以缓解大脑皮层紧张状态，保持情绪稳定。

> **注**：高脂血症患者平时可自己顺时针摩腹10分钟，按揉丰隆、曲池、足三里，每穴1分钟，并拍打两下肢外侧胆经循行部位，3分钟，每天早晚各1次。

十五、肥胖症

肥胖症是指体内脂肪堆积过多和（或）分布异常，体重增加，包括遗传和环境因素在内的多种因素相互作用而引起的慢性代谢

性疾病。一般当进食热量多于消耗热量时，多余热量以脂肪形式储存于体内，其量超过正常生理需要量，且达一定值时即可演变为肥胖症。如无明显病因者可称为单纯性肥胖症；具有明确病因者称为继发性肥胖症。肥胖可见于任何年龄，40~50岁多见，女性多于男性。肥胖症及其相关疾病可损害患者的身心健康，使生活质量下降，预期寿命缩短。本节主要讨论单纯性肥胖症的推拿治疗。中医学将肥胖称为"肥人""肥满"。

> **注：** 中医学认为，本病多与暴饮暴食、嗜食肥甘厚腻、安逸少动、先天禀赋等因素有关。其发生主要涉及脾、胃、肾，以水湿痰浊阻滞脏腑经络为基本病机。

【诊断】

1. 临床症状

形体肥胖，脂肪呈均匀性分布，其中男性脂肪一般分布在颈及躯干部，尤其以腹部较多，四肢较少；女性以腰及臀部和四肢为主；皮肤绷紧润泽。多伴气短乏力、多汗怕热、腹胀胸闷、疲乏嗜睡、头晕心悸、性功能低下等症状。

2. 中医辨证

（1）痰湿型：患者肥胖，平素嗜食酒浆肥甘之物，痰多呕恶，身重乏力，脘腹部胀满不舒，行走困难，舌质淡红，舌苔白滑腻，脉濡滑。

（2）气虚型：患者肥胖，伴有浮肿现象，嗜睡懒动，气短懒言，动则汗出，舌质淡白，舌苔润白，脉沉弱。

（3）水湿型：患者肥胖，神疲乏力，嗜卧懒动，肢体浮肿，腰膝酸软，舌质淡，舌苔白而润滑，脉沉弱。

（4）胃热型：患者肥胖，多食易饥，口干口臭，大便秘结，舌质红，舌苔黄腻，脉滑。

（5）气滞型：患者素体肥胖，情志抑郁，急躁易怒，胸胁胀痛，月经不调，善太息，舌质红，舌苔白腻，脉弦。

3. 临床体征 体重超过标准体重20%（标准体重计算公式：男性（kg）＝身高（m）－105，女性（kg）＝身高（m）－100）；体重指数（BMI）≥25为肥胖（体重指数计算公式为：体重（kg）/身高（m）^{2}）；男性腰围≥85cm和女性腰围≥80cm为腹型肥胖。部分患者面部、乳晕及腹部、腿部等处可有黑色或淡红色斑及色素沉着。

4. 检查

（1）CT或MRI：扫描腹部第4~5腰椎间盘水平面计算内脏脂肪面积时，以腹内脂肪面积≥100cm^{2}作为判断腹内脂肪增多的切点。

（2）身体密度测量法、生物电阻抗测定法、双能X线（DEXA）吸收法测定体脂总量等。

> **注：** 本病应与继发性肥胖相鉴别，后者多有原发疾病，如肾上腺皮质功能亢进症，下丘脑综合征（包括炎症、肿瘤、创伤、肉芽肿等）、甲状腺功能减退症、性腺功能减退症（男性无睾或类无睾症，女性多囊卵巢）、垂体瘤、垂体前叶功能减退症等。根据疾病史、家族史、用药史等不难鉴别。

治疗

1. 治则

健脾除湿，化痰消浊，减轻体重。

2. 穴位及部位

中脘、天枢、气海、曲池、阴陵泉、丰隆、太冲等穴；全腹及上、下肢部。

3. 手法

摩法、揉法、拿揉法、搓法、擦法、抖法等。

4. 基本操作

（1）患者仰卧位，医师以掌摩法摩全腹，顺时针、逆时针共 3 分钟。

（2）一指禅推法在腹部任脉、脾经、胃经操作 3 分钟。

（3）顺时针掌揉全腹 2 分钟。

（4）按揉中脘、气海、关元、中极穴，每穴 1 分钟，再中指点按中脘、天枢各半分钟，然后提拿腹部数次，以患者耐受为度。

（5）在小腹部施以颤法 1 分钟。

（6）患者俯卧位，医师以双掌交替推督脉及足太阳膀胱经第 1、2 侧线，各 5 ~ 10 遍。

（7）点按夹脊穴和背俞穴，每穴半分钟。

（8）由下向上捏脊 5 ~ 7 遍。

（9）患者仰卧位，医师一手持患者一侧上肢，另一手拿揉手三阴经、手三阳经，左右各 3 ~ 5 遍。

（10）双手拿揉患者一侧足三阴经、足三阳经，左右各 3 ~ 5 遍。

5. 辨证加减

（1）偏于痰湿者，按揉中脘、丰隆、阴陵泉、隐白穴，每穴 1 ~ 2 分钟。

（2）偏于气虚者，按揉气海、关元、足三里穴，每穴 1 ~ 2 分钟。

（3）偏于水湿者，按揉水道、脾俞、关元穴，每穴 1 ~ 2 分钟；掌擦法横擦肾俞、命门穴，以透热为度。

（4）偏于胃热者，按揉内庭、曲池、上巨虚穴，每穴 1 ~ 2 分钟。

（5）偏于气滞者，按揉太冲、期门、太阳穴，每穴 1 ~ 2 分钟；掌擦法斜擦胁肋，以透热为度。

> **注：** 推拿可有效地减轻患者体重及预防一些并发症的发生，但在治疗过程中，仍需患者积极配合，坚持运动和饮食控制等。

注意事项

1. 患者应科学安排每日饮食，少食油腻、甜食、碳酸饮料，多食蔬菜和粗粮，晚餐不过量。

2. 应调整生活规律，保持足够的睡眠时间，保持心情舒畅。应配合体育锻炼，增加活动量，经常参加慢跑、爬山、打球等户外活动。

> **注：** 肥胖症患者平时可自己顺时针摩腹 10 分钟，按揉天枢、丰隆、曲池、足三里，每穴 1 分钟，每天早晚各 1 次。

十六、糖尿病

糖尿病是一组以慢性血葡萄糖（简称血糖）水平增高为特征的代谢性疾病，以多饮、多食、多尿、身体消瘦为主要表现。临床中，有一部分患者也可无上述症状。因长期代谢紊乱可引起多系统损害，导致眼、肾、神经、心脏、血管等组织器官的慢性进行性病变、功能减退甚至衰竭；病情严重时可发生糖尿病酮症酸中毒、高渗昏迷等。糖尿病可使患者生活质量降低，寿命缩短，病死率增高。本病属中医学"消渴"范畴。

> **注：**中医学认为，本病与禀赋不足、饮食失节、情志失调及劳欲过度有关，主要是由于阴津亏损，燥热偏胜，而以阴虚为本、燥热为标，且两者互为因果。病变的脏腑主要在肺、胃、肾，尤以肾为关键，且三脏之中，虽有所偏重，但往往又互相影响。

诊断

1. 临床症状

起病缓慢，早期或轻症患者常无明显症状，仅在检查尿液时偶然发现。典型症状是疲乏、倦怠、尿量增多、口渴、饮水量增加、易饥饿、饭量增加，但体重减轻。简言之为多尿、多饮、多食和体重减轻，即"三多一少"。

2. 中医辨证

（1）上消（燥热伤肺）：烦渴多饮，口干咽燥，多食易饥，小便量多，大便干结。舌质红，舌苔薄黄，脉数。

（2）中消（胃燥津伤）：消谷善饥，大便秘结，口干欲饮，形体消瘦。舌质红，舌苔黄，脉滑有力。

（3）下消（肾阴亏损）：尿频量多，浊如脂膏，头晕目眩，耳鸣，视物模糊，口干唇燥，失眠心烦。舌质红，无苔，脉弦细数。

3. 临床体征

可见肢体浮肿，四肢末梢部位皮肤感觉异常，如蚁行感、麻木感、针刺感、瘙痒等。

4. 检查

（1）任意时间血浆葡萄糖 ≥ 11.1 mmol/L（200mg/dL），或空腹血糖 ≥ 7.0 mmol/L（126mg/dL），或餐后 2 小时血糖 ≥ 11.1 mmol/L（200mg/dL）。均需重复一次确认，诊断才能成立。

（2）对于无糖尿病症状、仅一次血糖值达到糖尿病诊断标准者，必须在另一天复查核实而确定诊断。如复查结果未达到糖尿病诊断标准，应定期复查。

（3）还可行尿糖、尿比重、葡萄糖耐量试验、糖化血红蛋白、果糖胺测定、血浆胰岛素测定、胰岛素释放试验、C 肽测定等检查。

> **注：**本病应与饮食性糖尿、肾性糖尿、应激性糖尿等鉴别。

治疗

1. 治则

养阴清热，益气生津。

2. 穴位及部位

膈俞、胰俞、肝俞、胆俞、脾俞、胃俞、肾俞、命门、三焦俞、大椎、中脘、梁门、气海、关元、神阙、曲池、足三里、三阴交、涌泉等穴；腹部。

3. 手法

㨰法、一指禅推法、按法、揉法、点法、擦法、推法、振法等。

4. 基本操作

（1）患者俯卧位，医师以㨰法作用于膀胱经第 1 侧线 5 分钟。

（2）一指禅推法从膈俞至肾俞往返操作7 分钟。

（3）按揉膈俞、胰俞、肝俞、胆俞、脾俞、胃俞、肾俞、三焦俞穴，以胰俞穴为重点按揉3分钟，其余每穴1分钟，指揉大椎穴1分钟。

（4）小鱼际擦法直擦督脉及膀胱经第1侧线，横擦腰部肾俞区和骶部八髎区，均以透热为度。

（5）患者仰卧位，医师以一指禅推法作用于中脘、气海、关元穴，每穴1分钟。

（6）掌振神阙穴1分钟，摩全腹3分钟，平推两侧胁肋3分钟，以透热为度。

（7）按揉双侧曲池穴各1分钟。

（8）点按足三里、三阴交穴，每穴2分钟，以局部感到酸胀为度。

（9）擦涌泉穴，以透热为度。

5. 辨证加减

（1）燥热伤肺：按揉肺俞、中府、云门、库房穴，每穴1分钟，直擦膻中以透热为度，按揉手三里、少商穴，拿肩井5～10次，以患者感到酸胀感为宜。

（2）胃燥津伤：按揉建里、血海、期门、章门、中脘、梁门穴，每穴1分钟，擦胁肋1分钟，以局部透热为度。

> **注**：推拿对轻、中度糖尿病患者具有较好的疗效，对于重症患者应以药物治疗为主。

（3）肾阴亏损：按揉志室、然谷、太溪、涌泉穴，每穴1分钟，擦复溜、交信穴，以透热为度。

注意事项

1. 患者饮食宜清淡，不宜过饱，禁食辛辣刺激之品和肥甘厚味。应戒烟酒，适当参加体育锻炼和体力劳动，不宜食后即卧，终日久坐。

2. 治疗过程中要始终嘱患者避免精神紧张，保持心情舒畅，不要过度劳累，节制房事。

> **注**：糖尿病患者平时可自己按揉气海、三阴交、太溪、丰隆、足三里、曲池，每穴1分钟，掌背擦肾俞，以感到温热为度，每天早晚各1次。

十七、慢性疲劳综合征

慢性疲劳综合征是以持续半年以上的慢性、反复发作性极度疲劳为突出表现，同时伴有低热、头痛、肌肉关节疼痛、失眠和多种精神症状的一组症候群。本病由美国疾病控制中心于1987年正式命名。目前，对本病的确切发生机制尚不清楚，多数人认为慢性疲劳综合征（CFS）的发生可能是精神压力、不良生活习惯、脑力和体力过度劳累及病毒感染等多因素导致神经 - 内分泌 - 免疫网络紊乱而表现的综合征。CFS近几年发病率逐步攀升，多发于20～50岁的人群，女性多于男性。本病属中医学"虚劳""五劳"等范畴。

> **注**：中医学认为本病为劳役过度、情志内伤或复感外邪等多种因素导致五脏气血阴阳失调而发病。外感病邪，多伤肺气；思虑过度，损伤脾气；体力过度或房劳过度则耗气伤精，损伤肝肾；情志不遂，肝气郁结等。

诊断

1. 临床症状

（1）持续或反复出现的原因不明的严重

疲劳，病史不少于 6 个月，且目前患者职业能力、接受教育能力、个人生活及社会活动能力较患病前明显下降，休息后不能缓解。

（2）同时至少具备下列 8 项中的 4 项：①记忆力或注意力下降；②咽痛；③颈部僵直或腋窝淋巴结肿大；④肌肉疼痛；⑤多发性关节痛；⑥反复头痛；⑦睡眠质量不佳，醒后不轻松；⑧劳累后肌痛。

2. 临床体征

一般无特征性的阳性体征。

3. 检查

慢性疲劳综合征没有特异性检查，临床上需要通过相关检查排除其他伴有持续疲劳的疾病。

> **注：** 慢性疲劳综合征的诊断是一个排除诊断，应在确信排除了其他疾病的基础上进行，不能仅以病史、体格检查或实验室检查作为特异性诊断依据。

治疗

1. 治则

补益气血，调理气机。

2. 穴位及部位

百会，四神聪，太阳、风池、肺俞、心俞、肝俞、脾俞、肾俞等穴；头部和腰背部。

3. 手法

摩法、擦法、按法、揉法、拿法、指击法、推法、擦法、拍法等。

4. 基本操作

（1）患者仰卧位，医师从头上方按揉百会、四神聪、太阳、风池穴等 5 分钟。

（2）头部拿五经、施以扫散法各 1 分钟；五指击法 1 分钟。

（3）患者俯卧位，医师于背部沿足太阳膀胱经第 1、2 侧线，以掌推法自上而下推 3~5 次；然后以掌揉法或擦法沿脊柱两侧竖脊肌上下往返操作 5 分钟。

（4）按肺俞、心俞、肝俞、脾俞、肾俞，每穴 1 分钟，以感觉酸胀为度。

（5）以小鱼际直擦督脉、横擦命门，均以透热为度。

（6）从尾骶向大椎自下而上捏脊 5~7 遍。

（7）掌拍腰背部，沿脊柱两侧骶棘肌从上往下，左右各 2 分钟。

> **注：** 推拿治疗慢性疲劳综合征具有肯定的疗效，若配合中药汤剂治疗则疗效更佳。

注意事项

1. 配合饮食疗法，补充维生素和矿物质。

2. 保持情绪乐观，避免精神刺激，劳逸结合；积极进行运动锻炼。

> **注：** 慢性疲劳综合征患者平时可自己以手掌横擦腰部肾俞区域，以温热为佳，并按揉关元、足三里、内关、复溜、太溪，每穴 1 分钟，每天早晚各 1 次。

第三节　妇科疾病

一、痛经

> **注：** 中医学认为痛经与冲任、胞宫的周期性生理变化，情志所伤，起居不慎或六

淫为害相关。其主要病机在于邪气内伏或精血素亏，更值经期前后冲任二脉气血的生理变化急骤，导致胞宫的气血运行不畅，"不通则痛"，或胞宫失于濡养，"不荣则痛"，致痛经发作。

痛经是指女性在行经前后或正值行经期间，出现小腹及腰部疼痛，甚至剧痛难忍，常伴面色苍白、头面冷汗淋漓、手足厥冷、泛恶呕吐等症，并随着月经周期发作的一种妇科常见病。西医学将痛经分为原发性痛经和继发性痛经。前者又称功能性痛经，系指生殖器官无明显器质性病变者；后者多继发于生殖器官某些器质性病变，如盆腔子宫内膜异位症、子宫腺肌病、慢性盆腔炎等。功能性痛经容易痊愈，器质性病变导致的痛经病程较长，缠绵难愈。原发性痛经多见于未婚女性。本病属中医学"经行腹痛"范畴。

诊断

1. 临床表现

每遇经期或经行前后小腹疼痛，随月经周期性发作，严重者疼痛难忍，甚或伴有呕吐汗出，面清肢冷，以致晕厥。也有部分患者，经期疼痛连及腰骶，放射至肛门或两侧股部。

2. 中医辨证

（1）气滞血瘀：经期或经前小腹胀痛，行经量少，淋漓不畅，血色紫暗有瘀块，块下则疼痛减轻，胸胁乳房作胀，舌质紫暗，舌边或有瘀点，脉沉弦。

（2）寒湿凝滞：经前或经期小腹冷痛，甚则牵连腰脊疼痛，得热则舒，经行量少，色暗有血块，畏寒便溏，面色青白，舌暗，苔白，脉沉紧。

（3）气血虚弱：经期或经净后，小腹绵绵作痛，按之痛减，经色淡，质清稀，面色苍白，精神倦怠，舌质淡，苔薄，脉细弱。

3. 临床体征 患者呈痛苦状，甚至捂腹而卧。腹部检查可有局部压痛，但无肌紧张和反跳痛。盆腔生殖器一般无异常病变，偶见子宫发育不良、宫颈口狭小、宫颈管狭长或子宫过度倾曲。

4. 检查

（1）经血前列腺素测定：是目前临床一项主要的客观指标，一般 PCF 指数异常升高。

（2）盆腔血流图检查：显示盆腔血流不畅。

注：痛经应与慢性阑尾炎、子宫肌瘤、卵巢恶性肿瘤引起的腹痛相鉴别。

（3）B 超检查：原发性痛经者无明显异常。

治疗

1. 治则

通调气血，和络止痛。

2. 穴位及部位

气海、关元、章门、期门、足三里、肾俞、八髎、肝俞、膈俞、脾俞、胃俞等穴。

3. 手法

一指禅推法、摩法、㨰法、按法、揉法、擦法等。

4. 基本操作

（1）患者仰卧位，医师坐其身旁，以掌摩法顺时针方向摩小腹部5分钟。

（2）一指禅推气海、关元穴，每穴约2分钟。

（3）患者俯卧位，医师站其身旁，以擦法作用于腰部脊柱两旁及骶部 5 分钟。

（4）按揉肾俞、八髎穴，每穴 1 ~ 2 分钟。

（5）掌擦法横擦八髎穴，使之有温热感。

5. 辨证加减

（1）气滞血瘀：按揉章门、期门、肝俞、膈俞穴，每穴 1 分钟；拿血海、三阴交穴，以酸胀为度。

（2）寒湿凝滞：掌擦法直擦背部督脉，横擦腰部肾俞、命门穴，以透热为度；按揉血海、三阴交穴，每穴 1 分钟。

（3）气血虚弱：掌擦法直擦背部督脉，横擦左侧背部，以透热为度；指揉中脘穴 2 ~ 3 分钟；按揉脾俞、胃俞、足三里穴，每穴 1 分钟。

> **注：**实证痛经的特殊治疗方法：实证痛经患者在第 1 腰椎或第 4 腰椎（大部分在第 4 腰椎）有棘突偏歪及轻度压痛，对偏歪棘突用旋转复位或斜扳的方法纠正棘突偏歪，可治愈或缓解痛经。

注意事项

1. 痛经患者在月经期间要注意保暖，避免过度疲劳，注意经期卫生。

2. 行经前应保持情绪安定，避免暴怒、忧郁；并注意调整饮食，忌食辛辣、寒凉、生冷食品。

> **注：**痛经患者平时可经常自己按揉气海、三阴交、地机穴，或以艾条温灸关元、子宫、三阴交穴，每穴 3 ~ 5 分钟。

二、月经不调

月经不调是指月经的周期、经期、经色、经量、经质等发生异常并伴有其他症状的一种疾病，又称月经失调、经血不调。临床上根据周期的改变可分为月经先期、月经后期、月经先后不定期；根据血量的改变可分为月经过多、月经过少等。临床常见先期与量多、后期与量少并存。

> **注：**中医学认为月经不调与血热、气虚、寒凝、血虚、气滞、肾虚等因素有关。

诊断

1. 临床症状

出现月经的周期、经期、经量、经色、经质的异常；可兼有少腹不适，胀满疼痛，乳房或胁肋胀满疼痛，以及头痛、恶心、呕吐、二便失常、腰酸等。

2. 中医辨证

（1）月经先期：月经先期而至，甚则一月经行两次。若量多，色紫黏稠，心胸烦闷，大便燥结，舌红，苔薄黄，脉浮数为实热；量少，色红，颧赤唇红，手足心热，舌红苔黄，脉细数，为阴虚血热；若夹瘀块，经前胸胁、乳房、小腹胀痛，烦躁易怒，口苦咽干，舌红苔黄，脉弦数，为肝郁化热；若量少、色淡、质清稀，腰酸腿软，神疲气短，心悸，舌淡苔薄，脉细，为气虚。

（2）月经后期：经期延后，若量少色暗红有块，小腹冷痛拒按，得热痛减，畏寒肢冷，舌苔薄白，脉沉紧为实寒；量少色淡，小腹隐痛，喜按喜暖，面色苍白，舌淡苔白，脉沉迟无力为虚寒；若量少，经色暗红或有血块，小腹胀痛，精神抑郁，胸闷不舒、嗳气稍减，舌苔黄，脉弦涩，为气郁；若小腹空痛，面色萎黄，皮肤不润，头晕眼花，心悸，舌淡苔薄，脉虚细，为血虚。

（3）月经先后无定期：经期或先或后，若行而不畅，胸胁、乳房、小腹胀痛，精神抑郁，胸闷不舒，时欲太息，嗳气食少，脉弦，为肝郁；若量少，色淡质清稀，面色晦暗，头晕耳鸣，腰膝酸软，夜尿多，舌淡苔薄，脉沉细，为肾虚。

3. 临床体征

一般无特殊体征。妇科检查可确定子宫、卵巢发育是否正常。

4. 检查

超声检查可以了解子宫大小、形状，空腔内有无赘生物，子宫内膜厚度等。诊断性刮宫、宫腔镜检查可进一步明确病变部位和子宫内膜病理诊断。卵巢功能测定也能帮助确诊。

> **注：**月经先期要与经间期出血相鉴别，月经后期要与早孕鉴别，月经先后无定期要注意与崩漏相鉴别。另外，还需与妇科炎症和妇科肿瘤相鉴别。

治疗

1. 治则

通经调脏，调和气血。

2. 穴位及部位

中脘、关元、气海、中极、章门、期门、脾俞、肝俞、肾俞、命门、八髎、足三里、三阴交、血海、阴陵泉等穴。

3. 手法

一指禅推法、摩法、按法、揉法、捏法、拿法等。

4. 基本操作

（1）患者仰卧位，医师坐其身旁，以一指禅推法作用于中脘、气海、关元、中极穴，每穴1～2分钟。

（2）掌摩法顺时针方向摩小腹5分钟。

（3）拿揉足三里、三阴交、血海、阴陵泉穴，每穴1～2分钟。

（4）患者俯卧位，医师坐其身旁，以一指禅推法作用于背部两侧膀胱经第1侧线，重点在脾俞、肝俞、肾俞穴，往返治疗5分钟。

（5）按揉命门、八髎穴，每穴1～2分钟。

（6）背部由下向上捏脊，往返3遍。

5. 辨证加减

（1）血热型：按揉大椎穴1～2分钟；掌擦法擦大椎穴，以透热为度；点按曲池、神门穴，每穴1分钟；搓擦涌泉穴1分钟。

（2）寒凝型：拿肩井穴5～10次；掌推法沿脐分推腹部，以透热为度。

（3）气虚型：顺时针摩腹5分钟；掌振法振关元穴1～3分钟。

（4）血虚型：按揉脾俞、胃俞、足三里、三阴交、血海等穴，每穴1分钟；掌擦法横擦背部脾俞、胃俞穴处，以透热为度。

（5）气滞型：点按膻中穴1分钟；按揉章门、期门穴，每穴1～2分钟；搓擦两胁肋，以透热为度。

（6）肾虚型：直擦背部督脉和足太阳膀胱经两侧，反复摩擦5～7遍，然后横擦肾俞、命门、白环俞、八髎穴，以透热为度；掌按关元穴，操作3～5分钟，以热深透下腹为度；用拇指按揉双侧涌泉穴，持续施术1分钟，然后沿足底纵轴用掌擦法，反复摩擦，以透热为度。

注:: 推拿治疗原发性月经不调宜在经期前后进行，操作时动作宜从容和缓，循序渐进，切忌手法粗暴，急于求成。对继发性月经不调者，应当积极治疗原发病后，并配合推拿进行辅助治疗。

注意事项

1. 患者应注意休息，不宜剧烈运动或过度疲劳。注意调整饮食，忌食生冷寒凉或辛辣之品。

2. 注意经期卫生，随天气环境变化增减衣物，宜保暖，避风寒。保持心情舒畅，避免情志过极。

注： 月经不调患者平时可经常自己按揉子宫、关元、足三里、三阴交、血海等穴，或以艾条温灸气海、曲骨、子宫、三阴交穴，每穴3~5分钟，也可配合内服中药调理。

三、围绝经期综合征

围绝经期综合征是指妇女在绝经前后，因卵巢功能逐渐衰退或丧失，以致雌激素水平下降所引起的以自主神经功能紊乱、代谢障碍为主的一系列症候群，又称更年期综合征，常见于49岁左右的妇女。本病属中医学"脏躁""经断前后诸证"范畴。

注： 中医学认为本病多因妇女年近绝经前后，肾气渐衰，天癸将竭，冲任亏虚，精血不足，脏腑失养，阴阳平衡失调，而出现肾阴肾阳偏盛偏衰现象。此外，不少患者与情志抑郁、肝气不舒有关。总之，本病病变脏腑主要在肾，并可累及心、肝、脾三脏。

诊断

1. 临床症状

月经紊乱，烦躁易怒，潮热汗出，眩晕耳鸣，心悸失眠，疲乏易累，记忆力减退等。

2. 中医辨证

（1）肾阴虚型：头晕耳鸣，腰酸腿软，烘热汗出，五心烦热，记忆减退，失眠多梦，或皮肤瘙痒，月经紊乱，经量多少不定，或淋沥不绝，色紫红，舌红少苔，脉细数。

（2）肾阳虚型：头晕耳鸣，腹冷阴坠，形寒肢冷，腰酸如折，面色晦暗，精神萎靡，月经量或多或少，或淋沥不止，色淡质稀，舌淡，苔白滑，脉沉迟无力。

3. 体征

因本病牵涉系统较多，故无特征性体征。

4. 检查

（1）内分泌测定：雌二醇（E2）降低，促卵泡激素（FSH）、促黄体生成激素（LH）增高。

（2）CT或MRI检查：雌激素水平低下致骨钙量快速丢失，导致发生绝经后骨质疏松症。

注： 本病应与冠心病心绞痛、高血压、甲状腺功能亢进、食道癌等疾病相鉴别。

治疗

1. 治则

调和阴阳，补肾安神。

2. 穴位及部位

膻中、中脘、气海、关元、中极、厥阴俞、膈俞、肝俞、脾俞、肾俞、命门、风池、太阳、攒竹、四白、迎香、百会、肩井等穴；背部膀胱经第 1 侧线；前额、目眶、鼻翼两旁、项部、头顶部、胃脘部及下腹部等。

3. 手法

一指禅推法、揉摩法、按揉法、擦法、揉法、擦法、拿法、抹法等。

4. 基本操作

（1）患者仰卧位，医师以一指禅推膻中、中脘、气海、关元、中极等穴，每穴 1～2 分钟。

（2）施摩法顺时针摩胃脘及下腹部，每个部位各 5 分钟。

（3）小鱼际擦法横擦气海，以透热为度。

（4）患者俯卧位，医师以擦法擦背部膀胱经第一侧线，由上往下约五分钟。

（5）按揉心俞、肺俞、膈俞、肝俞、胆俞、肾俞、膀胱俞、次髎穴，每穴 1～2 分钟。

（6）小鱼际擦法横擦腰骶部，透热为度。

（7）患者坐位，医师以五指拿法拿头顶部，由前发际向后发际移动，5～10 次，随后再拿风池及项部 2 分钟。

（8）以鱼际揉法揉前额部 3～5 分钟。

（9）以拇指指腹分抹前额、目眶及鼻翼两旁各 5～10 次。

（10）按揉太阳、攒竹、四白、迎香穴各半分钟。

（11）拇指按揉百会半分钟，拿肩井 5～10 次。

5. 辨证加减

（1）肾阴虚型：加点按志室、血海、阴陵泉、三阴交、太溪各半分钟，推双侧桥弓穴，每侧 20 次。

（2）肾阳虚型：加掌振关元，横擦八髎，以透热为度；揉按曲池、合谷、悬钟、委中各半分钟；搓擦涌泉。

> **注：** 推拿治疗本病时，手法应轻柔和缓，避免使用暴力和蛮力。

注意事项

1. 坚持锻炼身体，增加日晒时间，摄入足量蛋白质及含钙丰富的食物。

2. 保持心情舒畅，注意劳逸结合，多与家人和朋友交流，多外出旅游，维持适度的性生活。定期进行必要的妇科检查。

> **注：** 围绝经期患者平时自己可按揉三阴交、足三里、太冲穴，双手掌面斜擦胁肋部章门区域，双手背直擦腰部肾俞区域，均以感到温热为宜。

四、缺乳

缺乳是指产后乳汁分泌不足，甚至全无，不能满足婴儿生长发育的需要，多发生在产后 12～15 天，临床上以初产妇女多见。而产后一周内，由于分娩失血，气血耗损，出现暂时的乳汁缺少为正常生理现象，当机体气血恢复后，乳汁会很快充盈并泌出。本病属中医学"产后乳少""乳汁不行"范畴。

> **注：** 中医学认为乳汁由气血所化生，其分泌依赖肝气的疏散与调节。故缺乳多因气血虚弱、肝郁气滞或痰气壅阻所致。

诊断

1. 临床症状

产妇在哺乳期中，乳汁分泌少或全无乳

汁；或乳汁分泌正常，情志过度刺激后突然缺乳。

2. 中医辨证

（1）气血虚弱：产后无乳或乳少，乳房柔软，无胀痛感，面色苍白，神疲食少，舌淡少苔，脉虚细。

（2）肝郁气滞：产后无乳或乳少，情志抑郁不乐，胸胁胀闷，或有微热，食欲减少，舌苔薄黄，脉弦细。

3. 临床体征

局部检查乳房柔软无胀感，排出乳汁清稀，多属虚证；乳房胀痛，或有硬结，挤压乳汁疼痛难出，乳汁稠，多属实证。

4. 检查

必要时可行相关实验室检查。

> **注：** 应排除乳房及其他疾病引起的缺乳。

治疗

1. 治则

补益宣通，通络下乳。

2. 穴位及部位

膻中、乳根、内关、少泽、期门、肝俞、脾俞、胃俞、足三里、太冲等穴；乳房。

3. 手法

按法、点法、推法、梳刮法、揉法、拿法等。

4. 基本操作

（1）患者仰卧位，医师以点按法作用于膻中、乳根、脾俞、内关、少泽、足三里穴，力量由轻到重，每穴1~2分钟。

（2）由天突至膻中直推1~2分钟。

（3）十指张开梳刮两侧乳房，由外周至乳头3~5分钟。

（4）拿揉双侧乳房5~7分钟。

（5）患者俯卧位，医师以点按法作用于肝俞、脾俞、胃俞穴，每穴1~2分钟。

（6）按揉足三里、太冲穴，每穴1~2分钟。

5. 辨证加减

（1）气血虚弱：一指禅推气海、关元、血海穴，每穴2分钟；掌擦法横擦腰部肾俞、命门穴，以透热为度。

（2）肝郁气滞：一指禅推章门、期门穴，每穴2~3分钟；掌擦法斜擦胁肋部，以透热为度。

> **注：** 推拿操作时手法宜轻柔。

注意事项

1. 加强产后营养，多食富含蛋白质的食物和新鲜蔬菜，以及充足的汤水，克服急躁情绪，保持心情舒畅。

2. 注意正确的哺乳方法，充分休息，适当锻炼身体，保持气血调畅，以利于乳汁的分泌。

> **注：** 产妇平时可经常自己按揉乳根、气海、足三里等穴，或以磁珠按贴耳部肝、肾、内分泌等穴，双耳交替。

下 篇

小儿推拿

第十章

小儿推拿手法

第一节　单式手法

一、推法

以拇指或食、中两指的螺纹面着力，附着在患儿体表一定的穴位或部位上，做单方向的直线或环旋移动，称为推法。

操作

1. 直推法（图 10 - 1）

以一手握持患儿肢体，另手拇指自然伸直，以螺纹面或其桡侧缘着力，或食、中两指伸直，以螺纹面着力，做单方向的直线推动。频率为 220 ~ 280 次/分。

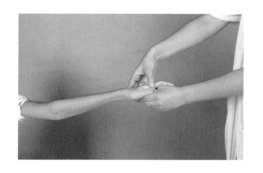

图 10 - 1　直推法

2. 旋推法（图 10 - 2）

以拇指螺纹面着力于一定的穴位上，做顺时针方向的环旋移动，频率为 160 ~ 200 次/分。

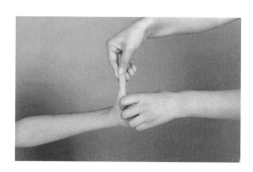

图 10 - 2　旋推法

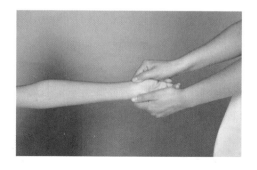

图 10 - 3　分推法

3. 分推法（图 10 - 3）

以双手拇指螺纹面或其桡侧缘，或用双掌着力，自穴位或部位的中间向两旁做"← →"直线推动。一般可连续分推 20 ~ 50 次。

4. 合推法

合推法是与分推法相对而言。以双手拇指螺纹面或双掌着力，自穴位或部位的两旁

向中间做相对方向的直线或弧线推动。本法
又称合法、和法。

注意事项

1. 不可推破皮肤。

2. 根据病情、部位和穴位的需要，注意
掌握手法的补泻作用。

3. 操作时手法不可呆滞。

适用部位

直推法适用于小儿推拿特定穴中的线状
穴位和五经穴，多用于头面部、四肢部、脊
柱部，旋推法主要用于手部五经穴及面状穴
位，分推法适用于头面部、胸腹部、腕掌部
及肩胛部等，合推法适用于头面部、胸腹
部、腕掌部。

二、揉法

以手指的指端或螺纹面、手掌大鱼际、
掌根着力，吸定于一定的治疗部位或穴位
上，做轻柔和缓的顺时针或逆时针方向的环
旋运动，并带动该处的皮下组织一起揉动，
称为揉法。

操作

1. 指揉法

以拇指或中指的指面或指端，或食指、
中指、无名指指面着力，吸定于治疗部位或
穴位上，做轻柔和缓、小幅度、顺时针或逆
时针方向的环旋揉动，使该处的皮下组织一
起揉动。

2. 鱼际揉法

以大鱼际部着力于施术部位，稍用力下
压，通过腕关节带动着力部分在治疗部位上
做轻柔和缓、小幅度、顺时针或逆时针方
向的环旋揉动，使该处的皮下组织一起
揉动。

3. 掌根揉法

以掌根部分着力，吸定在治疗部位上，
稍用力下压，带动腕部及着力部分连同前臂
做轻柔和缓、小幅度、顺时针或逆时针方向
的环旋揉动，使该处的皮下组织一起揉动。

注意事项

揉法在操作时，着力部分不能与患儿皮
肤发生摩擦运动，也不能用力下压。

适用部位

拇指与中指揉法适用于全身各部位或穴
位，食、中双指揉法适用于肺俞、脾俞、胃
俞、肾俞、天枢等穴位，三指揉法适用于胸
锁乳突肌及脐、双侧天枢穴处。鱼际揉法适
用于头面部、胸腹部、胁肋部、四肢部。掌
根揉法适用于腰背部、腹部及四肢部。

三、按法

以拇指或中指的指端，或螺纹面，或掌
面（掌根）着力，附着在一定的穴位或部位
上，逐渐用力向下按压，按而留之或一压一
放地持续进行，称为按法。

操作

1. 指按法

用拇指或中指螺纹面或指端着力，吸定
在患儿治疗穴位上，垂直用力，向下按压，
持续一定的时间，按而留之，然后放松，再
逐渐用力向下按压，如此一压一放反复操作。

2. 掌按法

腕关节背伸，五指放松伸直，用掌面或
掌根着力，附着在患儿需要治疗的部位上，
垂直用力，向下按压，并持续一定的时间，
按而留之。

注意事项

1. 操作时，切忌用迅猛的暴力，以免造
成组织损伤。

2. 按法结束时，不宜突然撤力，而应逐渐减轻按压的力量。

【适用部位】

指按法适用于全身各部的经络和穴位。掌按法适用于面积大而又较为平坦的部位，如胸腹部、腰背部等。

四、摩法

以食指、中指、无名指、小指的指面或掌面着力，附着在患儿体表一定的部位或穴位上，做环形而有节律的抚摩运动，称为摩法。

【操作】

1. 指摩法

食指、中指、无名指、小指四指并拢，以指面着力，附着在患儿体表一定的部位或穴位上，通过腕关节做顺时针或逆时针方向的环形摩动。

2. 掌摩法

指掌自然伸直，以掌面着力，附着在患儿体表一定部位上，通过腕关节连同着力部分做顺时针或逆时针方向的环形摩动。

【注意事项】

同成人推拿手法中的摩法。

【适用部位】

指摩法和掌摩法主要适用于胸腹部。

五、掐法

以拇指爪甲切掐患儿的穴位或部位，称为掐法。

【操作】

医师手握空拳，拇指伸直，指腹紧贴在食指中节桡侧缘，以拇指指甲着力，吸定在患儿需要治疗的穴位或部位上，逐渐用力进行切掐。

【注意事项】

掐法是强刺激手法之一，不宜反复长时间应用，更不能掐破皮肤。掐后常继用揉法，以缓和刺激，减轻局部的疼痛或不适感。

【适用部位】

适用于头面部和手足部的穴位。

六、捏法

以单手或双手的拇指与食、中两指或拇指与四指的指面做对称性着力，夹持住患儿的肌肤或肢体，相对用力挤压并一紧一松逐渐移动者，称为捏法。小儿推拿主要用于脊柱，故又称捏脊法。

【操作】

1. 患儿俯卧，被捏部位裸露，医师双手呈半握拳状，拳心向下，拳眼相对，用两拇指指面的前1/3处或指面的桡侧缘着力，吸定并顶住患儿龟尾穴旁的肌肤，食指、中指两指的指面前按，拇指、食指、中指三指同时用力将该处的皮肤夹持住并稍提起，然后双手交替用力，自下而上，一紧一松挤压向前移动至大椎穴处（图10-4）。

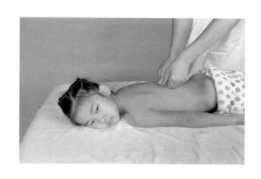

图10-4　两指捏法

2. 患儿俯坐位或俯卧位，被捏部位裸露，医师双手呈半握拳状，拳心相对，拳眼向上，食指半屈曲，用其中节的桡侧缘及背侧着力，吸定并顶住患儿龟尾穴处的肌肤，拇指端前按，拇指、食指两指同时用力将该处的皮肤夹持住并稍提起，然后双手交替用力，自下而上，一紧一松挤压向前移动至大椎穴处（图10-5）。

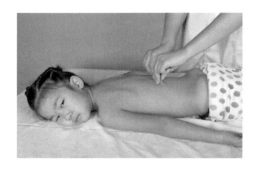

图10-5　三指捏法

注意事项

1. 捏脊时要用指面着力，不能以指端着力挤捏，更不能将肌肤拧转，或用指甲掐压肌肤，否则容易产生疼痛。

2. 捏拿肌肤不可过度，捏拿肌肤过多，则动作呆滞不易向前推进；过少则易滑脱。用力过重也易导致疼痛，过轻又不易得气。

3. 挤压向前推进移动时，需作直线移动，不可歪斜。

4. 捏法需慢功奏效，不可急于求成。

适用部位

脊柱。

七、运法

以拇指螺纹面或食指、中指的螺纹面在患儿体表做环形或弧形移动，称为运法。

操作

以一手托握住患儿手臂，另一手以拇指或食指、中指的螺纹面着力，轻轻附着在治疗部位或穴位上，做由此穴向彼穴的弧形运动（图10-6）；或在穴周做周而复始的环形运动，每分钟操作60~120次。

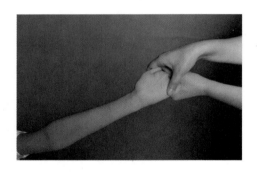

图10-6　拇指运法

注意事项

操作时可配合使用润滑剂作为介质，以保护患儿皮肤。

适用部位

多用于弧线形穴位或圆形面状穴位。

第二节　复式手法

一、水底捞月

操作

患儿坐位或仰卧位，医师坐其身前旁，用一手握捏住患儿四指，将掌面向上，用冷水滴入患儿掌心，用另一只手拇指螺纹面着力，紧贴患儿掌心并做旋推法，边推边用口对着掌心吹凉气，反复操作3~5分钟（图10-7）。

作用

本法大凉，有清心、退热、泻火之功。用于治疗一切高热神昏、热入营血等实热病证。

二、黄蜂入洞

操作

患儿坐位，医师坐其身前旁，用一手食

指、中指的指端入患儿鼻孔并揉之（图10-8）。

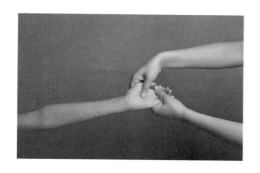

图10-7 水底捞月

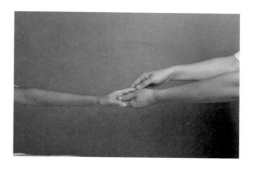

（1）

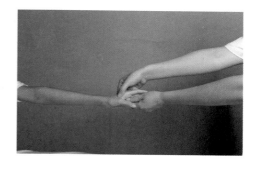

（2）

图10-9 天门入虎口

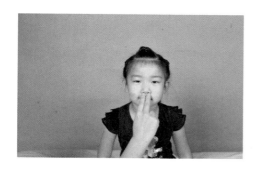

图10-8 黄蜂入洞

作用

发汗解表。用于治疗小儿外感，腠理不宣之发热无汗等病症。

三、天门入虎口

操作

患儿坐位或仰卧位，医师坐其身前旁，用一手捏住患儿四指，使食指桡侧向上，另一手拇指螺纹面的桡侧着力，蘸葱姜水自食指尖的桡侧命关处直推向虎口处，然后再用大指端掐揉虎口穴约数十次（图10-9）。

作用

健脾消食，顺气生血。用于治疗脾胃虚弱，气血不和之腹胀、腹泻、食积等病症。

四、运水入土

操作

患儿坐位或仰卧位，医师坐其身前旁，用一手握住患儿食指、中指、无名指、小指四指，使掌面向上，另一手大指外侧缘着力，自患儿肾水穴推起，沿手掌边缘，经掌横纹、小天心，推运至拇指端脾土穴止，呈单方向反复推运100~300次（图10-10）。

作用

健脾运胃，润燥通便。用于治疗脾胃虚弱的消化不良、食欲不振、便秘、腹胀、泻痢、疳积等病症。

五、运土入水

操作

患儿坐位或仰卧位，医师坐其身前旁，

用一手握住患儿食指、中指、无名指、小指四指，使掌面向上，另一手大指外侧缘着力，自患儿脾土穴推起，沿手掌边缘，经小天心、掌小横纹，推运至小指端肾水穴止，呈单方向反复推运 100~300 次（图 10－11）。

作用

滋补肾水，清脾胃湿热，利尿止泻。用于治疗小便赤涩、频数，小腹胀满，泄泻痢疾等病症。

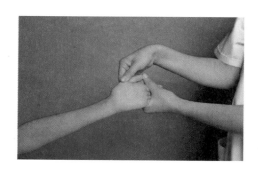

图 10－10　运土入水

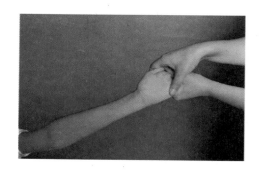

图 10－11　运水入土

六、按弦搓摩

操作

患儿坐位或家长将患儿抱坐怀中，将患儿两手交叉搭在对侧肩上，医师面对患儿而坐其身前，用两手掌面着力，轻贴在患儿两侧胁肋部，呈对称性地搓摩，并自上而下搓摩至肚角处 50~500 次（图 10－12）。

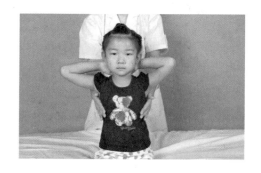

图 10－12　按弦搓摩

作用

理气化痰，健脾消食，用于治疗痰积、咳嗽气喘、胸胁不畅、腹痛、腹胀、饮食积滞、肝脾大等病症。

七、开璇玑

操作

医师先用两手拇指自患儿璇玑沿胸肋分推，并自上而下分推至季肋；再从胸骨下端之鸠尾穴处向下直推至脐部；再由脐部向左右推摩患儿腹部；并从脐部向下直推至小腹部；最后再做推上七节骨。上述各法各操作 50~100 次（图 10－13）。

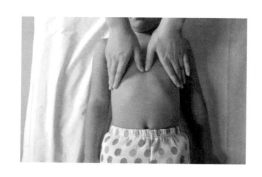

图 10－13　开璇玑

宣通气机，消食化痰。用于治疗痰闭胸闷、咳喘气促、食积腹胀、腹痛、呕吐、泄泻、外感发热、神昏惊搐等病症。

八、揉脐及龟尾并擦七节骨

操作

患儿仰卧位，医师坐其身旁，用一手中指或食指、中指、无名指三指螺纹面着力揉脐；患儿俯卧位，医师再用中指或拇指螺纹面揉龟尾穴；最后再用拇指螺纹面或掌面自龟尾穴向上推至命门穴为补，或自命门穴向下推至龟尾穴为泻。操作 100～300 次（图 10－14）。

作用

通调任督，调理肠腑，止泻导滞。用于治疗泄泻、痢疾、便秘等病症。

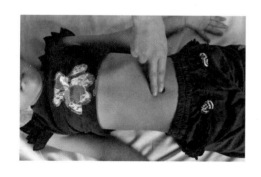

（1）

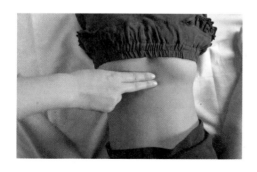

（2）

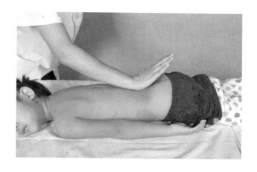

（3）

图 10－14 揉脐及龟尾并擦七节骨法

九、打马过天河

操作

患儿坐位或仰卧位，医师坐其前旁，用一手捏住患儿四指，将掌心向上，用另手的中指面运内劳宫后，再用食指、中指、无名指三指由总筋起沿天河水打至洪池穴，或用食指、中指两指沿天河水弹击至肘弯处，弹击 20～30 遍（图 10－15）。

作用

清热通络，行气活血。用于治疗高热烦躁、神昏谵语、上肢麻木抽搐等实热病症。

十、总收法

操作

患儿坐位，医师坐其身前旁，用一手食指或中指螺纹面着力，先掐、后按揉患儿肩井穴；用另一手拇指、食指、中指三指拿捏住患儿食指和无名指，屈伸患儿上肢并摇动其上肢 20～30 次（图 10－16）。

作用

通行一身之气血，提神。用于久病体虚，内伤外感诸证，推拿操作结束之前用本法收尾。

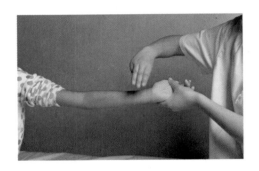

图 10 – 15   打马过天河

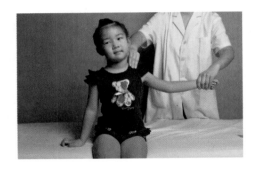

图 10 – 16   总收法

第十一章

小儿推拿常用穴位

第一节 头面颈项部穴位

一、高骨（耳后高骨）

位置

耳后入发际，乳突后缘高骨下凹陷中（图11–1）。

操作

医师用拇指或中指端揉，揉30～50次，称揉高骨；或用两拇指推运，运30～50次，称运高骨。

作用

揉高骨：疏风解表。治感冒头痛，多与推攒竹、推坎宫、揉太阳等合用。亦能安神除烦，治神昏烦躁等症。

二、攒竹（天门）

位置

两眉中间至前发际成一直线（图11–2）。

操作

医师两拇指自下而上交替直推，推30～50次，称推攒竹，亦称开天门。若自眉心推至囟门，推30～50次，则称为"大开天门"。

作用

开天门：疏风解表，开窍醒脑，镇静安神。常用于外感发热、头痛等症，多与推坎宫、推太阳等合用。若惊惕不安，烦躁不宁

多与清肝经、按揉百会等同用。对体质虚弱出汗较多、佝偻病患儿慎用。

三、坎宫

位置

自眉心起至眉梢成一横线（图11–2）。

操作

医师用两拇指自眉心向两侧眉梢做分推，推30～50次，称推坎宫，亦称"分阴阳"。

作用

推坎宫：疏风解表，醒脑明目，止头痛。常用于外感发热、头痛，多与推攒竹、揉太阳等合用；若用于治疗目赤痛，多和清肝经、掐揉小天心、清河水等同用。

四、山根

位置

两目内眦中间，鼻梁上低凹处（图11–2）。

操作

医师用拇指甲掐，掐3～5次，称掐山根。

作用

掐山根：开关窍，醒目定神。治疗惊风、昏迷、抽搐等症，多与掐人中、掐老龙等合用。

五、天柱

位置

颈后发际正中至大椎穴成一直线（图11–1）。

【操作】

医师用拇指或食指、中指指面自上向下直推，推 100~300 次，称推天柱。或用汤匙边蘸水自上向下刮，刮至皮下轻度瘀血即可，称刮天柱。

【作用】

推、刮天柱：降逆止呕，祛风散寒。治疗呕恶多与横纹推向板门、揉中脘等合用。治疗外感发热、颈项强痛等症多与拿风池、掐揉二扇门等同用；用刮法多以汤匙边蘸姜汁或凉水自上向下刮，刮至局部皮下有轻度瘀血，可治暑热发痧等症。

六、桥弓

【位置】

在颈部两侧，沿胸锁乳突肌成一线（图 11-2）。

【操作】

医师在两侧胸锁乳突肌处揉、抹、拿。揉 30 次，抹 50 次，拿 3~5 次。

【作用】

揉抹拿桥弓：活血化瘀消肿。用于治疗小儿肌性斜颈，常与摇颈项法同用。

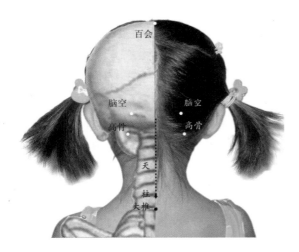

图 11-1 头面颈项部穴位（背面）

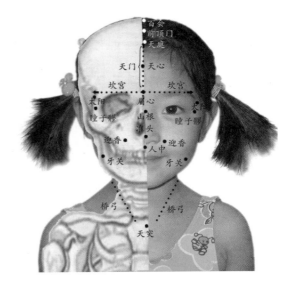

图 11-2 头面颈项部穴位（正面）

第二节 上肢部穴位

一、脾经

【位置】

拇指末节螺纹面（图 11-3）。

【操作】

有补脾经与清脾经、清补脾经之分。

补脾经：医师以一手持患儿拇指以固定，另一手以拇指螺纹面旋推患儿拇指螺纹面；或将患儿拇指屈曲，以拇指指端循患儿拇指指尖桡侧缘向指根方向直推 100~500 次。

清脾经：医师一手持患儿拇指伸直以固定，另一手以拇指指端自患儿指根方向直推至指尖 100~500 次。

往返推为平补平泻，称清补脾经。补脾经和清脾经、清补脾经统称为推脾经。

【作用】

补脾经：健脾胃，补气血。清脾经：清

热利湿，化痰止呕。补脾经常用于脾胃虚弱，气血不足所致的食欲不振、肌肉消瘦、消化不良等，常与补胃经、揉中脘、摩腹、按揉足三里等合用。清脾经常用于湿热熏蒸之皮肤发黄，恶心呕吐，腹泻痢疾，食积等实证，多与清胃经、揉板门、清大肠、揉中脘、揉天枢等合用。清补脾经能和胃消食、增进食欲，常用于治疗饮食停滞、脾胃不和而引起的胃脘痞闷、吞酸纳呆、腹泻、呕吐等病症，多与运八卦、揉板门、分腹阴阳等相配合。但小儿脾胃虚弱，不宜攻伐太甚，一般多用补法，体壮邪实者方能用清法。

二、胃经

位置

拇指掌面近掌端第一节（图 11-3）。

操作

有补胃经与清胃经之分。

补胃经：医师一手持患儿拇指以固定，另一手以拇指螺纹面旋推患儿近掌端第一节，推 100～500 次。

清胃经：医师一手持患儿拇指以固定，另一手以拇指端自掌根推向指根方向直推 100～500 次。补胃经和清胃经统称推胃经。

作用

补胃经：健脾胃，助运化。清胃经：清中焦湿热，和胃降逆，泻胃火，除烦止渴。补胃经常用于脾胃虚弱之消化不良、腹胀纳呆等症，常与补脾经、揉中脘、摩腹、按揉足三里等合用。清胃经常用于上逆呕恶、脘腹胀满、发热烦渴、便秘纳呆、衄血等实证，多与清脾经、清大肠、推天柱、退六腑、揉天枢、推下七节骨等同用。

三、肝经

位置

食指末节螺纹面（图 11-3）。

操作

有补肝经和清肝经之分。

补肝经：医师以一手持患儿食指以固定，另手以拇指螺纹面旋推患儿食指螺纹面 100～500 次。

清肝经：医师一手持患儿食指以固定，另手以拇指端自指尖向指根方向直推 100～500 次。补肝经和清肝经统称为推肝经。

作用

清肝经：平肝泻火，息风镇惊，解郁除烦。肝经宜清不易补，若肝虚应补时则需补后加清，或以补肾经代之，称为滋肾养肝法。清肝经常用于惊风、抽搐、烦躁不安、五心烦热等实证。多与掐人中、掐老龙、掐十宣、揉小天心等合用。

四、心经

位置

中指末节螺纹面（图 11-3）。

操作

由补心经与清心经之分。补心经：医师以一手持患儿中指以固定，另手以拇指螺纹面旋推患儿中指螺纹面 100～500 次。清心经：医师一手持患儿中指以固定，另手以拇指指端向指根方向直推 100～500 次。补心经和清心经统称为推心经。

作用

清心经：清热退心火。补心经：本穴宜用泻法，不宜用补法，恐动心火之故。若气血不足而见心烦不安、睡卧露睛等症，需用补法时，可补后加清，或以补脾经代之。清心经常用于心火亢盛所致高热神昏、面赤口疮、小便短赤等，多与清天河水、清小肠等同用。

五、肺经

位置

无名指末节螺纹面（图 11 - 3）。

操作

有补肺经和清肺经之分。补肺经：医师以一手持患儿无名指以固定，另手以拇指螺纹面旋推患儿无名指末节螺纹面 100 ~ 500 次。清肺经：医师一手持患儿无名指以固定，另手以拇指指端向指根方向推 100 ~ 500 次。补肺经和清肺经统称为推肺经。

作用

补肺经：补肺气。清肺经：宣肺清热，疏风解表，止咳化痰。补肺经常用于虚性咳喘、遗尿、自汗、盗汗等，常与补脾经、揉二马、推上三关等合用。清肺经常用于脏热喘咳、感冒发热、便秘等实证。多与清天河水、退六腑、推揉膻中、运内八卦等同用。

六、肾经

位置

小指末节螺纹面（图 11 - 3）。

操作

由补肾经和清肾经之分。补肾经：医师以一手持患儿小指以固定，另手以拇指螺纹面由患儿指根直推向指尖 100 ~ 500 次。清肾经：医师一手持患儿小指以固定，另手以拇指自指端向指根方向直推 100 ~ 500 次。补肾经和清肾经统称为推肾经。

作用

补肾经：补肾益脑，温养下元。清肾经：清利下焦湿热。补肾经常用于先天不足、久病体虚、肾虚久泻、多尿、遗尿、虚汗、喘息等，多与补脾经、补肺经、揉肾俞、擦命门、捏脊等合用。清肾经常用治膀胱蕴热之小便赤涩，腹泻等病症，多与掐揉小天心、清小肠、推箕门等相配合。肾经穴临床上多用补法，需用清法时，多以清小肠代之。

七、四横纹

位置

掌面食、中、无名、小指第一指间关节横纹处（图 11 - 3）。

操作

有掐四横纹与推四横纹之分。医师一手持患儿四指尖固定，另手拇指甲自食指至小指依次掐揉，掐 3 ~ 5 次，称掐四横纹；一手将患儿四指并拢用另手大指螺纹面从患儿食指横纹处推向小指横纹处，推 100 ~ 300 次，称推四横纹。

作用

掐四横纹：退热除烦，散瘀结。推四横纹：调中行气、和气血、清胀满。用治胸闷痰喘，多与运八卦、推肺经、推膻中等合用；治疗疳积、腹胀、气血不和、消化不良等，常与补脾经、揉中脘等合用。亦可毫针或三棱针点刺出血治疗疳积，为治疳要穴。

八、小横纹

位置

掌面食、中、无名、小指掌指关节横纹处（图 11 - 3）。

操作

有掐小横纹和推小横纹之分。医师一手指患儿四指固定，另手拇指甲由患儿食指依次掐至小指，掐 3 ~ 5 次，称掐小横纹；用另手拇指桡侧推 100 ~ 150 次，称推小横纹。

作用

推掐小横纹：退热，消胀散结。推小横

纹：治肺部干性啰音。掐小横纹：治疗脾胃热结之口唇破烂及腹胀等症。因脾虚作胀者，兼补脾经；因食损者，兼揉脐，清补脾经，运八卦；口唇破裂，口舌生疮者，常与清脾经、清胃经、清天河水合用。

九、大肠

位置

食指桡侧缘，自食指尖至虎口成一直线（图 11 - 3）。

操作

有补大肠与清大肠之分。补大肠：医师以一手持患儿食指以固定，另手以拇指螺纹面由患儿食指尖直推向虎口 100 ~ 500 次，称补大肠。清大肠：医师一手持患儿食指以固定，另手以拇指指端由患儿虎口推向食指尖 100 ~ 500 次，称清大肠。补大肠和清大肠统称为推大肠。

作用

补大肠：涩肠固脱，温中止泻。清大肠：清利肠腑，除湿热，导积滞。补大肠常用于虚寒腹泻、脱肛等病症，常与补脾经、推三关、补肾经、揉脐、分腹阴阳、推上七节骨合用。清大肠常用于湿热、积食滞留肠道，身热腹痛，痢下赤白，大便秘结等症。常与清天河水、退下六腑、分腹阴阳、清脾经、清肺经、推下七节骨、揉龟尾等同用。大肠亦称三关，可用于小儿望诊。

十、小肠

位置

小指尺侧边缘，自指尖到指根成一直线（图 11 - 3）。

操作

有补小肠和清小肠之分。补小肠：医师以一手持患儿小指以固定，另手以拇指螺纹面由患儿指尖推向指根 100 ~ 500 次。清小肠：医师以一手持患儿小指以固定，另手以拇指螺纹面由患儿指根推向指尖 100 ~ 500 次。补小肠和清小肠统称为推小肠。

作用

补小肠：温补下焦。清小肠：清利下焦湿热，泌别清浊。补小肠常用于下焦虚寒、多尿、遗尿，常与补脾经、补肺经、补肾经、揉丹田、揉肾俞、擦腰骶部合用。清小肠多用于小便短赤不利、尿闭、水泻等症，若心经有热，移热于小肠，配合清天河水，可加强清热利尿的作用。

十一、肾顶

位置

小指顶端（图 11 - 3）。

操作

医师一手持患儿小指以固定，另手中指或拇指端按揉患儿小指顶端，揉 100 ~ 500 次，称揉肾顶。

作用

揉肾顶：收敛元气，固表止汗。常用于自汗、盗汗或大汗淋漓不止等症；阴虚盗汗，多与揉肾经、揉二人上马、补肺经等同用；阳虚自汗配补脾经。

十二、掌小横纹

位置

掌面小指根下，尺侧掌纹头（图 11 - 3）。

操作

医师一手持患儿手，另手中指或拇指端按揉患儿小指根下尺侧掌纹头，揉 100 ~ 500 次，称揉掌小横纹。

作用

揉掌小横纹：清热散结，宽胸宣肺，化痰止咳。此穴是治百日咳、肺炎的要穴，可治疗肺部湿性啰音。揉掌小横纹经常用于喘咳、口舌生疮等，治喘咳常与清肺经、推六腑、开璇玑同用。治疗口舌生疮常与清心经、清胃经、清天河水同用。

十三、板门

位置

手掌大鱼际平面（图11-3）。

操作

有揉板门、板门推向横纹和横纹推向板门之分。医师以一手持患儿手以固定，另手拇指端揉患儿大鱼际平面，揉50~100次，称揉板门或运板门；用推法自指根推向腕横纹，推100~300次，称板门推向横纹；反向推100~300次，称横纹推向板门。

作用

揉板门：健脾和胃、消食化滞。板门推向横纹：健脾止泻。横纹推向板门：和胃降逆。揉板门常用治乳食停积，食欲不振或嗳气、腹胀、腹泻、呕吐等症，常与运五经纹、推小横纹合用。板门推向横纹止泻，常与推脾经、推大肠、推上七节合用。横纹推板门止呕吐，常与清胃经同用。

十四、内八卦

位置

手掌面，以掌心为圆心，从圆心至中指根横纹的2/3处为半径，所作圆周，八卦穴即在此圆周上（对小天心者为坎，对中指者为离，在拇指侧离至坎半圆的中心为震，在小指侧半圆的中心为兑）。共八个方位，即乾、坎、艮、震、巽、离、坤、兑（图11-3）。

操作

运八卦有顺运、逆运和分运之分。医师一手持患儿四指以固定，掌心向上，拇指按定离卦，另手食、中二指夹持患儿拇指，拇

指自乾卦运至兑卦，运100~500次，称顺运内八卦；若从兑卦运至乾卦，运100~500次，称逆运内八卦（运至离宫时，应从拇指上运过，否则恐动心火）。根据症状，可按部分运，运100~200次，称分运八卦。

作用

顺运内八卦：宽胸理气，止咳化痰，行滞消食。逆运内八卦：降气平喘。分运：乾震顺运能安魂，巽兑顺运能定魄，离乾顺运能止咳，坤坎顺运能清热，坎巽顺运能止泻，巽坎逆运能止呕，艮离顺运能发汗。顺运内八卦主要用于痰结喘嗽、乳食内伤、胸闷、腹胀、呕吐及纳呆等症，多与推脾经、推肺经、揉板门、揉中脘等合用。逆运内八卦主要用于痰喘呕吐等，多与补脾经、补肺经、推三关、推天柱骨、推膻中等同用。

十五、小天心

位置

大小鱼际交接处凹陷中（图11-3）。

操作

有揉、掐、捣小天心之分。医师一手持患儿四指以固定，掌心向上，另手中指端揉100~150次，称揉小天心；以拇指甲掐3~5次，称掐小天心；用中指尖或屈曲的指间关节捣10~30次，称捣小天心。

作用

揉小天心：清热、镇惊、利尿、明目。掐、捣小天心：镇惊安神。揉小天心主要用于心经有热而致的目赤肿痛、口舌生疮、惊惕不安，或心经有热移于小肠而见小便短赤等症，常与清心经、清天河水、清肝经、按揉精宁穴等同用。揉小天心还可用于新生儿硬皮病、黄疸、遗尿、水肿、痘疹欲出不透等。掐捣小天心常用于惊风抽搐、夜啼、惊

惕不安等症。若惊风眼翻、斜视与掐老龙、掐人中、清肝经等合用。眼上翻者则向下掐、捣；右斜视则向左掐、捣；左斜视则向右掐、捣。

十六、大横纹

位置

仰掌，掌后横纹。近拇指端称阳池，近小指端称阴池（图 11 −4）。

操作

有分阴阳与合阴阳之分。医师两手相对挟持患儿手，两拇指置儿掌后横纹中央。由总筋向两旁分推，推 30 ～50 次，称分推大横纹，亦称分阴阳；自两侧向总筋合推，推 30 ～50 次，称合阴阳。

作用

分阴阳：平衡阴阳，调和气血，行滞消食。合阴阳：行痰散结。分阴阳多用于阴阳不调、气血不和所致寒热往来、烦躁不安及乳食停滞、腹胀、腹泻、呕吐等症，多与开天门、分推坎宫、揉太阳、掐总筋合用。如实热证重分阴池，虚寒证重分阳池。合阴阳多用于痰结喘嗽、胸闷等症，与揉肾纹、清天河水同用。

十七、总筋

位置

掌后腕横纹中点（图 11 −3）。

操作

有揉总筋和掐总筋之分。医师一手持患儿四指以固定，另手拇指端按揉掌后腕横纹中点 100 ～300 次，称揉总筋；用拇指甲掐 3 ～5 次，称掐总筋。

作用

揉总筋：清心经热，散结止痉，通调周身气机。掐总筋：镇惊止痉。揉总筋治

疗口舌生疮、潮热、夜啼等实热证，常与清天河水、清心经合用。掐总筋治疗惊风抽搐，常与掐人中、拿合谷、掐老龙等同用。

十八、三关

位置

前臂桡侧缘，阳池（太渊）至曲池成一直线（图 11 −3）。

操作

医师一手握持患儿手，另手以拇指桡侧面或食、中指腹自腕横纹推向肘，推 100 ～500 次，称推三关；屈患儿拇指，自拇指外侧端推向肘称为大推三关。

作用

推三关：温阳散寒，补气行气，发汗解表，主治一切虚寒病证。常用于治疗气血虚弱，命门火衰，下元虚冷，阳气不足引起的四肢厥冷、面色无华、食欲不振、疳积、吐泻等症。多与补脾经、补肾经、揉丹田、捏脊、摩腹等合用，治疗感冒风寒，怕冷无汗或疹出不透等症，多与清肺经、推攒竹、掐揉二扇门等合用。

十九、天河水

位置

前臂正中，自总筋至洪池成一直线（图 11 −3）。

操作

医师一手持患儿手，另手食、中指腹自腕横纹推向肘横纹 100 ～500 次，称清（推）天河水。

作用

清天河水：清热解表，泻火除烦。本法性微凉，清热力平和，善清卫、气分热，清热而不伤阴。治一切热证，多用于五心

烦热、口燥咽干、唇舌生疮、夜啼等，常与清心经、退六腑同用。若用于外感风热所致感冒发热、头痛、恶风、汗微出、咽痛等症，则多与推攒竹、推坎宫、揉太阳等同用。

二十、六腑

位置

前臂尺侧，阴池至月斗肘成一直线（图11-3）。

操作

医师一手持患儿腕部以固定，另手拇指或食、中指面自肘横纹推向腕横纹，推100～500次，称退六腑或推六腑。

作用

退六腑：清热凉血解毒。退六腑性寒凉，适用于一切实热病证。治疗温病邪入营血，脏腑郁热积滞之壮热烦渴、腮腺炎及肿毒等实热证。与补脾经合用止汗。脾虚腹泻者慎用。常与推三关同用，能平衡阴阳，防止大凉大热，清热而不伤正气。若寒热夹杂，以热为主，则可以退六腑三数、推三关一数之比推之；若以寒为重，则可以推三关三数，退六腑一数之比推之。

二十一、老龙

位置

中指甲后一分处（图11-4）。

操作

医师一手握持患儿手，另手以拇指甲掐患儿中指甲后1分处，掐3～5次，或醒后即止，称掐老龙。

作用

掐老龙：醒神开窍。用于急救，主治急惊风、高热抽搐、不省人事。若急惊暴死，掐之知痛有声者易治，不知痛而无声者，一般难治。

二十二、端正

位置

中指甲根两侧赤白肉处，桡侧称左端正，尺侧称右端正（图11-5）。

操作

医师一手握持患儿手，另手以拇指甲掐或用拇指螺纹面揉，掐5次，揉50次，称掐揉端正。

作用

揉右端正：降逆止呕。揉左端正：升提中气，止泻。掐端正：醒神开窍、止血。揉右端正常用于胃气上逆而引起的恶心呕吐等症。常与清胃经、横纹推向板门合用。揉左端正用治水泻、痢疾等。多与推脾经、推大肠合用。掐端正常用于治疗小儿惊风，常与掐老龙、清肝经等同用。并可于中指第3节横纹起至端正处用线绕扎中指（不可太紧），以止衄。

二十三、二扇门

位置

掌背中指根本节两侧凹陷处（图11-4）。

操作

有掐、揉二扇门之分。医师一手持患儿手，另手食、中指端揉穴处，揉100～500次，称揉二扇门。医师两手食、中二指固定患儿腕，令手掌向下，无名指托其手掌，然后用两拇指甲掐之，继而揉之，掐3～5次，称掐二扇门。

作用

掐、揉二扇门：发汗透表，退热平喘，是发汗要法。治疗体虚外感常与揉肾顶、补脾经、补肾经等合用。揉二扇门要稍用力，速度宜快，多用于风寒外感。

二十四、威灵

位置

手背二、三掌骨歧缝间（图11-4）。

操作

医师一手持患儿四指，令掌背向上，另手拇指甲掐穴处，继以揉之，掐5次，或醒后即止，称掐威灵。

作用

掐威灵：开窍醒神，主要用于急惊暴死，昏迷不醒时的急救，常与掐精宁同用，加强开窍醒神作用。

二十五、精宁

位置

手背第四、第五掌骨歧缝间（图11-4）。

操作

医师一手持患儿四指，令掌背向上，另手拇指甲掐穴处，继以揉之，掐5次，称掐精宁。

作用

掐精宁：行气、破结、化痰。多用于痰食积聚、气吼痰喘、干呕、疳积等。体虚者慎用，若应用则多与补脾经、推三关、捏脊等同用。

二十六、一窝风

位置

手背腕横纹正中凹陷处（图11-4）。

操作

医师一手握持患儿手，另手以中指或拇指端按揉穴处，揉100~300次，称揉一窝风。

作用

揉一窝风：温中行气，止痹痛，利关节。常用于受寒、食积等原因引起的腹痛等症。多与拿肚角、推三关、揉中脘等合用。多治疗寒滞经络引起的痹痛。

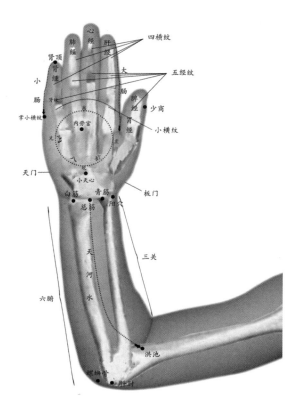

图11-3　上肢部穴位（1）

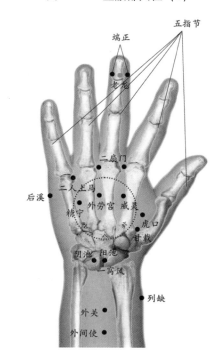

图11-4　上肢部穴位（2）

第三节　胸腹部穴位

一、胁肋

位置

从腋下两胁至天枢处（图 11－5）。

操作

患儿正坐，医师两手掌自患儿两胁腋下搓摩至天枢处，称搓摩胁肋，又称按弦走搓摩。搓摩 50～100 次。

作用

搓摩胁肋：性开而降，可顺气化痰，除胸闷，开积聚。用治小儿食积、痰壅、气逆所致的胸闷、腹胀等症。治疗肝脾肿大，须久久搓摩。中气下陷，肾不纳气者慎用本穴。

二、腹

位置

腹部（图 11－5）。

操作

有摩腹与分推腹阴阳之分。患儿仰卧，医师用两拇指端沿肋弓角边缘或自中脘至脐，向两旁分推 100～200 次，称分推腹阴阳。医师用掌面或四指摩腹 5 分钟，称摩腹。逆时针摩为补，顺时针摩为泻，往返摩之为平补平泻。

作用

摩腹能消食、理气、降气。治乳食停滞，胃气上逆引起之恶心、呕吐、腹胀等症，临床上多与运八卦、推脾经、按揉足三里等相配合；治小儿厌食症多与滑板门、运八卦、摩腹、捏脊等相配合。分推腹阴阳：健脾和胃，理气消食。补法能健脾止泻，用于脾虚、寒湿型的腹泻；泻法能消食导滞、通便，用于治疗便秘、胀腹、厌食、伤乳食泻等，多

与分腹阴阳同用；平补平泻则能和胃，久摩之有消食、强壮身体的作用，常与补脾经、捏脊、按揉足三里合用，为小儿保健常法。

三、脐

位置

脐中（图 11－5）。

操作

有揉脐与摩脐之分。患儿仰卧，医师用中指端或掌根揉 100～300 次；用拇指和食中二指抓住肚脐抖揉 100～300 次，均称为揉脐。医师用掌或指摩，称摩脐。

作用

揉脐、摩脐：温阳散寒，补益气血，健脾和胃，消食导滞。常用治小儿腹泻、便秘、腹痛、疳积等症，多与摩腹、推上七节骨、揉龟尾同用，简称"龟尾七节，摩腹揉脐"。

四、丹田

位置

小腹部，脐下 2 寸与 3 寸之间（图 11－5）。

操作

有摩丹田与揉丹田之分。患儿仰卧，以掌摩穴处 2～3 分钟，称摩丹田；用拇指或中指端揉 100～300 次，称揉丹田。

作用

揉、摩丹田：培肾固本，温补下元，分清别浊。用治小儿先天不足，寒凝少腹之腹痛、疝气、遗尿、脱肛等症，常与补肾经、推三关、揉外劳等合用。用治尿潴留常与推箕门、清小肠等同用。

五、肚角

位置

脐下 2 寸（石门）旁开 2 寸，大筋（图 11－5）。

操作

有拿肚角与按肚角之分。患儿仰卧，医

师用拇、食、中三指深拿 3～5 次，称拿肚角；
医师用中指端按穴处 3～5 次，称按肚角。

【作用】

　　按、拿肚角：健脾和胃，理气消滞，为
止腹痛的要法。可治疗各种原因所致腹痛，以
寒痛、伤食痛为佳。因本法刺激强度较大，拿
3～5 次，不可多拿，拿后向内上做一推一拉
一紧一松的轻微动作一次。拿肚角一般在诸手
法完成后进行，以防小儿哭闹影响治疗。

第四节　背腰骶部穴位

一、七节骨

【位置】

　　在第四腰椎（督脉腰阳关穴）至尾椎骨
端（督脉长强穴）成一直线。又说自第二腰
椎（督脉命门穴）至尾椎骨端（长强穴）成
一直线（图 11－6）。

【操作】

　　有推上七节骨与推下七节骨之分。以拇指
螺纹面桡侧或食、中两指螺纹面着力，自下向
上作直推法 100～300 次，称推上七节骨；若自
上向下作直推法 100～300 次，称推下七节骨。

【作用】

　　温阳止泻，泻热通便。推上七节骨多用
于治疗虚寒腹泻或久痢等病症，临床上与按
揉百会、揉丹田等相配合，还可用于治疗气
虚下陷之遗尿等病症。若属实热证，则不宜用
本法，用后多令儿腹胀或出现其他变证。推下
七节骨多用于治疗肠热便秘或痢疾等病症。若
腹泻属虚寒者，不可用本法，以免滑脱。

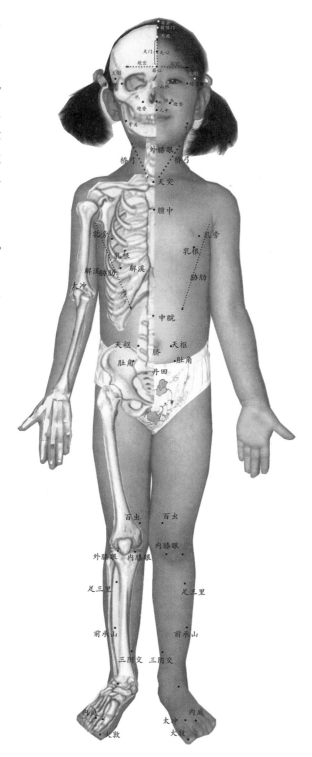

图 11－5　胸腹部穴位

二、龟尾

位置

龟尾又名长强，在尾椎骨端，属督脉的经穴，在尾骨端与肛门连线之中点处，系督脉络穴（图 11 – 6）。但小儿推拿习惯取尾骨端。

操作

有揉龟尾与掐龟尾之分。以拇指端或中指端着力，在龟尾穴上揉动 100 ~ 300 次左右，称揉龟尾；用拇指爪甲掐 3 ~ 5 次，称掐龟尾。

作用

通调督脉，调理大肠。治疗泄泻、便秘、脱肛、遗尿等病症。龟尾穴性平和，既能止泻又能通便，多与揉脐、推七节骨等相配合，以治疗腹泻、便秘等症。

三、脊柱

位置

在后正中线上，自第一胸椎棘突上（大椎穴）至尾椎端（龟尾穴）成一直线（图 11 –6）。穴呈线状，属督脉，系小儿推拿之特定穴。

操作

有推脊、捏脊、按脊之分。以食中两指螺纹面着力，自上而下在脊柱穴上作直推法 100 ~ 300 次，称推脊；以拇指与食中两指呈对称着力，自龟尾开始，双手一紧一松交替向上挤捏推进至大椎穴处，反复操作 3 ~ 7 遍，称捏脊；以拇指螺纹面着力，自大椎穴向下依次按揉脊柱骨至龟尾穴 3 ~ 5 遍，称按脊。

作用

调阴阳、和脏腑、理气血、通经络。常用于治疗发热、惊风、夜啼、疳积、腹泻、腹痛、呕吐、便秘等病症。

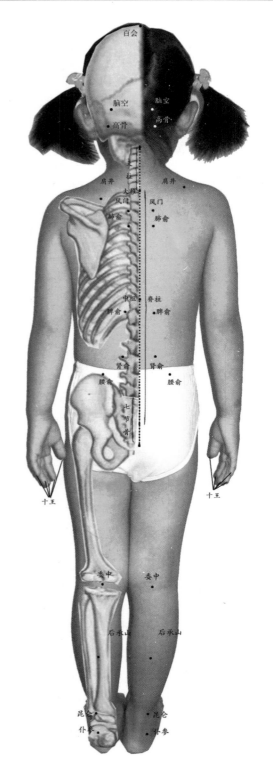

图 11 –6　背腰骶部穴位

脊柱穴属督脉循行路线，督脉贯脊属脑络肾，督率阳气，统率真元。临床上捏脊多与补脾经、补肾经、推三关、摩腹、按揉足三里等相配合，治疗先天和后天不足的一些慢性病症均有一定的效果。捏脊法单用称捏脊疗法，不仅可用于治疗小儿腹泻、疳积等病症，还可用于治疗成人的失眠、肠胃病、月经不调等病症。捏脊法操作时亦旁及足太阳膀胱经脉，临床应用时可根据不同病情，重提或按揉相应的背俞穴，能加强疗效。因此，捏脊法具有强健身体的功能，是小儿保健推拿常用的主要手法之一。推脊柱自上而下，有清热的作用，多与清天河水、退六腑、推涌泉等相配合，用于治疗发热、惊风等病症。按脊法多与揉肾俞、按揉腰俞、拿委中、拿承山等相配合，用于治疗腰背强痛、角弓反张、下焦阳气虚弱等病症。

第五节　下肢部穴位

一、箕门

位置

箕门又名足膀胱，在大腿内侧，膝盖上缘至腹股沟成一直线（图11-7）。足膀胱属小儿推拿的特定穴，穴呈线状；足太阴脾经的箕门穴为点状，位置在血海穴上6寸，当缝匠肌的内侧缘处。有左为膀胱，右为命门之说。

操作

有推足膀胱与拿足膀胱之分。以食中两指螺纹面着力，自膝盖内侧上缘向上直推至腹股沟处100~300次，称推足膀胱或称推箕门；以拇指与食中两指相对着力，提拿该处肌筋3~5次，称拿足膀胱或称拿箕门。

作用

利尿、清热。常用于治疗癃闭、小便赤涩不利、水泻及下肢痿软无力等病症。推箕门性平和，有较好的利尿作用，多与揉丹田、按揉三阴交等相配合，用于治疗尿潴留等病症；与清小肠等相配合，用于治疗心经有热之小便赤涩不利等病症；治疗尿闭则自上往下推或拿；治疗水泻无尿，则自下向上推，有利小便、实大便的作用；治疗股内痛或下肢痿软无力，则轻拿足膀胱穴处的肌筋。

二、百虫

位置

百虫又名血海，在膝上内侧肌肉丰厚处，当髌骨内上缘2.5寸处，属足太阴脾经的经穴（图11-7）。

操作

有按揉百虫与拿百虫之分。以拇指指端或螺纹面的前1/3处着力，稍用力按揉百虫10~30次左右，称按揉百虫；用拇指与食中两指指端着力，提拿百虫3~5次，称拿百虫。

作用

通经活络，平肝息风。常用于治疗四肢抽搐，下肢痿躄不用。多与拿委中、按揉足三里等相配合，以治疗下肢瘫痪、痹痛等病症；若用于惊风抽搐，则手法刺激宜重。

> **注：** 小儿推拿的常用穴位中凡是与成人腧穴名字、定位、主治相同的穴位均不在本章节中赘述。

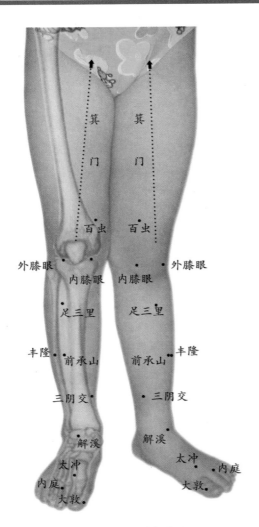

图 11-7 下肢部穴位

第十二章

小儿常见病症推拿治疗

一、泄泻

腹泻是以大便次数增多，粪质稀薄或如水样为特征的一种小儿常见病。本病一年四季均可发生，尤以夏、秋两季发病为多。发病年龄以婴幼儿为主，其中以 6 个月～2 岁的小儿发病率高。本病相当于西医学的急、慢性肠炎及胃肠功能紊乱等疾病。

病因病机

引起小儿腹泻的主要原因有：感受外邪、饮食所伤和脾胃虚弱等。病变主脏在脾，病机因素主要是湿，脾虚湿盛、脾胃运化功能失调是导致腹泻发生的关键所在。因胃主受纳，腐熟水谷，脾主运化水湿和水谷精微，若脾胃受病，则饮食入胃之后，水谷不化，精微不布，清浊不分，合污而下，致成腹泻。

临床表现

1. 寒湿泻

泻下清稀，甚至如水样，色淡不臭，腹痛肠鸣，脘闷食少，或兼有恶寒发热，鼻塞头痛，小便清长，苔薄白或白腻，脉濡缓，指纹色红。

2. 湿热泻

大便水样，或如蛋花汤样，气味秽臭，或见少许黏液，泻下急迫，势如水注，或泻而不爽，腹痛时作，食欲不振，或伴呕恶，神疲乏力，或发热烦闹，口渴，小便短赤，舌质红，苔黄腻，脉滑数，指纹紫。

3. 伤食泻

腹痛肠鸣，泻后痛减，大便稀溏，夹有乳凝块或食物残渣，气味酸臭，或臭如败卵，脘腹痞满，嗳气酸馊，或有呕吐，不思乳食，夜卧不安，舌苔垢浊或厚腻，或微黄，脉滑实，指纹滞。

4. 脾虚泻

大便时溏时泻，色淡不臭，多于食后作泻，时轻时重，反复发作，稍有饮食不慎，大便次数即增多，夹见水谷不化。饮食减少，脘腹胀闷不舒，面色萎黄，肢倦乏力，形体消瘦，舌淡苔白，脉缓弱，指纹淡。

治疗

1. 寒湿泻

（1）治法：散寒化湿，温中止泻。

（2）处方：推三关、揉外劳宫各 300 次，补脾经、补大肠各 200 次，摩腹、揉龟尾各 100 次。

2. 湿热泻

（1）治法：清热利湿，分利止泻。

（2）处方：清大肠、退六腑各 300 次，清补脾经、清胃经各 200 次，推下七节骨、揉龟尾各 100 次。

3. 伤食泻

（1）治法：消食导滞，助运止泻。

（2）处方：补脾经、运内八卦各 300 次，清胃、清大肠、退六腑各 200 次，摩腹、揉龟尾各 100 次。

4. 脾虚泻

（1）治法：健脾益胃，温阳止泻。

（2）处方：补脾经、补大肠各 300 次，揉外劳宫 200 次，摩腹、推上七节骨、揉龟尾各 100 次，捏脊 20 次。

预防与护理

1. 注意饮食卫生，食物应新鲜、清洁，不吃生冷、变质及不干净的食物，不暴饮暴食。饭前、便后要洗手，餐具要卫生。同时要乳食有节，饥饱有度。

2. 提倡母乳喂养，不宜在夏季及小儿有病时断奶，遵守添加辅食的原则，注意科学喂养。

3. 加强户外活动，注意气候变化，防止感受外邪，尤其要避免腹部受凉。

4. 适当控制饮食，减轻脾胃负担。对吐泻严重及伤食泄泻患儿暂时禁食，以后随着病情好转，逐渐增加饮食量。忌食油腻、生冷及不易消化的食物。

5. 保持皮肤清洁干燥，勤换尿布。每次大便后，要用温水清洗臀部，并扑上爽身粉，防止发生红臀。

6. 密切观察病情变化，及早发现腹泻变证，一旦出现高热等变证应抓紧时间，及时采用中西药物治疗。

二、呕吐

呕吐是脾胃系疾患的一个常见症候，是机体的一种本能反射，是因胃失和降，气逆于上，以致乳食由胃中经口而出的一种症状。本病相当于西医学的急慢性胃炎、消化不良、胃肠功能紊乱等疾病。

病因病机

1. 伤食吐

乳食不节，停滞中脘，胃失和降，浊气上逆，呕吐不消化食物，或胃不腐熟，脾失运化，宿食停积，呕吐酸馊乳食。

2. 热吐

热结胃中，热则生火，所谓："诸逆冲上，皆属于火。"食入即吐。

3. 寒吐

本证的发生，多属于禀赋不足，脾胃虚寒，体虚中寒则脾阳失展，运化失职，以致乳食停积，痰水潴留，久而上逆，发为呕吐，食久方吐。

西医学认为呕吐是机体的一种本能反射，可将食入胃内的有害物质排出体外，从而起到保护性作用。但大多数情况并非如此，如急性胃炎、肠胃痉挛等，频繁而剧烈的呕吐可妨碍饮食，导致脱水、电解质紊乱、酸碱平衡失调、营养障碍等，对机体有更多的危害。

临床表现

1. 伤食吐

呕吐酸馊频繁，口气秽臭，胸闷厌食，肚腹胀满，大便酸臭，或溏或秘，苔厚腻脉滑实，指纹滞。

2. 热吐

食入即吐，呕吐物酸臭，身热口渴，烦躁不安，大便臭秽或秘结，小便黄赤，唇色红而干，苔黄腻，指纹色紫。

3. 寒吐

饮食稍多即吐，时作时止，呕吐完谷不化，面色白，四肢欠温，腹痛喜暖，大便溏薄，舌淡苔薄白，指纹色红。

治疗

1. 伤食吐

（1）治法：消食导滞，和中降逆。

（2）处方：补脾经、揉板门、横纹推向

板门、运内八卦各 200 次，揉中脘、分腹阴阳、按揉足三里各 100 次。

2. 热吐

（1）治法：清热和胃，降逆止呕。

（2）处方：清脾经、清胃经、推天柱骨、退六腑各 200 次，运内八卦、横纹推向板门各 200 次，清大肠、推下七节骨各 100 次。

3. 寒吐

（1）治法：温中散寒，和胃降逆。

（2）处方：补脾经、揉中脘各 200 次，推天柱骨、横纹推向板门各 200 次，揉外劳宫，推三关各 100 次。

　预防与护理

1. 呕吐较重时应暂禁食 4~6 小时或 6~8 小时。可适当饮生姜水或米汤，必要时静脉输液。

2. 禁食过后宜食用清淡易消化食物，注意量宜少，食物种类不宜过杂。

3. 保持安静，注意体位，防止呕吐物吸入气管。

4. 乳婴儿注意喂养，包括乳汁量、浓度、喂养姿势等。

三、便秘

便秘是指大便秘结不通，排便时间延长，或欲大便而排时不爽，艰涩难于排出。本病相当于西医学中的功能性便秘。

　病因病机

1. 邪滞大肠

素体阳盛，或热病之后，余热留恋，或肺热肺燥，下移大肠，或过食厚味辛辣，或过服热药，均可致肠胃积热，耗伤津液，肠道干涩失润，粪质干燥，难于排出，形成所谓"热秘"。

2. 气虚津亏

饮食劳倦，脾胃受损；或素体虚弱，阳气不足；或病后体虚，正气未复；或过食生冷，损伤阳气；或苦寒攻伐，伤阳耗气，均可导致气虚阳衰，气虚则大肠传导无力，阳虚则肠道失于温煦，阴寒内结，便下无力，使排便时间延长，形成便秘。

　临床表现

1. 实秘

大便干结，食少，腹胀腹痛，口干口臭，面红身热，心烦不安，多汗，时欲饮冷，小便短赤，苔黄厚，指纹色紫，为肠胃积热；大便干涩，难以排出，腹中攻满，喜温恶寒，四肢不温，或呃逆呕吐，苔白，指纹色淡，为阴寒积滞。

2. 虚秘

虽有便意，但临厕努挣难排，汗出，气短乏力，面白神疲，肢倦懒言，苔薄白，指纹色淡，为气虚便秘；大便干结，努挣难下，面白无华，口干心烦，潮热盗汗，为血虚津亏之便秘。

　治疗

1. 实秘

（1）治法：调理脾胃，消积导滞

（2）处方：清大肠 300 次，清补脾经（清后加补）、退六腑、运内八卦、按揉膊阳池各 200 次，按揉足三里、推下七节骨各 100 次，摩腹、搓摩胁肋、捏脊各 20 次。

2. 虚秘

（1）治法：健脾益气，养血滋阴。

（2）处方：补脾经、推三关、按揉足三里各 300 次，摩腹、捏脊各 20 次，补肾经、清大肠、按揉膊阳池、揉上马各 200 次。

1. 对于以奶粉喂养为主的婴幼儿，奶粉宜调稀一些，并加适量果汁或蔬菜汁。对于断奶后的小儿，主食不宜过于精细，鼓励宝宝多吃富含纤维素的蔬菜及香蕉、梨、苹果等水果，并应多饮水。

2. 少食辛辣香燥等易于上火之品。

3. 养成一个良好的定时排便习惯，改掉入厕阅读等不良习惯。

4. 积极锻炼身体，多运动，保持每天有足够的运动量。

5. 及时治疗原发疾病，如先天性巨结肠、过敏性结肠炎等。

四、遗尿

遗尿是指 3 岁以上的小儿在睡眠中不知不觉小便自遗，醒后方觉的一种病症。多见于 10 岁以下儿童。

病因病机

1. 先天不足

儿童遗尿，多为先天肾气不足，下元虚冷所致。肾主闭藏，开窍于二阴，职司二便，与膀胱互为表里；如肾与膀胱之气俱虚，不能制约水道，因而发生遗尿。

2. 后天失养

脾肺虚损，气虚下陷，也可以出现遗尿症。饮食入胃，经脾的运化散精，上归于肺，然后通调水道，下输膀胱，保持正常的排尿功能。肺为水之上源，属上焦，脾为中焦。脾肺气虚，则水道约制无权，因而发生遗尿。

临床表现

1. 肺脾气虚

夜间遗尿，日间尿频量多，经常感冒，面色少华，神疲乏力，纳呆，大便溏薄，舌质淡红，苔薄白，脉沉无力。

2. 肾阳不足

寐中多遗，小便清长，面色苍白，四肢不温，智力较同龄儿稍差，舌质淡，苔白滑，脉沉无力。

3. 心肾不交

梦中遗尿，寐不安宁，烦躁叫嚷，白天多动少静，或五心烦热，形体消瘦，舌质红，苔薄少津，脉细数。

4. 肝经湿热

寐中遗尿，小便量少色黄，性情急躁，梦多，舌质红，苔黄腻，脉滑数。

治疗

1. 肺脾气虚

（1）治法：健脾益肺，固摄膀胱。

（2）处方：补脾经、补肺经、推三关各 300 次，按揉百会 200 次，揉丹田、擦腰骶部各 100 次。

2. 肾阳不足

（1）治法：温补肾阳，固摄膀胱。

（2）处方：补肾经、推三关、揉外劳宫、揉丹田、揉肾俞、揉命门、擦腰骶部各 200 次，按揉百会 100 次。

3. 心肾不交

（1）治法：清心滋肾，安神固摄。

（2）处方：清心经、清小肠、补肾经各 300 次，清天河水、揉二马、捣小天心、揉五指节、揉膀胱俞、按揉三阴交各 200 次。

4. 肝经湿热

（1）治法：清热利湿，泻肝止遗。

（2）处方：清肝经、清心经、清小肠各 300 次，清天河水、揉二马、揉内劳宫、揉膀胱俞、按揉三阴交各 200 次。

注意事项

1. 使儿童养成按时排尿的卫生习惯及安

排合理的生活制度，不使其过度疲劳。

2. 已经发生遗尿者，要给予积极的治疗和适当的营养，并注意休息；临睡前两小时最好不要饮水；少吃或不吃流质一类食品。

3. 夜间入睡后，家长应定时叫其起床排尿。

五、疳积

以神萎、面黄肌瘦、毛发焦枯、肚大筋露、纳果便溏为主要表现的儿科病证。

【病因病机】

1. 乳食伤脾

由于喂养不当或不足，饮食过量或无定时，饥饱无度，或缺乏营养，或过食甘甜油腻，损伤脾胃，积滞内停，水谷精微不能运化，积久不消，转而成疳。

2. 脾胃虚弱

小儿脾常不足，因伤乳食、久病、断乳、致脾胃虚弱，无以生化气血精微，输布无能，而致疳积。

【临床表现】

1. 积滞伤脾

形体消瘦，体重不增，腹部胀满，纳食不香，精神不振，夜眠不安，大便不调，常有恶臭，舌苔厚腻。

2. 气血两亏

面色萎黄或苍白，毛发枯黄稀疏，骨瘦如柴，精神萎靡或烦躁，睡卧不宁，啼声低小，四肢不温，发育障碍，腹部凹陷，大便溏泄，舌淡苔薄，指纹色淡。

【治疗】

1. 积滞伤脾

（1）治法：消积导滞，调理脾胃。

（2）处方：揉板门、揉中脘、分推腹阴阳、揉天枢各 300 次，推四横纹、运内八卦

各 200 次，补脾经、按揉足三里各 100 次。

（1）治法：温中健脾，补益气血。

（2）处方：补脾经 300 次，运内八卦 200 次，掐揉四横纹 200 次，揉外劳宫 200 次，推三关 300 次，揉中脘 200 次，按揉足三里 200 次，捏脊 30 次。

【预防与护理】

1. 注意调养。在喂养方面，应注意遵循先稀后干、先素后荤、先少后多、先软后硬的原则。

2. 注意营养搭配。

3. 必要时应中西医结合治疗，特别是对原发病、消耗性疾病的治疗。

六、发热

小儿基础体温是指直肠温度，正常体温范围：肛温 ≤37.5℃；口温 ≤37.2℃；腋温 ≤37.0℃。发热是指：人体口腔温度 > 37.5℃，或肛温 >38℃，或 1 天中体温波动超过 1.0℃即可认为发热。

【病因病机】

1. 外感发热

由于小儿形体稚弱，抗邪能力较差，加之冷热不知调节，家长护理不当，易为风寒外邪所侵，邪气侵袭体表，卫外之阳被郁而致发热。

2. 阴虚内热

小儿体质素弱，先天不足或后天营养失调或久病伤阴而致肺肾不足，阴液亏损引起发热。

3. 肺胃实热

多由于外感误治或乳食内伤，造成肺胃壅实，郁而化热。

4. 气虚发热

由于劳倦过度、饮食失调或久病失于调

理，以致中气不足，阴火内生而引起发热。

【临床表现】

1. 外感发热

偏于风寒者，可见发热，恶风寒，头痛，无汗，鼻塞，流涕，舌质淡红，苔薄白，脉浮紧，指纹鲜红；偏于风热者，可见发热，微汗出，口干，鼻流黄涕，苔薄黄，脉浮数，指纹红紫。

2. 阴虚发热

午后发热，手足心热，形瘦神疲，盗汗，食纳减少，舌红苔剥，脉细数无力，指纹淡紫。

3. 肺胃实热

高热，面红，气促，不思饮食，便秘烦躁，渴而引饮，舌红苔燥，脉数有力，指纹深紫。

4. 气虚发热

劳累后发热，低热，语声低微，懒言乏力，动则自汗，食欲不振，形体消瘦或食后即泻，舌质淡，苔薄白，脉虚弱或沉细无力，指纹色淡。

【治疗】

1. 外感发热

（1）治法：清热解表，发散外邪。

（2）处方：推攒竹 30 次，推坎宫 30 次，揉太阳 30 次，清天河水 200 次。风寒者加推三关 200 次，掐揉二扇门 30 次，掐风池 5 次；风热者加推脊 100 次。

（3）加减：若兼咳嗽，痰鸣气急者，加推揉膻中、揉肺俞、揉丰隆、运内八卦；兼见脘腹胀满，不思乳食，嗳酸呕吐者，加揉中脘、推揉板门、分腹阴阳、推天柱骨；兼见烦躁不安，睡卧不宁，惊惕不安者，加清肝经、掐揉小天心、掐揉五指节。

2. 阴虚内热

（1）治法：滋阴清热。

（2）处方：补脾经 300 次，补肺经 300 次，揉上马 300 次，清天河水 200 次，推涌泉 300 次，按揉足三里、运内劳宫各 200 次。

（3）加减：烦躁不眠加清肝经、清心经、按揉百会；自汗盗汗加揉肾顶、补肾经。

3. 肺胃实热

（1）治法：清泻里热，理气消食。

（2）处方：清肺经 300 次，清胃经 300 次，清大肠 300 次，揉板门 50 次，运内八卦 100 次，清天河水 200 次，退六腑 300 次，揉天枢 100 次。

4. 气虚发热

（1）治法：健脾益气、佐以清热。

（2）处方：补脾经、补肺经、运内八卦、摩腹、分手阴阳、揉足三里、揉脾俞、揉肺俞各 200 次，清天河水、清大肠各 100 次。

（3）加减：若腹胀、纳呆者，加运板门、分推腹阴阳、摩中脘；若大便稀溏，加有不消化食物残渣，加逆时针摩腹、推上七节骨、补大肠、板门推向横纹；若恶心呕吐，加推天柱骨、推中脘、横纹推向板门、揉右端正。

【预防与护理】

1. 衣着要凉爽，居室空气要流通，切忌采用捂被子发汗的办法。

2. 鼓励饮水，注意营养，可多吃点水果，保持口舌滋润，二便通畅。

3. 食物要软、易消化、清淡，如米汤、稀粥、乳制品等；同时补充含高蛋白的食物，但要少荤少油腻食物。要少量多次，切不可暴饮暴食。

七、咳嗽

咳嗽是小儿肺部疾患中的一个常见症状，是呼吸道的一种保护性反射动作。本病相当于西医学的急、慢性支气管炎等疾病。

病因病机

1. 外感咳嗽

肺为娇脏，职司呼吸，其性肃降，上连咽喉而开窍于鼻，外合皮毛，主一身之表，居脏腑之上，外感邪气，首当犯肺。小儿形气未充，肌肤柔弱，卫外功能较差。当风寒或风热外侵，邪束肌表，肺气不宣，清肃失职，痰液滋生；或感受燥气，气道干燥，咽喉不利，肺津受灼，痰涎黏结，均可引起咳嗽。

2. 内伤咳嗽

多因患儿平素体虚，或外感咳嗽，日久不愈，耗伤正气，致肺阴虚损，肺气上逆，或因小儿先天脾胃虚弱，易为乳食所伤，致使脾胃虚寒，健运失职，水湿内停，痰湿内生，上贮于肺，壅阻气道，致使肺气不得宣畅，均可引起咳嗽。

西医学认为，咳嗽是由于呼吸道炎症、异物或其他物理因素、化学因素刺激呼吸道黏膜，通过咳嗽中枢引起的咳嗽动作。咳嗽是一种保护性反射，通过咳嗽可将呼吸道异物或分泌物排出体外。

临床表现

1. 风寒咳嗽

冬春多发，咳嗽有痰，声重紧闷不爽，鼻塞，流涕，恶寒发热，头痛，舌淡红苔薄白，脉浮紧，指纹浮红。

2. 风热咳嗽

咳嗽不爽，痰黄黏稠，不易咳出，鼻流浊涕，咽喉肿痛，发热汗出，大便秘结，小便黄数，舌红，苔薄黄，脉浮数，指纹浮紫。

3. 内伤咳嗽

干咳少痰，久咳不止，伴手心足热，午后潮热，口渴咽干，食欲不振，形体消瘦，倦怠乏力，舌红苔少乏津，脉细数，指纹紫滞。

治疗

1. 风寒咳嗽

（1）治法：疏风散寒，宣肺止咳。

（2）处方：推攒竹、推坎宫、揉太阳、清肺经、开天门各 200 次，运内八卦、推揉膻中各 100 次，推三关、揉外劳宫、揉掌小横纹，揉擦肺俞各 100 次。

2. 风热咳嗽

（1）治法：疏风清热，化痰止咳。

（2）处方：推攒竹、推坎宫、揉太阳、开天门各 200 次，退六腑、清肺经、清天河水各 200 次，推膻中、揉掌小横纹、揉肺俞各 100 次。

3. 内伤咳嗽

（1）治法：养阴清肺，润肺止咳，健脾化痰。

（2）处方：补脾经、补肺经各 200 次，运内八卦、推揉膻中、揉乳旁、揉乳根、揉中脘、揉肺俞、按揉足三里各 100 次。

（3）加减：久咳体虚喘促加补肾经、推三关各 200 次，以止咳平喘；阴虚咳嗽加揉上马 200 次；痰吐不利加揉丰隆、揉天突各 200 次，以滋阴止咳化痰。

预防与护理

1. 注意气候变化，注意保暖，防止外邪侵袭。

2. 少食辛辣香燥及肥甘厚味，以防燥伤肺阴。

3. 外邪未解之前，忌食油腻荤腥；咳嗽未愈之前，忌食过咸过酸食物。

4. 避免刺激咽喉部的食物及其他因素，如烟尘刺激、喊叫、哭闹等。

5. 病后适当休息，多喝水，饮食宜清淡。

八、小儿肌性斜颈

小儿肌性斜颈是指以头向患侧斜、前倾，颜面旋向健侧为其特点的病症。一般系指一侧胸锁乳突肌挛缩造成的肌性斜颈。

病因病机

肌性斜颈的病理主要是患侧胸锁乳突肌发生纤维性挛缩，起初可见纤维细胞增生和肌纤维变性，最终全部为结缔组织所代替。其病因尚未完全肯定，目前有许多说法：

1. 多数认为与损伤有关。分娩时一侧胸锁乳突肌因受产道或产钳挤压受伤出血，血肿机化形成挛缩。

2. 认为分娩时胎儿头位不正，阻碍一侧胸锁乳突肌血运供给，引起该肌缺血性改变所致。

3. 认为由于胎儿在子宫内头部向一侧偏斜所致，而与生产过程无关。

临床表现

发病初期颈部一侧可发现有梭形肿物（有的经半年后，肿物可自行消退），以后患侧的胸锁乳突肌逐渐挛缩紧张，呈条索状改变，患儿头部向患侧倾斜而颜面部旋向健侧。少数患儿仅见患侧胸锁乳突肌在锁骨的附着点周围有骨疣样改变的硬块物。若不及时治疗，患侧的颜面部的发育会受影响，健侧一半的颜面部也会发生适应性的改变，使颜面部不对称。在晚期病例，一般伴有代偿性的胸椎侧凸。

治疗

1. 治法

舒筋活血，软坚消肿，局部为主。

2. 处方

患儿取仰卧位。医师推揉患侧的胸锁乳突肌 300 次；拿患侧胸锁乳突肌 300 次；医师一手扶住患侧肩部，另一手扶住患儿头顶，使患儿头部渐渐向健侧肩部倾斜，逐渐拉长患侧胸锁乳突肌，反复进行数次；最后，再推揉患侧胸锁乳突肌 300 次。

附　篇

推拿功法与保健推拿

第十三章

自我推拿

一、安神法

安神法自我保健推拿有安神宁心、醒脑等功效，可起到延缓衰老，保持精力充沛的作用。

1. 梳理五经

五指分开略微屈，中指定位于前发际正中督脉经上；食指和无名指定位于督脉经两侧的膀胱经头部循行线上；拇指和小指分别定位于胆经头部循行线上，手指螺纹面紧贴皮肤，自前发际越头顶至后项部进行单方向的梳理，约50次。

2. 十指叩头

十指略微屈，用十指指端从前向后叩击头部皮肤，至头部有温热感和轻松感。

3. 按揉前额

用手鱼际肌部紧贴前额皮肤，带动皮下组织作顺时针方向的按揉，约100次。

4. 按揉太阳、风池：

用两手食指的螺纹面先按于太阳穴上同时进行按揉，约100次；然后再用两手拇指螺纹面按于风池穴并紧贴枕骨下缘，做同时向内上方向的按揉，约100次。

6. 拿心经

一手拇指置于另一侧腋下，余四指置于上臂内上侧，作捏拿动作，约100次。

7. 按揉神门、内关

用一手拇指的指腹按揉中一侧的神门、内关穴，每一穴约30秒。

8. 鸣天鼓、搅沧海

双手掌分按于两耳上，掌根向前，五指向后，以食、中、无名指叩击枕部3次，双手掌骤离耳部1次，如此重复9次；然后，舌在口腔上、下牙龈外周从左向右、从右向左各转9次，产生津液分三口缓缓咽下。

二、健胃法

健胃法自我保健推拿有健脾和胃、温经散寒等功效，可起到调理胃肠功能的作用。

1. 摩脘腹

用左手或右手手掌置于中脘部，先逆时针，从小到大摩脘腹36圈，然后再顺时针，从大到小摩36圈。

2. 荡胃腑

取仰卧位，两下肢屈曲，左右手相叠于中脘穴上，采用顺腹式呼吸，呼气时用叠掌掌根向上推荡，吸气时放松，往返36次。

3. 分阴阳

坐或仰卧，两手相对，全掌置于剑突下，稍用力从内向外沿肋弓向胁肋处分推，并逐渐向小腹移动，操作9次。

4. 抚摩左肋缘部

用右手掌面按于左上腹肋缘部，作顺时针方向的抚摩，约100次。

5. 揉天枢

坐位或仰卧位，用双手的食、中指同时按揉天枢穴，顺、逆时针各36次。

6. 抚摩下腹部

用一手掌面在下腹部作逆时针方向的抚摩，至腹部有温热感，并向腹内透热为佳。

7. 按脘腹

左手或右手并拢四指放置于中脘穴上，采用顺腹式呼吸，吸气时稍用力下按，呼气时做轻柔的环形揉动，如此操作36次。

8. 按揉足三里

以两手大拇指指端分别按揉搓下肢的足三里穴，每穴约一分钟。

三、理气法

宽胸理气法自我保健推拿有宽胸理气、降逆利膈、增强心肺功能，可提高机体防病抗病能力。

1. 按揉天突穴

用中指指端按于穴位上进行按揉，约100次。

2. 按摩膻中穴

用一手的手掌面按于穴位上，以膻中穴为中心，做顺时针方向的按摩，约100次。

3. 按揉屋翳穴（左）

用右手中指的螺纹面按于穴位上做顺时针方向的按揉，约100次。

4. 按揉辄筋穴（左）

用右手中指的螺纹面按于穴位上做顺时针方向的按揉，约100次。

5. 掌摩胸前区

施术部位自天突穴向下沿胸骨柄至剑突成一线，用一手掌根部在该线做上下往返的按摩或做直线摩擦，约100次。

6. 摩胸膛

右掌按置两乳正中，指尖斜向前下方，先从左乳下环行推摩心区复原，再以掌根在前，沿右乳下环行推摩，如此连续呈"∞"

（横8字）形，操作36次。

7. 指抹肋间隙

五指分开，各手指分别置于相邻的肋间隙（即肋骨与肋骨之间的间隙），手指沿肋间隙自上而下、自下而上作来回擦抹5遍，左右交替进行。

8. 挤内关

坐位，用右手拇指按压在左手的内关穴位上，余四指在腕背侧起到辅助作用，稍用力用拇指指端向上、下挤按内关穴9次。再换左手如法操作右侧。

四、疏肝法

疏肝法自我保健推拿有调畅气机，和利经络等功效，可起到调理情志、利肝和胆的作用。

1. 疏肋间

坐位，两手掌横置两腋下，手指张开，指距与肋骨的间隙等宽，先用左掌向右分推至胸骨，再用右掌向左分推至胸骨，由上而下，交替分推至脐水平线，重复9次。

2. 揉膻中

坐位，用左手或右手，四指并拢置于膻中穴，稍用力做顺时针、逆时针方向的揉动各36次。

3. 擦胁肋

坐位，两手五指并拢置于胸前，平乳头，左手在上，右手在下，从胸前横向沿肋骨方向擦动，并逐渐下移至浮肋，然后换右手在上，左手在下操作，以胁肋部有透热感为度。

4. 拨阳陵

坐位，两手拇指分别按置于两侧阳陵泉穴上，余四指辅助，先行按揉该穴1分钟，再用力横向弹拨该处肌腱3~5次，以酸麻放射感为度。

5. 掐太冲

坐位，用两手拇指的指尖置于两侧太冲穴上，稍用力按掐，以酸麻为度，约1分钟，换用拇指的螺纹面轻揉该穴位。

6. 擦少腹

坐或卧位，双手掌分置于两胁肋下，同时用力斜向少腹推擦至耻骨，往返36次。

7. 点章门

用两手的中指指尖分别置于两侧的章门穴上，稍用力点按，约1分钟，以有酸麻为度。

8. 揉期门

坐或卧位，用左手的掌根置于右侧的期门穴位上用力作顺时针、逆时针方向各揉动36次，然后换右手操作左侧，动作相同。

五、益精法

益精法自我保健推拿有补益肾气、强筋健骨等功效，在一定程度上对中医之肾系病症有较好的防治作用。

1. 搓涌泉

盘膝而坐，双手掌对搓发热后，从三阴交过踝关节至趾根外一线往返摩擦至透热为止。然后左右手分别搓涌泉穴至局部发热。

2. 摩肾府

两手掌紧贴肾俞穴，双手同时按从外向

里的方向做环形转动按摩，共转动36次。

3. 揉命门

以两手的示、中两指点按在命门穴上，稍用力做环形的揉动，顺逆各36次。

4. 擦腰骶

身体微前倾，屈肘，两手掌尽量置于两侧腰背部，以全掌或小鱼际着力，向下至尾骶部快速来回擦动，以透热为度。

5. 摩关元

用左或右掌以关元穴为圆心，做逆时针和顺时针方向摩动各36次，然后随呼吸向内向下按压关元3分钟。

6. 擦少腹

双手掌分置两胁肋下，同时用力斜向少腹部推擦至耻骨，往返操作以透热为度。

7. 振双耳

先用双手掌按于耳上作前后推擦36次，然后双手拇、食指捏住两耳垂抖动36次，再将两食指插入耳孔，做快速的震颤数次后，猛然拔出，重复操作9次。

8. 缩二阴

处于安静状态下，全身放松，用顺腹式呼吸法（即吸气时腹部隆起，呼气时腹部收缩），并在呼气时稍用力收缩前后二阴，吸气时放松，重复36次。

第十四章

推拿练功

第一节 基本步势

一、基本步法

推拿功法锻炼中常用的基本步法有并步、马步、弓箭步、虚步、丁步、仆步、歇步等步法，长期反复的锻炼，具有增强下肢肌力、霸力与持久力的功用。

1. 并步

头端正，双目平视，舌抵上腭，下颏微收，定心息气，神情安详，松肩，胸微挺，直腰拔背，蓄腹收臀，两臂自然下垂，两脚贴靠并拢，全脚掌着地，两膝放松，两腿伸直并立（图 14 – 1）。

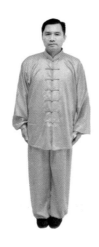

图 14 – 1 并步

2. 马步

上身正直，挺胸直腰，吸腹敛臀，脚尖内扣，足跟外蹬。左足向左平行分开站立，两足之距等宽或宽于两肩，足尖正对前方，脚掌着地，足尖微向内收，屈膝屈髋45°左右成半蹲式，或大腿接近90°水平状半蹲，膝稍内扣不超过脚尖，身体重心置于两脚之间，两手叉腰或抱拳于腰间。两脚开立与两肩等宽，屈膝屈髋下蹲，称为小马步（图 14 – 2）。两脚左右平行开立约为本人五、六脚掌长，屈膝半蹲，大腿成90°水平状，称为大马步，又称为悬裆。

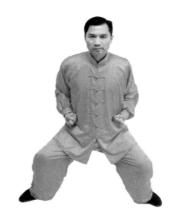

图 14 – 2 马步

3. 弓箭步

上身正对前方，挺胸，直腰塌臀，前腿屈似弓，后腿直如箭，眼向前平视，两手抱拳于腰间。基本动作要求两腿前后开立，相距约本人脚长的四五倍。脚掌着地，前腿屈膝半蹲，大腿接近水平，膝部和小腿与脚掌垂直，脚尖稍内扣；膝部与小腿与脚掌垂直；后腿挺膝蹬直，脚尖外展45°~60°，斜朝前方，前脚尖与后脚跟成一直线，两腿似前弓后箭势。（图14-3）。弓右腿为右弓左箭步；弓左腿为左弓右箭步。

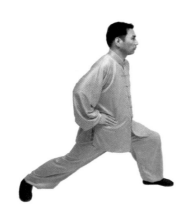

图14-3   弓箭步

4. 八字步

上身正直，舒胸直腰，吸腹敛臀。动作要求两足左右开立，相距约本人脚长的两倍，脚掌着地，脚跟外展，两脚尖内扣成八字形，两腿直立，身体重心落于两脚之间，称内八字步（图14-4）；两脚跟贴靠并拢，足尖外展45°以上，成八字形，两脚直立，身体重心落于两腿之间，称外八字步（图14-5）。

5. 虚步

上身正直，挺胸直腰，收腹吸臀，虚实分明。动作要求两脚前后开立，后腿屈膝屈髋下蹲，全脚掌着地，脚尖略外撇；前腿膝关节微屈向前伸出，脚尖虚点地面，身体重心落于后腿，称为虚步（图14-6）。左脚在前，脚尖虚点地面者称为左虚步；右脚在前，脚尖虚点地面者为右虚步。

6. 丁字步

上身正直，挺胸直腰，收腹吸臀，下肢虚实分明。基本动作是两腿直立，一腿在后，脚尖稍外撇；另一腿稍向前方跨出，足跟距站定脚的足弓一拳远，斜面垂直成丁字形。两脚掌均着地，重心落于后腿，称丁字步（图14-7）。

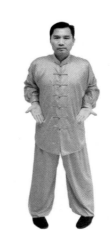

图14-4   内八字步

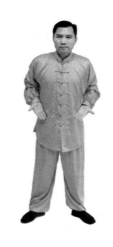

图14-5   外八字步

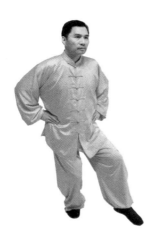

图 14 - 6　虚步

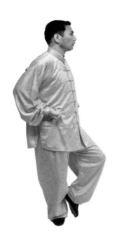

图 14 - 7　丁字步

7. 仆步

上身正直，挺胸直腰，沉髋。基本动作是两腿左右开弓，一腿在体侧挺直平仆，接近地面，全脚掌着地，脚尖内扣；另一腿屈膝全蹲，大腿与小腿紧靠，臀部接近小腿，膝部与脚尖稍外展，全脚掌着地，两手抱拳于腰间，并稍向仆腿一侧转体，目视仆腿一侧前方。称仆步。仆左腿为左仆步，仆右腿为右仆步（图 14 - 8）。

8. 歇步

挺胸，直腰，两腿靠拢并贴紧。基本动作是两腿交叉靠拢全蹲，左脚全脚着地，脚尖外展，右脚脚掌着地，膝部贴近左腿外侧，臀部坐于右腿接近脚跟处，两手抱拳于腰间，眼向左前方平视。左脚在前为左歇步，右脚在前为右歇步（图 14 - 9）。

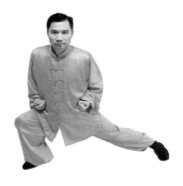

图 14 - 8　仆步

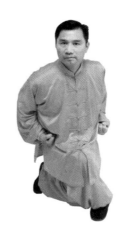

图 14 - 9　歇步

第二节　易筋经

易筋经是我国古代流传的一种功法，相传为印度达摩所创，易筋经的"易"有改变的意思，"筋"指筋脉、肌肉、筋骨，"经"指方法，即一种改变筋骨的方法，可以调节脏腑经络，强壮身形。

一、易筋经特点

易筋经十二势动作都要求上下肢与躯体得到充分屈伸、内收、外展等，从而使全身的骨骼及关节在定势动作的基础上，尽可能地全方位的运动。其目的就是通过"抻筋拔骨"，牵动脊柱与筋骨。动作锻炼时要求形体放松，呼吸自然，均匀流畅，不喘不滞。意念要求内静澄心，意随形体动作的运动而变化，也就是在动作锻炼中，以动作导引气的运行，做到意随形走，意气相随。动作要求上下肢与躯干之间，肢体与肢体之间的左右上下，以及肢体左右的对称与非对称，都应有机地整体协调运动，彼此相随，密切配合，动作速度匀速缓慢，肌肉放松，用力圆柔而轻盈，不使蛮力，不僵硬，刚柔相济。练习中可采用上面介绍的基本步法。

二、易筋经练习方法

（一）韦驮献杵

1. 预备式（图14-10）

身体站立，全身放松。头正如顶物，双目含视前方，沉肩垂肘，含胸拔背，收腹直腰，两手自然下垂，并步直立。面容端正，精神内守，呼吸平和（以下各势的预备式均与此相同）。

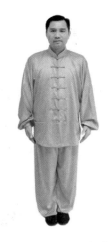

图14-10　预备式

2. 合掌当胸

左脚向左跨一步，与肩同宽；双臂徐徐外展，与肩齐平，掌心向下。旋腕掌心向前，缓慢合掌，屈肘旋臂，转腕内收，指端向上，腕肘与肩平。

3. 旋臂对胸

两臂内旋，指端对胸，与天突穴相平。天突穴位于胸骨上窝中央。

4. 拱手抱球（图14-11）

缓缓旋转前臂，至双手直立，两手臂向左右缓缓拉开，双手在胸前呈抱球状。沉肩

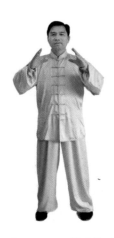

图14-11　拱手抱球

垂肘，十指微曲，掌心相对，相距约 15cm，两目平视，意守两手劳宫之间。

5. 收势

先深吸气，然后慢慢呼出，同时两手下落于体侧，收左脚，并步直立。

（二）横胆降魔杵

1. 两手下按

左脚向左分开，与肩同宽，两手下按，掌心向下，手指向前。

2. 翻掌上提（图 14 - 12）

两手同时翻掌心向上，上提至胸前，缓缓向前推出，高与肩平。

3. 双手横担（图 14 - 13）

双手向两侧分开，两臂平直，掌心向上，双手成一字形。旋腕翻掌，掌心向下，两膝伸直，足跟提起，足趾抓地，身体略前倾，两目圆睁。两下肢挺直内夹，伫立不动，意念停留在双手的劳宫穴上。

4. 收势

先深吸气，然后慢慢呼出，当呼气时两手慢慢下落，同时足跟着地，收左脚，并步直立。

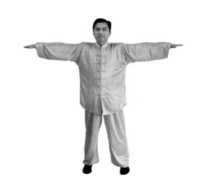

图 14 - 13　双手横担

（三）掌托天门

1. 提掌平胸

左脚向左跨一步，与肩同宽，凝神静气片刻。两手掌心向上，手指相对，缓缓上提至胸前。

2. 翻掌上托

旋腕翻掌，掌心向上，两臂上举，托举过头，切勿过仰。

3. 掌托天门（图 14 - 14）

四指并拢，拇指外分，两虎口相对，对

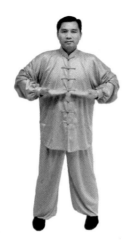

图 14 - 12　翻掌上提

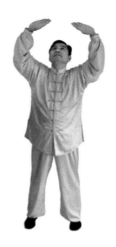

图 14 - 14　掌托天门

向天门，两手臂用暗劲上托，两目仰视掌背。足跟上提，脚尖着地，用力贯穿两下肢及腰胁部。

4. 收势

两掌变拳，拳背向前，上肢用力将两拳缓缓收至腰部，配合呼吸，先深吸气，随着动作下落慢慢呼出。放下两手的同时，足跟缓缓着地，收左脚并步直立。

（四）摘星换斗

1. 握拳护腰（图14-15）

左脚分开，与肩同宽，两手握拳，拇指握于掌心，上提至腰侧，拳心向上。

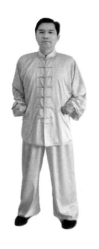

图14-15 握拳护腰

2. 弓步伸手

左脚向左前方跨弓步，左手变掌，伸向左前方，高与头平，掌心向上，目视左手。同时右手以拳背覆于腰后命门穴（命门穴位于第二腰椎棘突下）。

3. 虚步钩手（图14-16）

重心后移，上体右转，右脚屈膝，左手向右平摆，眼随左手。

上体左转，左脚稍收回，呈左虚步。左手随体左摆，并钩手举于头前上方，钩尖对眉中，眼视钩手掌心。

4. 收势

徐徐吸气，缓缓呼出，同时左脚收回，左手由勾手变掌，在前方划弧下落，右手由拳变掌落于体侧，并步直立（左右动作相同，方向相反）。

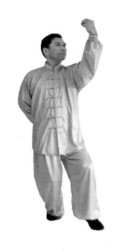

图14-16 虚步钩手

（五）倒拽九牛尾

1. 马步擎手

左脚向左跨一大步，略宽于肩；两手从两侧举至过头，掌心相对；屈膝下蹲，两掌变拳，下落插至两腿间，拳背相对。

2. 左右分推（图14-17）

两拳提至胸前，由拳变掌，左右分推。坐腕伸臂，掌心向外，两臂撑直。

3. 倒拽九牛（图14-18）

呈左弓步，两掌变拳，左手划弧至前，屈肘呈半圆状，外旋用力向后拉。握拳用力外旋，拳高不过眉，双目注拳，肘部过膝，膝不过脚尖。右手划弧至体后，右臂内旋反向用劲。上体前俯至胸部，靠近大腿，再直腰后仰，其他姿势不变。

4. 收势

先深吸气，然后慢慢吐气，同时左脚收回，双手由拳变掌，下落于体侧，并步直立（左右动作相同，方向相反）。

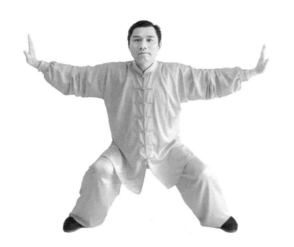

图 14－17 左右分推

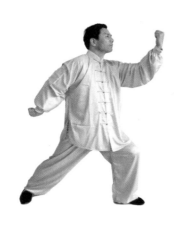

图 14－18 倒拽九牛

（六）出爪亮翅

1. 握拳护腰

并步直立，两腿并拢，两手握拳，拇指固握拳心，拳心向上，握拳护腰。

2. 提掌前推

两拳上提至胸前，由拳变掌前推，掌心向上，手指向前，两臂伸直，高与肩平。

3. 提踵亮翅（图 14－19）

肘挺直，腕尽力背伸，坐腕翘指，十指外分，力贯掌指，目视指端，头如顶物，挺胸收腹，同时上提足跟，两腿挺直。随吸气，双手用力握拳收回至胸前侧，同时缓慢落踵；再提踵，随呼气，由拳变掌向前，十指外分前推。共做七次。

4. 收式

先深吸气，握拳收回胸前，然后慢慢呼出，同时放下两手置于两侧，缓缓落下两手。

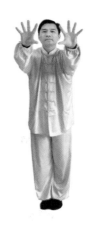

图 14－19 提踵亮翅

（七）九鬼拔马刀

1. 交叉上举

左脚向左分开，与肩同宽，两手交叉在胸前，左手在前，右手在后。

2. 上托下按（图 14－20）

两手同时旋腕，左手掌心向前，用力上托过头，右手掌心向下，向身后下按。

3. 臂项相争（图 14 – 21）

左手屈肘，按住头后枕部，右手向后，尽力上提，至左侧肩胛骨下部，掌心前按，紧贴背部。左手掌前按，肘向后展，头项用力后仰，臂项相争用力，身体充分向左拧转，眼向左平视。

4. 收式

双手同时撤力，身体转正，两臂呈侧平举，掌心向下。深吸一口气，徐徐呼出，两手同时下落置于两侧。左脚收回，并步直立（左右动作相同，方向相反）。

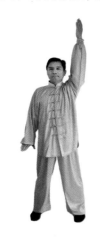

图 14 – 20　上托下按

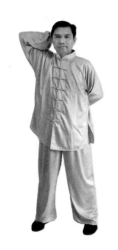

图 14 – 21　臂项相争

（八）三盘落地

1. 仰掌上托（图 14 – 22）

左脚向左横跨一大步，两掌相距与肩稍宽。两臂由两侧向前，仰掌上举，两臂伸直，与肩相平，同宽。

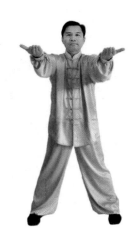

图 14 – 22　仰掌上托

2. 马步下蹲

两掌心翻掌向下，两手掌内旋，肘往外展。两腿屈膝下蹲成马步，两手掌下按，悬空于膝部上方。

3. 三盘落地（图 14 – 23）

两腿缓缓伸直，同时两掌心翻转向上，上托如千斤，高于肩平。再屈膝下蹲，同时两掌心翻转向下，五指自然分开，虎口向对，猛拿如水上浮球，下按悬于膝部外侧，上身正直，两肘向内夹紧。两目圆睁，闭口平息，反复三次。

4. 收式

先深吸气，然后徐徐呼出，身体缓缓直立，两腿缓缓升直，两掌心上托至肩平，再翻转向下，徐徐落至两侧。左脚收回，并步直立。

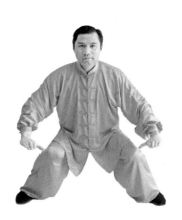

图 14 - 23 三盘落地

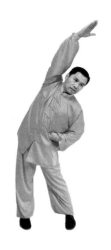

图 14 - 24 侧身俯腰

（九）青龙探爪

1. 预备

左脚向左跨一步，与肩同宽。双手握拳上提，拳面抵住章门穴（章门穴位于第十一肋端），拳心向上。

2. 侧身俯腰（图 14 - 24）

右拳变掌上举过头，掌心向左，侧身俯腰。左手握拳抵住章门穴不变。

3. 转腰变爪

以腰带动手臂，向左转体，四指并拢，屈拇指内扣，按于掌心，掌心向下，右臂向左侧伸展，目视前方。

4. 青龙探爪（图 14 - 25）

上身向左前方下俯，右手爪随势下探至左足正前方，触地按紧，双膝挺直，足跟不得离地，抬头两目前视。

5. 收式

先深吸气，然后徐徐呼出，两膝呈马步势，身体转正，右手变掌，围绕膝关节划弧，左手由拳变掌，双手落于两侧，左脚收回（左右动作相同，方向相反）。

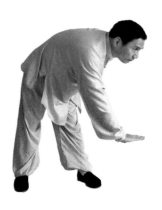

图 14 - 25 青龙探爪

（十）饿虎扑食

1. 弓步探爪

左脚向前迈一大步，右腿蹬直，成左弓箭步；双手由腰侧向前作扑伸动作；手与肩同高，掌心向前，坐腕，手呈虎爪状，前扑动作刚劲有力，如饿虎状。

2. 撑掌叠足（图 14 - 26）

双手直掌撑地，至于左足两侧，指端向前；收左足于右足跟上，呈跟背相叠。身体向后收回提臀，双足踏紧，臀高背低，胸腹收紧，双臂伸直，头夹于两臂之间，蓄势待发。

3. 前探偃还（图 14-27）

头、胸、腹、腿依次紧贴地面，向前呈弧形探送，至抬头挺胸，沉腰收臀，双目前视，再由腿、腹、胸、头依此紧贴地面，项后呈弧形收还，至臀高背低位，蓄势收紧。于臀高背低位时，换左右足位置，如前起伏往返操作。

4. 收式

于臀高背低位时，先深吸气，然后徐徐呼出；右足从左脚跟上落下，向前迈半步，左脚跟上半步，两足成并步，缓缓起身，双手收回于两侧。

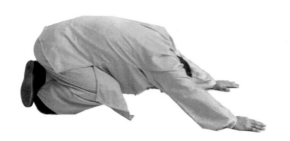

图 14-26　撑掌叠足

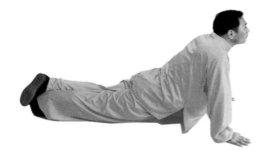

图 14-27　前探偃还

（十一）打躬击鼓

1. 马步抱枕

左脚向左跨一大步，比肩稍宽，双手仰掌外展，上举至头，掌心相对，同时屈膝下蹲，呈马步势。十指交叉相握，屈肘缓慢下落，双掌抱于头枕部，与项争力，双目前视（图 14-28）。

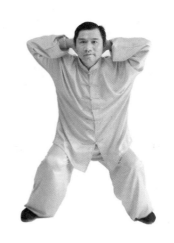

图 14-28　马步抱枕

2. 弯腰直膝

慢慢向前俯腰，同时伸直下肢，双手用力抱于枕后，头低伸至胯下，足跟不离地，双目后视。

3. 击鸣天鼓

双手慢慢分开，掌心分别掩住耳郭，四指按于枕骨（玉枕处），食指头从中指滑落，弹击天鼓，耳内可闻及咚咚响声，共击 24 次（图 14-29）。

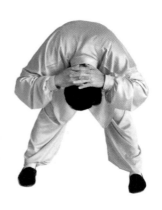

图 14-29　击鸣天鼓

4. 收式

先深吸气，随势伸直腰部，再缓缓呼气，双手同时从枕部变掌心向下，从两侧落下，收回左脚，并步直立。

（十二）掉尾摇头

1. 握指上托

并步直立，双手十指交叉握于小腹前，掌心向上提于胸前，旋腕翻掌心上托，托至肘部伸直。托举用力，双目平视。

2. 左右侧俯

向左侧转体 90°，随势向左前方俯身，双掌推至左脚外侧，尽量掌心贴地，双膝挺直，足跟勿离地，昂首抬头，目视左前方；由原路返回，身体转正，双手随势上托。再向右侧转体 90°，随势向右前方俯身，双掌推至右脚外侧，尽量掌心贴地，昂首抬头，目视右前方。再原路返回，身体转正，双手随势上托（图 14 - 30）。

3. 后仰前俯

双手臂、头、脊背极力后仰，双膝微屈，足不离地，全身尽力绷紧，犹如拉紧弓弦，两目上视。呼吸自然，切勿屏气；再俯身向前，随势掌心向下，推掌至两脚正前方，掌心尽量紧贴地面，昂首抬头，目视前方，下肢挺直，足跟不离地（图 14 - 31）。

4. 收式

配合呼吸，深吸气时，上身伸直，提掌至小腹前；深呼气时，上身前俯，推掌至地，如此往返 4 次。最后，起身直腰；双手分开，缓缓收回身体两侧。

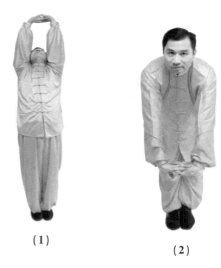

（1）

（2）

图 14 - 31　后仰前俯

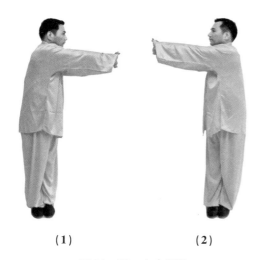

（1）　　　　　　（2）

图 14 - 30　左右侧俯

索 引

二、常用检查索引

三、病名索引

四、小儿特定穴位索引

X

Y

Z